中医方剂，是历代医家临床经验的结晶，是中医临床防病治病的主要手段。纵观秦汉以来，新方创制不断增加，载方文献汗牛充栋，组方理论渐趋完善，为炎黄子孙的健康和中华民族的繁衍昌盛作出了巨大贡献。然而，中医方剂数量众多。彭怀仁主编的《中医方剂大辞典》收载有方名的方剂约 10 万首，而全国高等中医药院校规划教材《方剂学》介绍方剂仅 300 余首，因此，有大量方剂并不为众人熟知，随着时间流逝，慢慢地已被后人遗忘。纵观近现代名医成才之路，有个非常有趣的现象，即每位名医都有几首自己临床应用非常得心应手的古方，并积累了大量经得起时间、实践检验的古方应用经验，形成了自己独特的认识。如已故名医江尔逊喜用"金沸草散"治咳嗽，云："数十年来，余治咳嗽，无论新久，亦无论表里寒热虚实，恒喜用此方化裁。"国医大师伍炳彩喜用《温病条辨》之"杏仁汤"，称此方为"夏秋季退热神剂"。然而，这些古方并没有被《方剂学》教材收录，不为人熟知。有些古方虽见诸于《方剂学》教材，他人并不陌生，然其临床运用之要妙并没有为他人掌握，极大地限制了该古方的临床应用。这些名医历经多年积累的古方应用经验，已成为中医药学宝库中重要的组成部分，挖掘整理并继承发扬这些古方应用经验，具有十分重要的现实意义。

有感于此，我一直想把当代名医各自所掌握的古方收集成册，广而告之，如此更多的医者会用这些古方去救助更多患者，服务于健康中国这一国家战略。然岁月蹉跎，时光荏苒，转眼已过十余年，今终集结成册，名之曰《被遗忘的古方》，并将之陆续整理出版，此为第四辑。为保持文献原貌，凡涉及国家禁用的中药，原则上不改，读者在临床应用时，应使用相关的代用品。

钟相根

2024 年 3 月

Contents
目 录

安魂汤 01

【来源】

安魂汤，源于清·张锡纯《医学衷中参西录·治心病方》。

【组成】

龙眼肉六钱　酸枣仁（炒捣）四钱　生龙骨（捣末）五钱　生牡蛎（捣末）五钱
清半夏三钱　茯苓片三钱　生赭石（轧细）四钱

【用法】

水煎服。

【功效】

养心安神，化痰镇静。

【主治】

治心中气血虚损，兼心下停有痰饮，致惊悸不眠。

【方解】

方书谓痰饮停于心下，其人多惊悸不寐。盖心，火也，痰饮，水也，火畏水刑，故惊悸至于不寐也。然痰饮停滞于心下者，多由思虑过度，其人心脏气血，恒因思虑而有所伤损。故方中用龙眼肉以补心血，酸枣仁以敛心气，龙骨、牡蛎以安魂魄，半夏、茯苓以清痰饮，赭石以导引心阳下潜，使之归藏于阴，以成瞌睡之功也。张锡纯. 重订医学衷中参西录合订本［M］.北京：人民卫生出版社，2011：191.

【名医心得】

首都中青年名中医黄金昶教授认为化疗药物所致乳腺癌患者失眠，以入睡困难、多梦、夜间易醒为主要临床症状，常伴有心中惊悸不宁。失眠多梦由于血不养神，夜间易醒由于阴虚不能涵阳，而惊悸不宁则既有血不养神因素又含有痰湿内扰病因。黄金昶教授综合分析乳腺癌化疗后失眠的核心病机特点，提出补益心脾、化痰安神的基本治则，并以张锡纯的安魂汤为基本处方加减化裁治疗。若见阴血损害较重，多梦，可加当归 30g、炒白芍 30g 加强养血柔肝之力；若痰饮内扰较重，睡眠轻浅易醒伴有呕恶，可加青礞石 20g、石菖蒲 10g、竹茹 10g 加强化痰安神之功；若睡眠时间较少但日间精神尚可，多兼有心火，属心肾不交之象，可配合黄连阿胶汤；若夜间易醒，多为阳亢阴虚，加珍珠母 30g 潜阳安神；若为经久失眠，加肉桂 10g、熟地黄 120g 加强养阴血、引火下行力量。鲍钰东，万宇翔，杨鸣，等 . 黄金昶教授应用安魂汤治疗乳腺癌化疗后失眠经验［J］. 中国临床医生杂志，2023，51（9）：1132-1134.

许凤莲主任认为现代人由于电脑、手机的应用，造成人们视觉疲劳，久视伤血而血虚；工作压力大，竞争激烈，常常思虑劳心过度，损伤心脾。血虚则心神失养，导致失眠；脾伤则化源不足，易化饮生痰，痰饮停于心下则惊悸不寐。所以在治疗失眠时，许凤莲主任多选用安魂汤一方，其基本药物组成为龙眼肉 18g，生龙骨（碎末）、生牡蛎（碎末）各 15g，生赭石（细末）、炒酸枣仁（捣碎）各 12g，清半夏、茯苓片各 9g。许凤莲 . 安魂汤治疗失眠症 65 例［J］. 光明中医，2013，28（9）：1863，1870.

【验案精选】

案 1：乳腺癌化疗后失眠（黄金昶医案）

患者，王某，女，54 岁。患者 2019 年 6 月自我检查触及右侧乳房肿物。2019 年 7 月 3 日于本院行穿刺活检，病理结果：（右乳腺）浸润性导管癌，Ⅱ级（评分 3+2+2=7），免疫组化结果：雌激素受体（-），孕激素受体（-），人表皮生长因子受体 2（+++），钙黏附蛋白 -E（+），P120（胞膜 +），P63（-），Ki-67（40%+）。7 月 18 日、8 月 12 日、9 月 3 日、9 月 26 日行术前新辅助化疗 4 周期，具体方案：紫杉醇 210mg+ 多柔比星 70mg+ 环磷酰胺 700mg，每 21 天 1 次，化疗评价部分缓解。2019 年 10 月 11 日行"右乳癌改良根治术"，术后病理：乳腺组织内可见浸润性癌残留伴化疗反应，瘤床面积约 2.5cm×2.5cm。患者 2019 年 11 月 13 日于本院继续治疗，化疗后患者诉乏力、口干、口甜、流涎、纳食尚可，无恶心呕吐，睡眠差，入睡困难，多梦，偶有心悸，二便调，舌暗淡，苔薄黄，舌边有齿痕，脉滑弱。中医辨证分析：患者化疗耗伤气血故见乏力，脾虚而见口甜、舌边齿痕，痰湿内蕴见流涎、脉滑，痰饮停于心下，津液不能上承故而口干，心血虚则惊悸，血虚痰热上扰为不寐。治当养血敛气、清化痰饮，给予张锡纯所创安魂汤原方。具体方药：龙眼肉 18g，炒酸枣仁 30g，生龙骨（先下）30g，生牡蛎（先下）30g，清半夏 9g，茯苓 30g，生赭石（先下）30g。服药 3 日后查房时询问患者，患者诉入睡困难较前明显减轻，睡眠质量好转，晨起精神明显改善，心悸症状基本消失，嘱其避风寒，节饮食，调畅情志。此病例中，患者经历手术及多程化疗，气血耗伤，本次化疗后出现惊悸失眠，并伴有乏力、口干、流涎等症状，辨证为心脾不足、痰湿内蕴，选用安魂汤原方，补益心脾，祛痰安神，正切病机，故能起效迅速。鲍钰东，万宇翔，杨鸣，等.黄金昶教授应用安魂汤治疗乳腺癌化疗后失眠经验［J］.中国临床医生杂志，2023，51（9）：1132-1134.

案 2：失眠（许凤莲医案）

患者黄某，男，47 岁，于 2010 年 9 月就诊。自述最近半年因用脑过度、工作压力大等原因出现睡眠差，开始症状是入睡困难，寐中多梦、易醒，渐至每天睡前须口服安定片。症状逐渐加重，目前口服安定片已无效，故前来我处就诊，要求服汤药治疗。现在症状：每晚睡眠 4～5 小时，白天精神差，疲倦乏力，头晕，自觉心悸、焦虑、大脑反应迟钝，伴腹胀、便秘、饮食减少，观其舌质淡白，脉滑。经实验室、影像学及经颅多普勒检查，排除了有妨碍睡眠的其他器质性病变。诊断为失眠，证属心脾两虚、痰饮内停。治疗原则：养心安神，健脾化痰。药物组成：龙眼肉 18g，生龙骨（碎末）、生牡蛎（碎末）各 15g，生赭石（细末）、炒酸枣仁（捣碎）各 12g，清半夏、茯苓片各 9g，枳实、厚朴各 6g，每日 1 剂，水煎留汁 400ml，分早晚两次温服。用药 1 周后，饮食好，腹胀消失，大便正常，减枳实、厚朴，又服药 2 周，疗程满，诸症全消，1 个月后电话随访无复发。许凤莲.安魂汤治疗失眠症 65 例［J］.光明中医，2013，28（9）：1863，1870.

案 3：失眠（蒋祖铭医案）

朱某，女，46 岁，工人，2002 年 3 月 15 日初诊。患者 1 年来入寐困难，服镇静药后稍寐即醒，时有噩梦。近 5 日来通宵难寐，服用舒乐安定每晚增到 4 片也难以入睡，欲外出行走；白天头晕脑胀，疲倦乏力，心烦易怒，口干苦；其人肥胖，舌质偏红、少苔，脉细弦。证属肝火偏旺，心神不宁。安魂汤加减：炒枣仁12g，生龙骨、牡蛎各20g（先煎），制半夏10g，茯苓12g，生赭石12g，龙眼肉12g，黄连5g，夜交藤20g，柏子仁12g，当归12g，生甘草3g。7剂，1周后复诊：患者自述服3剂后每晚能睡3～4个小时，其他症状有所减轻，目前7剂服完已能睡5～6个小时，余症基本消失。仍以原方调理巩固。蒋祖铭.安魂汤加减治疗失眠46例［J］.江西中医药，2003，（7）：22.

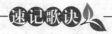

安魂汤方治失眠，龙牡酸枣仁龙眼。
半夏茯苓代赭石，宁心定惊又化痰。

安肾丸 02

【来源】

安肾丸，源于宋·太平惠民和剂局《太平惠民和剂局方·卷五》。本方不属于北宋神宗元丰年间初版包括的方剂，而是南宋高宗绍兴年间修订增补本书时续添的方剂。

【组成】

肉桂（去粗皮，不见火）十六两　川乌（炮，去皮、脐）十六两　桃仁（麸炒）四十八两　白蒺藜（炒，去刺）四十八两　巴戟天（去心）四十八两　山药四十八两　茯苓（去皮）四十八两　肉苁蓉（酒浸，炙）四十八两　石斛（去根，炙）四十八两　萆薢四十八两　白术四十八两　补骨脂四十八两

【用法】

上为末，炼蜜为丸，如梧桐子大。每服三十丸，温酒或盐汤下，空心、食前。小肠气，炒茴香盐酒下。

【功效】

温阳补肾，祛风散寒，利水渗湿。

【主治】

治肾经久积阴寒，膀胱虚冷，下元衰惫，耳重唇焦，腰腿肿疼，脐腹撮痛，两胁刺胀，小腹坚疼，下部湿痒，夜梦遗精，恍惚多惊，皮肤干燥，面无光泽，口淡无味，不思饮食，大便溏泄，小便滑数，精神不爽，事多健忘。常服补元阳，益肾气。

【方解】

此方因肾脏为风寒所袭，所以不安，故用乌头、蒺藜祛风散寒之剂，盖风去则肾自安，原无事于温补也。其他桂、苓、术、薜、脂、戟、苁、斛，虽曰兼理脾肾，而实从事乎祛湿利水，只缘醉饱入房，汗随风蔽，所以肢体沉重，非藉疏通沟洫，病必不除，因仿佛地黄饮子而为制剂，彼用地黄、菖、志、冬、味、萸、附以交心肾之气，此用蒺、薜、术、蒨、骨脂、乌头以扶坎陷之风，与崔氏八味丸，迥乎不同也。张璐. 张氏医通［M］. 北京：人民卫生出版社，2007：692.

【名医心得】

国医大师颜德馨常用安肾丸加减治疗再生障碍性贫血。其加减方为：补骨脂、巴戟天、白术、苍术、茯苓、肉苁蓉、陈皮、茴香、杜仲、菟丝子、当归。以补骨脂、巴戟天、杜仲、肉苁蓉、菟丝子等辛甘温之品为君，意在温补肾气；臣以熟地滋填肾精，以养营血；取苍、白术为佐，以健中气、促脾运；使以当归通肝气，茯苓通心气，陈皮通脾气，茴香通肾气，以求五脏元真通畅。诸药合用，共奏通补肾气、滋养阴精、生血扶虚之效。颜德馨. 再生障碍性贫血的辨治［J］. 中医函授通讯，1992，（6）：14-15.

国医大师皮持衡善用安肾丸加减治疗尿毒症性腿不宁综合征。其中病机属阳虚血瘀、水毒壅遏，临床表现为面色晦滞，畏寒肢冷，倦怠懒动，夜间下肢酸楚麻木，或如针扎，活动、按摩后减轻，舌质淡暗，或有瘀点，脉沉涩者，治疗当以温肾活血、补气通络为法，以安肾丸合黄芪桂枝五物汤加减，疗效颇佳。皮持衡，蔡浔远. 尿毒症性腿不宁综合征中医论治［J］. 江西中医药，1997，（1）：5-6.

【验案精选】

案1：再生障碍性贫血（颜德馨医案）

患者王某，男，36岁。1975年8月28日初诊。低热伴牙龈出血、四肢紫癜8月余。入院查血红蛋白23g/L，白细胞 1.9×10^9/L，血小板 22×10^9/L；骨髓检查：增生极度低下。诊断为再生障碍性贫血。症见低热绵绵，精神委顿，面色苍白，胸闷纳呆，齿龈出血、淡红量多，下肢紫斑磊磊。舌淡胖苔白，脉细缓。证属肾气不足、生化无权、统血无力。投予安肾丸加减，并配以小量输血。药用：补骨脂30g，白术12g，小茴香1.5g，苍术10g，熟地黄、杜仲、续断、狗脊各15g，黄芪、当归、补中益气丸（包）各12g，炙甘草3g。

经治2个月，低热见退，胃纳渐开。守方加鹿角9g、阿胶（烊）9g，停止输血，配以牛骨髓粉蒸服。服药半年，面唇转红，齿衄与紫斑消失。复查血红蛋白78g/L，白细胞 3.7×10^9/L，血小板 92×10^9/L。随访2年，病情稳定。

原按 再生障碍性贫血，可使用安肾丸加减治疗。若贫血明显者，可加用红参、鹿角、阿胶，并配以饮食疗法，取牛骨髓粉30g蒸服，或用鲜胎盘1只加红枣10只，肉桂粉1g煮服。若气虚发热者，加黄芪，或合补中益气丸同用；若气不摄血、便血崩漏者，加炮姜、牛角腮、伏龙肝；瘀血内阻者，加丹参、红花、桃仁等。颜德馨.再生障碍性贫血的辨治［J］.中医函授通讯，1992，（6）：14–15.

案2：帕金森病（刘渡舟医案）

患者陶某某，女，70岁。1998年9月2日初诊。帕金森病，1993年患头眩晕经刘渡舟先生治愈。现症见：手颤，背强，下肢无力，站立、活动困难，睡眠尚可，多汗。舌暗红，苔白厚、脉弦。用桂枝加葛根汤。处方：桂枝15g，白芍15g，炙甘草10g，生姜10g，大枣12枚，葛根16g（先煎去上沫）。5剂。

1998年9月23日二诊：服上方出汗减少，仍项僵硬、四肢颤动，下肢沉重。舌暗红，苔白腻。用防己茯苓汤。处方：防己12g，茯苓20g，桂枝12g，黄芪30g，炙甘草10g，当归12g，白芍12g。7剂。

1998年9月30日三诊：服上方自觉颈项僵硬有所改善，手颤，四肢沉重无力，站不稳，项强，背、腿、足痛。舌暗红，苔白腻，脉沉弦。用真武汤加味。处方：附子6g，白术15g，茯苓30g，生姜10g，白芍10g，桂枝10g，葛根14g，当归10g。7剂。

1998年10月14日四诊：颈项僵直，手颤，站立不稳，起步困难，出汗，大便2天1次。舌红，苔白腻。用桂枝加葛根汤。处方：桂枝15g，白芍15g，生姜10g，大枣12枚，炙甘草10g，葛根16g（先煎去上沫），当归12g。7剂。

1998年10月28日五诊：下肢痛有减，腰痛，足软站立不稳，翻身困难，不恶寒。舌暗红，苔根白。用安肾丸加减。处方：补骨脂10g，山药10g，肉苁蓉10g，巴戟天10g，桑寄生30g，杜仲10g，胡芦巴10g，菟丝子10g，白芍14g，桂枝14g。7剂。

1998年11月4日六诊：自觉见效，项强直、伸屈不利见好。用安肾丸加减。处方：补骨脂10g，山药10g，肉苁蓉10g，巴戟天10g，桑寄生30g，杜仲10g，胡芦巴10g，菟丝子10g，桂枝14g，白芍14g，枸杞子10g，鹿角胶10g。7剂。

1998年11月11日七诊：自觉见效，头渐能抬起，下肢沉软，手颤抖，不能下蹲，坐起困难无力。舌淡红，苔白腻。用真武汤加参、芪。处方：茯苓30g，白芍10g，附子10g，白术12g，生姜10g，黄芪20g，党参15g。7剂。

1998年11月18日八诊：自觉颈椎能逐渐直起，唇颤，站立腿抖，腿沉，抬步困难，胸憋。舌淡红，苔白腻，脉沉。用真武汤。处方：附子12g，白术12g，茯苓30g，白芍10g，生姜10g，红参10g，桂枝10g。7剂。

1998年11月25日九诊：小便失禁，舌淡，苔白，脉沉。用四逆汤加红参、五味子。处方：附子12g，干姜10g，炙甘草10g，红参10g，五味子10g。7剂。

1998年12月8日十诊：眩晕，颈项不能伸直，腿沉、腿软无力，手颤抖。舌淡，苔白腻。用真武汤。处方：茯苓30g，白芍10g，白术10g，生姜10g，附子6g，红参6g，桂枝12g，炙甘草6g。7剂。

1998年12月16日十一诊：眩晕，尿急，腿软不能站立，大便难。舌淡红，苔白腻。用肾气丸。处方：熟地黄30g，山药16g，山茱萸15g，茯苓10g，丹皮10g，泽泻16g，桂枝10g，附子10g，白术10g。7剂。

1998年12月23日十二诊：头晕，手颤，胸闷。舌淡红，苔白根白腻，脉沉。用真武汤合苓桂术甘汤。处方：茯苓30g，桂枝15g，炙甘草10g，白术12g，附子10g，白芍10g，生姜10g。7剂。

1999年1月13日十三诊：头晕好转，行走困难，肢体麻木，心悸，身颤，腿沉，尿急尿频，尿量不多，晨起眩晕，口干不欲饮。舌胖大，苔白腻滑，脉沉。用真武汤加泽泻。处方：附子10g，白芍10g，茯苓30g，生姜10g，白术12g，泽泻16g。7剂。张文选，王建红.跟刘渡舟学用经方［M］.北京：中国医药科技出版社，2019：401-403.

案3：尿毒症性腿不宁综合征（皮持衡医案）

患者李某某，男，38岁，工人。1992年10月突然出现频繁呕吐，经深圳市某医院化验检查：尿素氮42.8mmol/L，肌酐2686μmol/L，尿常规：蛋白（++），诊断为"慢性肾炎（尿毒症期）"，曾先后在深圳、上海等地进行治疗，血透数十余次，于1993年4月转入我院肾病科求治。入院检查示：体温36.5℃，呼吸20次/分，血压172/112mmHg，脉搏102次/分，律尚齐，心尖区可闻及Ⅱ级收缩期杂音，第2心音亢进；两肺呼吸音粗，肝上界位于第7肋间，肝下界位于肋下2指可触及，质尚软，肝颈静脉回流征（+），腹水征（-），超声心动图示：慢性肾炎心脏损害，主动脉瓣、肺动脉瓣静脉回流少量，二尖瓣、三尖瓣静脉反流轻度，心功能减低，少量心包积液。B超示：双肾慢性炎症改变，体积缩小。实验室检查：尿素氮 31.3mmol/L，肌酐 1751μmol/L，Hb65g/L，红细胞 $2.52×10^{12}$/L，血小板 $80×10^{9}$/L。入院诊断：中医诊断为溺毒、水肿、虚损、眩晕；西医诊断为慢性肾炎（尿毒症终末期）、肾性高血压、肾性贫血、心包积液。患者进院后，经纠正心力衰竭、降压利尿、血液透析及辨证治疗后，症状得以缓解，精神、纳食均有改善。但2个月后，患者出现两下肢酸楚症状，先是夜半11时许，闭目欲寐时，两膝关节骨缝内自觉有一种难以言状的酸楚感直扰心中，难以忍受，无法入睡，须用力捶按，或以膝盖猛力撞击床沿、墙壁，或下床活动后稍能缓解，但一停止活动，酸楚又作，一直折腾到黎明时分，始能稍睡片刻。即至后来，连白天也觉酸楚不适，不敢上床，严重时患者强求其家属用榔头敲打膝盖，如是被折腾得困乏不已，苦不堪言，曾给服安定、地巴唑及维生素 B_1、B_5、B_6 与能量合剂等药物，并用山莨菪碱穴位注射、针刺、艾灸、生姜灸及间断性输血等法治疗，其症状始终不得缓解，遂会诊讨论。症见：头晕气短，动则心悸，精神萎顿，面色青灰，晦暗黧黑，肢倦无力，畏寒怕冷，两腿酸楚，痛胀不宁，心中懊恼，小便量少，每日约400ml左右，舌淡无华，苔白略腻，脉细弦偏滑。综合四诊所见，证属阴阳两虚，筋脉失濡。治宜温阳益肾、养血柔筋。方选安肾丸合黄芪桂枝五物汤化裁：肉桂6g，川乌6g，巴戟天20g，白蒺藜15g，怀山药20g，黄芪20g，当归10g，红花6g，赤、白芍各20g，熟地黄20g，山茱萸10g，怀牛膝12g，川芎10g，晚蚕沙30g。服3剂。

　　二诊查房时，患者两腿酸楚不宁症状大减，仅左大腿内侧尚有轻微酸楚感，但不影响情绪，夜间能熟睡通宵，守原方续进5剂，症状完全消失，随访至今，两腿酸楚不宁症状未再复发。皮持衡，蔡浔远.尿毒症性腿不宁综合征中医论治［J］.江西中医药，1997，（1）：5-6.

案4：阴汗（李广振医案）

　　患者王某，男，46岁，患阴汗病3年余，曾服金匮肾气丸、右归丸等药未效。1989年10月2日来诊。阴部多汗，阴囊水湿，阴茎及阴囊有冷感，性欲低下，阴茎痿软，腰膝酸困，畏寒肢冷，小便清长，舌淡红有齿痕，苔薄白润，脉沉细弱。诊为阴汗病，属肾阳虚证。遣方安肾丸加味：补骨脂9g，肉苁蓉9g，巴戟天9g，肉桂3g，制川乌6g，山药15g，白术9g，川草薢12g，白蒺藜9g，桃仁9g，薏苡仁20g，茯苓皮30g，车前子12g，服药6剂，阴汗阴冷明显减轻，效不更方，继服12剂后告愈。

　　原按　肾阳不足，气化失司，不温脾阳，脾失健运，寒湿内生，盛于下焦，则营卫失和，腠理不固，故见阴汗不止、阴囊湿冷等症。治当温肾健脾、散寒除湿为法。笔者以安肾丸酌加健脾利湿之药，每获得心应手之效。安肾丸有温补肾阳、益气培元之效，加茯苓皮、薏苡仁、木瓜、车前子等药，则增健脾利湿之功。

李广振. 阴汗［J］. 山东中医杂志, 1992, （6）: 54.

案 5：腰痛（张文选医案）

患者钱某，男，35 岁。2005 年 1 月 25 日初诊。患者腰痛半年，以腰骶部两侧为甚，腰部酸胀，伴有胸闷，心悸，心悸则腿软，两手发麻，睡眠差，性功能减弱，阳具能勉强勃起而不能持久，脉左弦大，右沉细，舌正红，苔薄白。辨为安肾丸证。处方：补骨脂 10g，苍术 6g，茯苓 20g，小茴香 3g，鹿角片 15g（先煎），鹿角霜 15g（先煎），胡芦巴 10g，炮附子 6g，菟丝子 15g，杜仲 10g，桑寄生 10g，川楝子 10g。7 剂。

2005 年 2 月 1 日二诊：服药后腰痛明显减轻，心悸、胸闷、失眠明显好转，性功能增强。脉左弦略大，右沉细。上方加柴胡 24g、黄芩 10g。7 剂。腰痛等症痊愈。张文选. 温病方证与杂病辨治［M］. 北京：中国医药科技出版社，2017: 541.

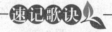

速记歌诀

阴寒积肾下元衰，局方安肾温肾肝。

桂桃蓣薢天药乌，苓蓉术纸与石斛。

保阴煎 03

【来源】

保阴煎，源于明·张介宾《景岳全书·卷五十一》。

【组成】

牛地黄　熟地黄　芍药_{各二钱}　山药　川续断　黄芩　黄柏_{各 钱半}　生甘草_{一钱}

【用法】

水二盅，煎七分，食远温服。如小水多热，或兼怒火动血者，加焦栀子一二钱；如夜热身热，加地骨皮一钱五分；如肺热多汗者，加麦冬、枣仁；如血热甚者，加黄连一钱五分；如血虚血滞，筋骨肿痛者，加当归二三钱；如气滞而痛，去熟地，加陈皮、青皮、丹皮、香附之属；如血脱血滑，及便血久不止者，加地榆一二钱，或乌梅一二个，或百药煎一二钱，文蛤亦可；如少年，或血气正盛者，不必用熟地、山药；如肢节筋骨疼痛或肿者，加秦艽、丹皮各一二钱。

【功效】

滋补肾阴，清热凉血。

【主治】

治男妇带浊遗淋，色赤带血，脉滑多热，便血不止，及血崩血淋，或经期太早，凡一切阴虚内热动血等证。

【方解】

保阴煎在《景岳全书》中是治疗阴虚内热动血证的代表方，可用于治疗血崩、血淋、便血、经期太早等多种疾病。其证以阴虚为根本，故本方用熟地黄大补真阴，正所谓"壮水之主，以制阳光"。肝肾乃乙癸同源之脏，故又以白芍柔敛肝阴。二药相配，肝肾之阴得补，斯有水木相生之效。阴虚则生内热，内热燔灼血络则见诸出血之证，故以黄芩、黄柏清其有余之热，生地凉其涌动之血。用生甘草者，不唯取其调和之力，更兼赖其清热解毒与补养之功。阴阳互根互用，肾阴久虚则必牵及肾阳，故在养阴药基础上更增山药、续断以补养肾阳。此外，续断于补益之中尚有"行血脉"之效，与其他药物相配则能补而不滞、行而不泄。诸药合用，共奏滋补肾阴、清热凉血之功。

【名医心得】

全国老中医药专家学术经验继承工作指导老师周士源教授认为，保阴煎多用于阴虚火旺且火旺程度较轻的妇科血证者。周士源教授根据多年临床经验，使用本方时每合用黄芩滑石汤，即在此基础上增加滑石、薏苡仁、泽泻、荆芥、蝉蜕、连翘六味药，以此治疗阴虚湿热所致的妇科相关疾病，疗效显著。李红英，张莉，蔡荣，等. 周士源运用保阴煎合黄芩滑石汤治疗妇科相关疾病举隅［J］. 江西中医药，2017，48（3）：29-30.

全国老中医药专家学术经验继承工作指导老师林洁教授认为保阴煎的治法为"养阴清热、凉血调经"，使用本方时擅长灵活加减，每以本方治疗血热型胎漏、胎动不安、月经先期、经间期出血、妊娠发热、经期延长等多种妇科疾病。林教授强调，非妊娠期患者使用保阴煎，一般以 1 个月经周期为 1 个疗程，3 个疗程为满，而妊娠期患者应尽量少服用药物，故用药疗程当中病即止。易丽，林洁. 林洁运用保阴煎治疗妇科病验案 3 则［J］. 湖南中医杂志，2018，34（8）：124-126.

全国老中医药专家学术经验继承工作指导老师张晓丹教授根据多年临证经验指出：血热型的月经先期，无论虚实皆可用保阴煎治疗。然临证使用时，应当灵活化裁。阳盛血热型月经先期多见月经提前来潮伴经量增多，色深红或紫红，质黏稠，经期伴有面部痤疮，或伴心烦，面红口干，当以保阴煎加减清热泻火凉血之牡丹皮、青蒿等药治疗。阴虚血热型月经先期多表现为经来先期伴经量或少或多，色红，质稠，或伴两颧潮红，手足心热，咽干口燥，其治疗多在保阴煎的基础上酌加沙参、玄参、麦冬等养阴增液之药以助壮水制火之功。肝郁血热型月经先期常见月经提前，量或多或少，色深红或紫红，质稠，经行不畅，或少腹胀痛，或胸闷胁胀，或乳房胀痛，口苦咽干，治疗时常以保阴煎合并丹栀逍遥散加减。若兼见倦怠乏力、气短懒言、纳少便溏，为失血伤气，可加党参、黄芪以健脾益气。若兼见腰背酸楚，头晕耳鸣，小腹坠胀，为病久及肾，酌加墨旱莲、女贞子、枸杞子、桑椹等滋补肝肾之药。李晓光，张晓丹. 张晓丹教授运用保阴煎治疗血热型月经先期经验［J］. 中医临床研究，2017，9（15）：15-16.

【验案精选】

案 1：产后恶露不绝（周士源医案）

患者，女，27岁。初诊：2016年7月16日。产后48天，恶露淋漓不净，近一周来阴道出血增多，色暗红，有血块，有臭秽味，腰酸痛，口干，舌红，苔黄腻，脉细数。曾服用八珍益母胶囊，连用3天抗生素，出血仍未停止。妇检示：外阴、阴道少量血性分泌物，宫体后位，大小、活动正常，轻压痛。查B超示：子宫内膜10mm，子宫、双附件未见明显异常。在当地治疗建议行清宫术，患者拒绝刮宫，要求中药治疗。刻下症：阴道仍有出血，有臭秽味，小腹时痛。诊断：产后恶露不绝。证属阴虚火旺，湿热之邪为患。治宜清热利湿，滋阴。用药：生地黄15g，熟地黄15g，黄芩10g，黄柏10g，白芍15g，山药15g，续断10g，炙甘草6g，滑石粉10g（包煎），车前子10g，薏苡仁20g，泽泻10g，荆芥10g，蝉蜕6g，连翘10g，赤芍10g，茜草10g。服用7剂，阴道出血止，后继服5剂，观察半月阴道未出血。

原按 产后血性恶露持续10天以上，仍淋漓不尽者，称"产后恶露不绝"。本病的主要病机为冲任为病，气血运行失常。本例患者因素体阴虚，复因产时伤血，阴液更亏，阴虚内热，感受湿热之邪，热扰冲任，损伤胞络，导致恶露不净。故治宜清热利湿止血、滋阴补肾，用保阴煎合黄芩滑石汤加减治疗。方中生、熟二地合用大补阴血，黄芩清心肺之热，黄柏苦寒泄下焦之火，两药合用共奏清热止血之功；白芍、山药柔肝健脾；川续断补肾固冲，有助阳之效；重用薏苡仁清热利湿解毒，不但不会加重出血，还可湿祛热散达止血之效；车前子、泽泻利湿泄热；荆芥炭理血止血；蝉蜕、连翘清热；赤芍、茜草凉血止血；甘草调和诸药。全方清热利湿止血强，兼滋阴补肾，对临床上辨证为阴虚湿热的产后恶露不绝效果显著。李红英，张莉，蔡荣，等. 周士源运用保阴煎合黄芩滑石汤治疗妇科相关疾病举隅［J］. 江西中医药，2017，48（3）：29-30.

案 2：尿血（周士源医案）

患者，女，60岁。初诊：2016年9月2日。诉近1年来小便中混有血液，色鲜红，心烦口渴，神疲，腰膝酸软，头晕耳鸣，多梦，舌质红，苔黄腻，脉细滑数。既往经他医用清热利湿、凉血止血中药配合抗生素使用效果不佳。此证属阴虚湿热，虚火内炽，灼伤脉络，湿热之邪侵袭下焦，热伤阴络，血渗膀胱。治宜清热利湿、滋阴降火。方用保阴煎合黄芩滑石汤加减：生地黄 15g，熟地黄 15g，黄芩 10g，黄柏 10g，白芍 15g，山药 15g，续断 10g，炙甘草 6g，滑石粉 10g（包煎），车前子 10g，薏苡仁 20g，泽泻 10g，荆芥 10g，防风 10g，蝉蜕 6g，连翘 10g，赤芍 10g，赤小豆 10g，白茅根 15g，牡丹皮 10g。每日 1 剂，水煎服。服药 6 剂后复诊，小便中混有少量血丝，心烦口渴、神疲、腰膝酸软、头晕耳鸣等症状较前缓解，舌红苔黄腻减轻。继服上方 5 剂后尿中无血丝，余症随之消失，继服上方 3 剂巩固治疗。

原按 本例患者，1 年来小便中混有血液，久病及肾，伤及肾阴，肾阴不足，虚火扰动阴血，症见神疲、腰膝酸软、头晕耳鸣、多梦。湿热之邪犯及膀胱，灼伤血络，迫血妄行，血随尿出，症见小便中混有血液，色鲜红，心烦口渴。湿热之邪蕴结下焦，导致膀胱与肾气化不利。湿热之邪未尽，而久病正气渐伤，成虚实夹杂之证——阴虚湿热。治宜清热利湿，滋阴降火，凉血止血。方选保阴煎合黄芩滑石汤加减。生地黄、白茅根凉血止血，黄柏滋阴降火，熟地黄、丹皮、泽泻、山药滋补肾阴，黄芩清热生津，薏苡仁清热利湿，滑石、甘草利水清热，导热下行，车前子利尿通淋，使湿热之邪有出路，蝉蜕、连翘清热，防风、荆芥胜湿，续断补肾助阳，乃张氏"阳中求阴"之意。全方使湿热去，肾阴足，血络不伤，气化正常而病愈。李红英，张莉，蔡荣，等. 周士源运用保阴煎合黄芩滑石汤治疗妇科相关疾病举隅［J］. 江西中医药，2017，48（03）：29-30.

案3：不育（周士源医案）

患者，男，43 岁。初诊：2016 年 8 月 16 日。诉 2 年来夫妻双方未避孕而女方未怀孕。查精液分析显示：精子数量少，活力低，畸形率高。平素饮酒。刻下症：阴囊潮湿，头晕耳鸣，五心烦热，腰膝酸软，时有遗精，小便黄赤，舌红，苔黄稍腻，脉细滑数。曾用知柏地黄丸，症状缓解不明显，精液分析未见明显变化。诊断：不育症。证属阴虚湿热，治宜清热利湿、滋阴补肾固精。方选保阴煎合黄芩滑石汤：生地黄 15g，熟地黄 15g，黄芩 10g，黄柏 10g，白芍 15g，山药 15g，续断 10g，炙甘草 6g，滑石粉 10g（包煎），车前子 10g，薏苡仁 10g，泽泻 10g，荆芥 10g，蝉蜕 6g，连翘 10g，芡实 10g，龙骨 10g。每日 1 剂，水煎服。服用 7 剂后，阴囊潮湿，头晕耳鸣、五心烦热、腰膝酸软好转。继续服用 7 剂后无阴囊潮湿，余症消失，舌质淡，苔薄白，脉细，考虑湿热去而脾虚，继服李东垣清暑益气汤加减以善其后。随诊查精液分析正常。

原按 由于平素喜饮酒，酿成湿热之体，复感湿热之邪，久之湿热灼伤肾阴，出现阴虚火旺、阴虚湿热等虚实夹杂之证。湿热之邪易致气机不畅，气机逆乱，经络阻遏不通，气血不荣宗筋。本例患者阴囊潮湿，时有遗精，正如《张氏医通·遗精》所谓："脾胃湿热之人，乃饮酒厚味太过，与酒客辈，痰火为殃，多致不梦而遗泄。"头晕耳鸣，五心烦热，腰膝酸软，为阴虚火旺之候。舌红，苔黄稍腻，脉细滑数乃阴虚湿热内蕴之象。用保阴煎合黄芩滑石汤清热利湿，滋阴补肾固精，加用芡实、龙骨益肾固精。诸药配伍，相得益彰，故病告愈。待湿热之邪以去，继服李东垣清暑益气汤加减以善其后。李红英，张莉，蔡荣，等. 周士源运用保阴煎合黄芩滑石汤治疗妇科相关疾病举隅［J］. 江西中医药，2017，48（3）：29-30.

案4：胎漏、胎动不安（林洁医案）

刘某，女，28岁。2015年11月30日初诊。主诉：停经50余天，阴道流血7天，伴腹部隐痛3天。患者末次月经2015年10月8～14日，经抽血查人绒毛膜促性腺激素（HCG）、孕酮（P）后确诊怀孕。7天前患者因进食辛辣刺激性食物后出现阴道流血，量少，色鲜红，无血块，已服用黄体酮7天，现阴道仍有流血，色暗红，质稠，时断时续，偶伴有下腹部隐痛，腰酸，心烦不安，手心发热，口干不苦，夜寐欠安，小便黄，大便干结，舌质红，苔黄而干，脉细滑数。诊断：胎动不安。辨证：血热型。治法：清热凉血，养血安胎。方拟保阴煎加减。处方：生地黄10g，熟地黄10g，黄芩15g，山药15g，白芍15g，苎麻根15g，槲寄生10g，菟丝子15g，南沙参15g，炒白术10g，石斛10g，地榆10g，墨旱莲10g，炙甘草6g。5剂，每天1剂，水煎，分早晚2次温服。服完药后复诊，患者诉阴道流血止，腰酸腹痛消失，心烦口干等症状明显好转，大小便正常，无其他特殊不适。

原按 胎漏、胎动不安的主要病机是冲任损伤、胎元不固，其常见病因有肾虚、血热、气血虚弱和血瘀。本案患者因孕后过食辛热，热邪直犯冲任、子宫，内扰胎元，致胎元不固，故出现阴道流血；血为热灼，故色红而质稠；胎系于肾，热邪内扰，胎气不安，故见腰酸腹痛；热伤营阴，津液不能上承于口，则见心烦、口干；虚热循经而发，则手心发热；热伤津液，肠失濡润，传导失职则大便干结；舌质红、苔黄而干、脉细滑数均为血热之征。治宜清热凉血、养血安胎，方选保阴煎加减。原方中去掉黄柏、续断，两者味苦，性温燥，恐伤湿加重热邪，加入苎麻根、地榆、墨旱莲凉血止血安胎；槲寄生、菟丝子补肾固肾安胎；白术健脾益气安胎；南沙参、石斛滋阴清热、生津，甘草调和诸药。本方以清热凉血安胎为主，热去胎自安，同时兼顾补益脾肾，先后天同补，以加强安胎之功。易丽，林洁. 林洁运用保阴煎治疗妇科病验案 3 则［J］. 湖南中医杂志，2018，34（8）：124-126.

案 5：月经先期（林洁医案）

姚某，女，34 岁。2015 年 11 月 30 日初诊。主诉：月经先期 3 个月。患者诉既往月经周期规则，（5～6 天）/（28～30 天），3 个月前无明显诱因出现周期提前，每半月一行，末次月经 2015 年 11 月 25～28 日，量少，色深红，质黏稠，夹有血块，经期小腹胀痛，心烦易怒，口干咽燥，尿黄便结，舌质红，苔少而干，脉细数。B 超：子宫肌瘤（16mm×14mm×19mm）。诊断：月经先期并癥瘕；辨证：阴虚血热型。治法：养阴清热、凉血调经、消癥散结。方拟：保阴煎加减。处方：生地黄 15g，白芍 15g，黄芩 15g，黄柏 15g，续断 10g，山药15g，夏枯草 15g，山楂 10g，南沙参 15g，鸡内金 15g，牡蛎 15g，甘草 6g。7 剂，每天 1 剂，水煎，分早晚 2 次温服。

2015 年 12 月 28 日二诊：月经 12 月 23 日来潮，周期提前 2 天，持续 5 天干净，量较前稍多，色红，夹少量血块，经期腹痛较前稍好转，夜寐欠安，二便调，舌红，苔薄白，脉细数。予上方加莲子心 6g，酸枣仁 15g，继服 7 剂。

2016 年 1 月 27 日三诊：月经 1 月 22 日来潮，周期提前 1 天，月经量、色、质均正常，经期稍有腹部坠胀感，纳寐安，二便调，继服上方以巩固。随访 3 个月，患者月经周期、经量均正常，至今暂未复发，复查 B 超：子宫肌瘤（13mm×14mm×16mm），嘱患者禁食发物，每半年复查 1 次 B 超，监测子宫肌瘤大小。

原按 本案患者经来先期并量少，《傅青主女科·调经》载："先期而来少者，火热而水不足也。"患者素体阴亏，虚热内生，热扰冲任血海，血海不宁而迫行，则经血先期而至；热灼营阴，阴水不足则经量少、色深红、质稠；热壅气滞，则血液黏滞不行，聚为血块，不通则痛，故见经期腹痛；热邪上行，上扰心肝，则心烦易怒；热甚津伤则口干咽燥、尿黄便结；舌红，苔少而干，脉细数，均为阴虚血热之征。治以保阴煎加减养阴清热、凉血调经、消癥散结。原方中去熟地黄，仍选用生地黄、黄芩、黄柏、白芍等，加南沙参滋阴以助清热养血之功。该患者B 超提示子宫肌瘤，阴虚内热，血热互结，煎灼血中津液，血液黏滞而运行不畅为瘀，瘀血久积胞宫渐生癥瘕，故于方中加入山楂、鸡内金化滞消积，夏枯草、牡蛎散结消肿，四药合用共奏散结消癥之效，全方于清热养阴之中加入消积散结之药，使阴生热折，经水自调，结散癥消。二诊时，患者因工作压力大，夜寐欠安，以上方加莲子心、酸枣仁养心安神；三诊时患者虽已无不适，但为求巩固疗效，再予二诊原方7剂。易丽，林洁．林洁运用保阴煎治疗妇科病验案3则［J］．湖南中医杂志，2018，34（8）：124-126．

案6：妊娠发热（林洁医案）

易某，女，32岁。2016年5月18日初诊。主诉：怀孕2月余，低热1周。患者末次月经2016年3月7日，1周前无明显诱因出现发热，每天下午开始，自测腋温波动在37.5～37.8℃之间，无畏寒、鼻塞、头痛等感冒症状，无咳嗽咳痰，第2天晨起体温降至正常，手足心发热，全身乏力，少气懒言，饮食不佳，夜间发热汗出，舌红，苔黄少津，脉滑数。诊断：妊娠发热；辨证：阴虚型。治法：滋阴，清热安胎。方拟保阴煎加减。处方：生地黄10g，熟地黄10g，黄芩10g，山药15g，芍药10g，续断10g，甘草5g，苎麻根10g，墨旱莲10g，白术15g，槲寄生15g，盐菟丝子15g，石斛10g。5剂，水煎，分早晚2次温服。

2016年5月23日二诊：患者诉服2剂后始无发热，手足心热明显改善，5剂后诸症均除。后随访平安顺产一女。

原按 妊娠期间以发热为主要症状者谓之妊娠发热。该案患者属于阴虚发热，阴虚发热之理，非火之有余，乃阴之不足。女子妊娠之后，阴血聚于胞宫以养胎，其他各处阴血不足，阴虚则阳气相对偏盛而发热；阴邪自旺于阴分，故以午后及夜间发热为甚；阴不维阳，虚阳外浮，故手足心热甚；妊娠初期，经血停闭，血海不泻，胃失和降，脾胃虚弱，则乏力、少气懒言、食纳乏味；舌红、苔黄少津、脉滑数均为阴虚之征，治宜滋阴清热为主，辅以安胎，方拟保阴煎加减。原方中去黄柏，加墨旱莲补肾阴凉血、石斛滋胃阴清热，以助原方滋阴清热之力；苎麻根、槲寄生、菟丝子、白术安胎，该患者虽无滑胎、胎动不安之象，但阴虚日久，热扰胞宫，恐致胎动，故于滋阴清热之中加入安胎之药，体现其"既病防变"之用药理念。易丽，林洁．林洁运用保阴煎治疗妇科病验案3则［J］．湖南中医杂志，2018，34（8）：124-126．

案7：月经先期（张晓丹医案）

患者某，女，37岁，已婚，孕一产一。2016年11月5日初诊。主诉：月经先期量多1年。患者平素月经规律，近1年月经提前7～10天，周期为20～22天，行经 4～5 天，经量多，色深红，质稠，有小血块，经前及经期偶有小腹疼痛，末次月经：2016 年 10 月 29 日，上一次月经：2016 年 10 月 8 日，自诉倦怠乏力，头晕失眠，心烦口渴，大便质干，小便正常，舌红苔黄，脉细数。妇科检查未见明显异常。阴超检查示：子宫内膜 7.0mm，双侧附件未见明显异常。中医诊断：月经先期。证型：阳盛血热兼气虚证。治法：清热凉血，益气固冲。方拟保阴煎加减：生地黄 20g，山药 20g，续断 30g，黄柏 6g，黄芩 10g，炙黄芪 30g，党参 20g，墨旱莲 10g，盐杜仲 30g，酒萸肉 18g，酒女贞子 30g。10 剂，水煎服，1 剂 / 天。服 10 剂后，心烦口渴减轻，头晕减轻，睡眠质量较前改善，大便偏软，无其他不适，舌红苔白，脉细数。上方去墨旱莲、女贞子，加淡豆豉 10g，6 剂，水煎服，1 剂 / 天。经期服用血府逐瘀汤以排出瘀血，处方：川牛膝 12g，炒枳壳 10g，柴胡 12g，川芎 15g，赤芍 20g，当归 15g，生地黄 15g，红花 15g，桃仁 12g，甘草 6g。6 剂，水煎服，1 剂 / 天。月经来潮量较前减少，经前及经期症状减轻。经净后继续服用保阴煎加减，处方：生地黄 20g，山药 20g，续断 30g，黄柏 6g，黄芩 10g，墨旱莲 10g，盐杜仲 30g，炙黄芪 30g，党参 20g，酒萸肉 18g，酒女贞子 30g，淡豆豉 10g。月经较前提前 4～5 天，经期改服血府逐瘀汤，经量较前明显减少。第 3 个月继续服用保阴煎加减，月经提前 2～3 天，经期继续服用血府逐瘀汤，经量接近正常。后随访 3 个月，月经未再提前超过 2 天。李晓光，张晓丹．张晓丹教授运用保阴煎治疗血热型月经先期经验［J］．中医临床研究，2017，9（15）：15-16．

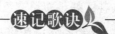

速记歌诀

> 保阴二地薯芍药，芩柏续断共甘草。
>
> 阴虚火旺动血络，滋阴降火血络保。

备化汤 04

【来源】

备化汤，源于南宋·陈言《三因极一病证方论·卷五》。

【组成】

木瓜干 两　茯神（去木）一两　牛膝（酒浸）二分　附子（炮，去皮脐）三分
熟地黄半两　覆盆子半两　甘草一分　生姜三分

【用法】

上为锉散，每服四大钱，水盏半，煎七分，去滓，食前服。自大寒至春分，
依正方；自春分至小满，去附子，加天麻、防风各半两；自小满至大暑，加泽泻
三分；自大暑直至大寒，并依正方。

【功效】

温化寒湿，补肾缓急。

【主治】

治丑未之岁，太阴湿土司天，太阳寒水在泉，病者关节不利，筋脉拘急，
身重，痿弱，或温疠盛行，远近咸若，或胸腹满闷，甚则浮肿，寒疟，血溢，
腰椎痛。

【方解】

君以附子大热之品，通行上下，逐湿祛寒。但阴极则阳为所抑，湿中之火亦
能逼血上行，佐以地黄凉沸腾之势，并以制辛烈之雄。茯苓、覆盆，一渗一敛。
牛膝、木瓜，通利关节。加辛温之生姜，兼疏地黄之腻膈。甘温之甘草，并缓附

子之妨阴，谓非有制之师耶。王象礼．陈无择医学全书［M］．北京：中国中医药出版社，2005：239．

【名医心得】

龙砂医学流派代表性传承人顾植山教授认为，临床见湿、寒为病，症见关节疼痛、拘挛、筋脉痿弱、腰痛、痹证宿疾症状加重，浮肿，脘胀，胸胁不舒，畏寒，舌淡苔薄，脉见沉濡等象者，均可选用该方。陶国水．顾植山：2015乙未年之气运气方推荐［N］．中国中医药报，2015-04-01．

全国老中医药专家学术经验继承工作指导老师王兴臣教授认为，备化汤作为运气方应用时需对运气综合分析。例如，丑、未之岁虽同为太阴司天，但乙未年，大运金运不及，所以相对木气偏旺，故乙未年应用备化汤时可以将木瓜、茯苓作为君药使用。木瓜味酸入肝、脾经，可平肝和脾，茯苓健脾，可培土生金，而且木瓜、茯苓都有祛湿之效，恰可以治疗乙未年湿邪偏盛的症状。此外，虽然乙未年气候偏于寒湿，但备化汤应用时不可仅局限于寒湿之邪所致的疾病。即使非丑、未之岁，但寒湿症状比较明显者，也可辨证应用此方。周阳阳，王兴臣．备化汤验案举要［J］．湖南中医杂志，2017，33（2）：87-88．

山东省名中医王禹增教授认为备化汤除用来治疗"病者关节不利，筋脉拘急"等病症外，对于其他疑难病只要契合了湿、寒为病的特点，也一样可以应用备化汤来治疗。运用本方时，可以直接使用原方，亦可根据六气及兼证的不同，或稍作加减，或与其他方剂合用，均可收获良效。运用之时，勿忘于运气，也勿拘于运气。王禹增，李明明，侯岩珂，等．备化汤治疗疑难病验案探析［J］．中国中医药现代远程教育，2021，19（14）：90-93．

山东省名中医崔德芝教授将运气理论与辨证理论相结合，多次应用备化汤治疗内科杂症，每获良效。在运用备化汤的过程中，她根据寒湿伤肾、易郁阳气的特点，提出左脉沉弱或见其他肝肾不足、畏寒怕冷征象时投以此方，往往获效甚捷。王寒，崔德芝．辛丑年崔德芝教授应用备化汤加减验案举隅［J］．按摩与康复医学，2022，13（24）：76-78．

辽宁省名中医庞敏教授认为备化汤运用方面，不必拘泥于"丑未年"，只要是气候特点符合太阴湿土司天、太阳寒水在泉，病因、病机符合寒湿合邪致病，均可用之，"有是证，用是方"。正所谓："病若不是当年气，看与何年气运同，便向该年求活法，方知都在至真中。"李越，庞敏．乙未年运气方临床应用探讨［J］．中华中医药学刊，2017，35（8）：2135-2138．

【验案精选】

案 1：鼓胀（顾植山医案）

曲某，女，75 岁，河北邯郸籍。因腹胀、纳差、消瘦伴双下肢浮肿 4 月余于 2014 年 12 月 22 日第 1 次住本院治疗。患者 4 个多月前出现腹胀、纳差伴双下肢浮肿，腹部超声检查提示：肝硬化，胆囊结石，脾大，腹腔中量腹水。坚持门诊中药治疗，症状未见明显缓解，近 4 月体质量减轻约 15kg，遂进一步住院治疗，明确诊断：自身免疫性肝炎后肝硬化。予护肝利尿、纠正低蛋白血症等治疗及中药辨证施治后症状改善，病情稳定后出院。2015 年 1 月 6 日患者症状反复，再次住院治疗，继予前治疗方案，症状改善后出院。2015 年 2 月 27 日因腹胀加重至广州某医科大学附属医院住院治疗，诊断：肝硬化失代偿期，食管 - 胃底静脉曲张，脾功能亢进，腹腔积液，胸腔积液，心包积液，布加综合征，肝豆状核变性待排，肺部感染，甲状腺功能减退，急性心功能不全。予护肝、补充白蛋白、抗感染、利尿对症支持等治疗，并予腹腔穿刺及腹水引流，症状改善不明显。2015 年 3 月 10 日再次至本院住院治疗，继予护肝利尿、纠正低蛋白血症等治疗及中药辨证施治后症状改善，于 2015 年 4 月 14 日出院。门诊初诊（2015-04-30），症见：腹胀，下肢酸痛，足膝无力，大便溏稀，日行 2 ~ 4 次，舌暗红少苔，有裂纹，脉弦细。查体可见腹大如鼓，腹水征（+），双下肢可凹性水肿。在前利尿护肝治疗基础上予中药，处方：木瓜、牛膝、茯神、覆盆子各 15g，熟地黄 30g，防风、天麻、生姜、大枣各 10g，黄芪 25g，阿胶（烊化）9g，炙甘草 5g，水煎服，每天 1 剂，先予 7 剂。

二诊（2015-05-07）：诉腹胀有所缓解，下肢酸痛及足膝无力改善，大便成形，日行 1 ~ 2 次，口苦，舌暗红少苔，有裂纹，脉弦细。前方去生姜，加干姜 5g，黄芪加量至 45g。

三诊（2015-05-12）：心烦，乏力，大便近 2 日未解，纳差，眠不安，舌暗红少苔，有裂纹，少津，脉细。处方：阿胶（烊化）9g，黄芩、黄连各 10g，白芍 15g，嘱黄芩、黄连、白芍加水 600ml，煎至 200ml 时去渣，纳胶烊尽，小冷，纳鸡子黄 2 枚，每天 1 剂，温服。

四诊（2015-05-19）：诉心烦及乏力诸症明显改善，纳食增加，大便日 1 次，睡眠安，舌脉同前，守方再进。

五诊（2015-05-28）：诉服前药诸症明显改善，唯足膝酸软无力，查验舌脉与前相仿，患者素斋戒，鸡子黄味腥实难接受。予备化汤合猪苓汤化裁继进，患者每周定期就诊，随症加减，腹水逐渐消退。

六诊（2015-06-23）：腹围缩减20cm，行走活动自如，纳食如常，唯喜咸恶甜，舌暗红，苔薄微黄，有裂纹，脉细。中药予备化汤合真武汤化裁。2015年7月1日，复查肝脏生化学及凝血等指标均有所改善。继续每周随诊，中药随症调治。

七诊（2015-07-21）：诉口苦，尿黄，大便偏干，舌暗红，苔薄微黄，有裂纹，脉弦细。予紫菀汤佐以楮实子、泽兰、大腹皮、牵牛子等利水辈化裁，后或以紫菀汤为主方，或以备化汤为主方，或紫菀汤合备化汤化裁。

八诊（2015-11-04）：腹部超声探查腹腔可见少量积液，凝血功能及肝脏生化学指标恢复正常。患者每半月来诊，中药继续以运气方调治，巩固疗效，随访至今，腹水未见反复，病情稳定，患者不仅生活自理，还可胜任买菜煮饭等家务劳动。

原按 本例治疗颇费周折，患者起病于甲午四之气，乙未经年病势迁延缠绵，2015年4月依其病象腹胀、下肢酸痛、足膝无力，大便溏稀见端，太阴司天，太阳在泉，气化运行后天，民病关节不利，筋脉痿弱，或湿厉盛行之特点，予乙未岁运主方"备化汤"化裁，后予黄连阿胶汤、备化汤合猪苓汤、备化汤合真武汤、紫菀汤、紫菀汤合备化汤等为主方化裁，看似杂陈，实则体现顾植山教授"不以数推，以象之谓"以及灵活运用运气方的训导。"丑未之岁，阴专其令，阳气退避，民病腹胀跗肿……寒湿合邪可知"为其一般性规律，但临证还须宗"有者求之，无者求之。盛者责之，虚者责之"之旨。患者腹胀、下肢浮肿、足膝酸软，责之太阴、少阴，初用备化汤有效，三诊（乙未二之气少阴君火加临少阴君火）患者以心中烦、眠不安少阴热化见端，肾水不足，不能制火，投以黄连阿胶汤"壮水之主，以制阳光"。后或投以备化汤合猪苓汤兼养阴利水，或备化汤合真武汤兼温补肾阳，或备化汤合紫菀汤兼养金御水，无不以"有者求之，无者求之"为要，正所谓"顺天以察运，因变以求气"。运气对某一个体的影响，往往表现复杂，有时为单一因素，有时为综合因素，有时为致病因素，有时为治病有利时机，临证不仅要运与气全局把握，而且要天地人综合考量，这正是顾植山教授所强调的运气学的灵魂与精髓所在。要真正做到灵活运用，必须做到天象、气象、病象的全面掌握与客观分析，"天垂象，圣人则之"，亦即医者之至高境界！蒋俊民，曹敏玲，顾植山. 运气理论辨治鼓胀医案3则［J］. 新中医，2017，49（3）：192-195.

案2：痹证（王兴臣医案）

王某，女，41岁。初诊（2016-01-11）：患者背冷，肩痛，手足麻木2个月余。面色白，舌质淡红，有齿痕，苔中略厚，脉虚弱。证属：寒湿凝滞，阳气瘀阻。备化汤加减整方如下：木瓜 30g，茯苓 15g，炮附子 10g，熟地黄 10g，覆盆子 10g，炙甘草 10g，生姜 10g，大枣 10g，桂枝 10g。7 剂。水煎，每天 1 剂，分早晚 2 次温服。

二诊（2016-01-18）：患者自述背部疼痛明显减轻，稍有冷感，肢末麻木，舌质红，脉弱稍弦。效不更方，上方继服 7 剂，水煎，每天 1 剂，分早晚 2 次温服。2 周后随访，患者言其症状基本消失，恢复如常人。

原按 背部为太阳经循行部位，患者背部寒冷，则因寒气存于体内；手足麻木，则因寒邪凝滞，阳气不达四末，不能温养四肢。患者舌质淡，有齿痕，可知其体内有湿，致太阴脾气不行，苔中略厚，脉虚弱，俱为佐证，且《三因极一病症方论》载备化汤可用于治疗病者关节疼不利，2016 年虽非乙未年，但患者寒湿症状明显，故选用备化汤治疗，果有其效。桂枝辛温，归膀胱经，可温通经脉，促阳化气。全方配伍，散寒祛湿，调畅气机，温通经络，以缓患者肩背部不适。

周阳阳，王兴臣. 备化汤验案举要［J］. 湖南中医杂志，2017，33（2）：87–88.

案 3：足跟痛（王禹增医案）

王某，女，52 岁，公务员。因左足跟部疼痛 3 天就诊。初诊（2015-03-03）：患者为中年女性，体型较胖。3 天前的上午无明显诱因突然出现左足跟部外侧疼痛，起初以为鞋子里有东西硌脚，脱鞋仔细检查未发现任何异物，也没有远足及受伤史，在某医院就诊，拍片、化验等检查未见明显异常，给云南白药气雾剂、醋氯芬酸缓释片等应用，当天疼痛稍有好转。然第二天疼痛依然，且有加剧之势，以致行走困难，遂求治于中医。刻诊：疼痛位于外踝直下方，跟骨的外侧面接近足底缘，即腓骨肌下支持带止点的部位，外观不红不肿，皮温不高，有 1cm×2cm 的明显压痛区，触摸时皮下组织有肿胀感，腰、髋体检未见阳性体征，患者除平日稍有怕凉之外，否认有其他病史。舌质淡，苔薄白，脉沉弦。诊为跟痛症。考虑到 2015 年为乙未之岁，太阴湿土司天、太阳寒水在泉。又时值初之气，厥阴加临厥阴，依正方备化汤原方，给予温阳祛寒、逐湿通络。处方：炮附子 10g（先煎），宣木瓜 15g，云茯苓 10g，川牛膝 15g，生地黄 20g，覆盆子 15g，淡干姜 6g，炙甘草 6g，7 剂。每日 1 剂，水煎 400ml，早晚各温服 200ml。

复诊（2015-03-10）：跟部疼痛基本消失，原压痛区及皮下组织的肿胀感未再检出，已能正常行走上下班，照上方给 3 剂以巩固疗效。王禹增，顾植山. 备化

汤治疗足病五则 [J]. 山东中医杂志, 2017, 36（3）: 247-248.

案 4：头晕（崔德芝医案）

闫某，女，45 岁。初诊（2021-02-24）：近 3 年来无明显诱因出现头晕，不清晰感，无视物旋转，与体位改变无关，偶伴恶心，查颅脑核磁未见明显异常，血压正常，既往颈椎病史。自服"解热止痛片"可稍缓解，近 1 个月自觉症状加重。刻下症见：头晕蒙，活动后气短、乏力，平素怕冷，疲乏易困倦，口干口苦，时有腰酸，颈项僵痛，饭后胃胀反酸烧心，眠可，大便黏，小便调。月经量少，色质可。舌淡红苔白腻，舌边有齿痕，脉左沉右滑。证属湿浊上蒙证。处方：制附子 9g，熟地黄 15g，茯苓 15g，覆盆子 15g，牛膝 15g，木瓜 15g，生姜 10g，党参 30g，炒白术 15g，苍术 15g，焦神曲 15g，炒莱菔子 15g，甘草 6g，7 剂。

复诊（2021-03-03）：诉诸症减轻，自觉头部清亮，大便黏滞较前爽，量偏少，仍有口干口苦。效不更方，加用葛根 15g 继服 14 剂。半月后随访，诉头晕已除，余诸症向好。

原按 崔德芝教授分析指出，患者生于 1976 年丙辰年（岁水太过，太阳寒水司天，太阴湿土在泉），易受寒湿之气侵袭，故平素怕冷，易疲乏困倦。今正值辛丑年"水运不及，客运太阴湿土司天，太阳寒水在泉"，《内经运气病释·九卷》提到"夫寒则太阳之气不行，湿则太阴之气不运"，故患者寒湿之气甚重，湿浊上蒙清窍，浊邪害清，发为头晕蒙、首如裹；湿犯颈项，则颈项僵痛；中焦湿盛则脾胃升清降浊失调，发为胃胀，反酸，进而大便黏腻；水运不及则肾水不养肝木，肝肾亏虚，发为腰酸腿疼，月经量少。加之舌有齿痕，苔白腻，脉沉滑，均为寒湿之象。崔德芝教授将运气思维与辩证思维相结合，选用散寒除湿、补益肝肾的备化汤加味，在原方的基础上加用党参、苍术、白术增强健脾燥湿之力，神曲、莱菔子共奏健胃消食之功，复诊时加葛根生津止渴，兼有升举清阳之效。王寒，崔德芝. 辛丑年崔德芝教授应用备化汤加减验案举隅 [J]. 按摩与康复医学, 2022, 13（24）: 76-78.

案 5：胸痹（庞敏医案）

张某某，女，73 岁，初诊（2015-07-20）。主诉：胸闷痛 20 年余，加重 3 天。现病史：患者 20 年前无明显诱因出现胸闷痛，之后多因寒而发。近 3 日受寒后，再次出现上述症状，较前加重。现症见：胸闷如窒，乏力气短，晨流清涕，胃脘不适，食后便意，食少眠差，大便频，小便清长。舌质暗，苔白，脉弦紧。诊断：丑未之岁，太阴湿土司天，太阳寒水在泉。治则：辛温散寒，宣通心阳兼活血化瘀，益气健脾。用药：备化汤加味。处方：炙附子 10g，木瓜 15g，生地黄 25g，茯苓 20g，覆盆子 15g，炙甘草 10g，干姜 10g，牛膝 10g，炙麻黄 10g，肉豆蔻 15g，陈皮 15g，砂仁 10g，麦冬 10g，党参 20g，丹参 20g。14 剂，水煎服，日 1 剂，分 2 次温服。

二诊（2015-08-10）：患者胸闷减轻，无流涕，胃脘不适改善，食后偶有便意，舌质暗，苔薄白，脉细。本次来诊为进一步调治胸闷及胃脘不适。

原按 患者来诊于丑未之岁，三之气，"太阴土加少阳火，民病身重肿，胸腹满"。《金匮要略·胸痹心痛短气病脉篇》开篇就提出了胸痹病机为阳微阴弦，即上焦阳气不足，下焦阴寒气盛，其病机特点总属本虚标实，阴寒是发病之标的一种。《素问·至真要大论篇》中的"病机十九条"也阐述了"诸寒收引，皆属于肾；诸湿肿满，皆属于脾"。乙未年气运特点为寒湿太过，均属阴邪，故尤重于温补脾肾之阳。李越，庞敏.乙未年运气方临床应用探讨［J］.中华中医药学刊，2017，35（8）：2135-2138.

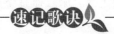

速记歌诀

> 备化汤年临丑未，司天湿土太阴居。
>
> 覆盆茯膝瓜甘地，赞火御寒姜附胥。

补络补管汤 05

【来源】

补络补管汤，源于清·张锡纯《医学衷中参西录·治吐衄方》。

【组成】

生龙骨（捣细）—两　生牡蛎（捣细）—两　萸肉（去净核）—两　三七（研细，药汁送服）二钱

【用法】

先用龙骨、牡蛎、萸肉各一两煎服，三七二钱送服。服之血犹不止者，可加赭石细末五六钱。

【功效】

收敛止血，化瘀生新。

【主治】

治咳血、吐血，久不愈者。

【方解】

张景岳谓："咳嗽日久，肺中络破，其人必咳血。"西人谓："胃中血管损伤破裂，其人必吐血。"龙骨、牡蛎、萸肉，性皆收涩，又兼具开通之力，故能补肺络，与胃中血管，以成止血之功，而又不至有遽止之患，致留瘀血为恙也。又佐以三七者，取其化腐生新，使损伤之处易愈，且其性善理血，原为治衄之妙品也。偶与友人景山谈及，景山谓："余治吐血，亦用兄补络补管汤，以三七代乳香、没药，则其效更捷。"愚闻之遂欣然易之。景山又谓："龙骨、牡蛎能收敛上溢之热，使

之下行，而上溢之血，亦随之下行归经。至萸肉为补肝之妙药，凡因伤肝而吐血者，萸肉又在所必需也。且龙骨、牡蛎之功用神妙无穷。即脉之虚弱已甚，日服补药毫无起象，或病虚极不受补者，投以大剂龙骨、牡蛎，莫不立见功效，余亦不知其何以能然也。"愚曰："人身阳之精为魂，阴之精为魄。龙骨能安魂，牡蛎能强魄。魂魄安强，精神自足，虚弱自愈也。是龙骨、牡蛎，固为补魂魄精神之妙药也"。

张锡纯.重订医学衷中参西录合订本 [M].北京：人民卫生出版社，2011：209.

【名医心得】

全国老中医药专家学术经验继承工作指导老师邵朝娣教授认为补络补管汤具有"止血而不留瘀，活血而不妄行"的优点，并将补络补管汤的主治拓展至泌尿、生殖系统，临床常运用此方治疗肾系疾病。治疗血尿时，邵朝娣教授多在原方基础上加调摄脾胃之药，如茯苓、山药、白术等。对于肾虚遗精患者，邵朝娣教授少用大温大补之药，而多选药性平和之莲须、金樱子、芡实等益肾敛精。对于过敏性紫癜性肾炎患者，邵朝娣教授在此方外还重视活血化瘀药的运用，多选用牡丹皮、赤芍、丹参等活血通络之品。巴元明，王甜甜.邵朝娣运用补络补管汤治疗肾系疾病验案举隅 [J].中国中医药信息杂志，2017，24（11）：104-106.

四川省名中医黄青松教授善用补络补管汤治疗支气管扩张咯血。黄青松教授认为支气管扩张症的主要症状是持续或反复的咳嗽、咳痰，或咯血，长期或反复咳嗽，使支气管黏膜痉挛水肿，血管破裂，以致咳血。补络补管汤中的生龙骨具有收敛固涩作用，能使肺络收缩以达止血作用，同时生龙骨也具有镇静潜阳作用，可使经隧紧张者趋于平静，松弛者趋于正常，间接起到止血功效。生牡蛎与生龙骨相须为用，以增强止血的功效。萸肉其性酸有收涩之效，并兼有补肝肾之功，长期反复咳嗽之人必耗伤正气，此时萸肉展现其培本固元、振衰起废之力。方中佐以少许三七，取其化腐生新，促进损伤肺络的恢复，三七同时也有理血功效，同龙骨、牡蛎合用，可增强止血效果。综上，此方体现了涩中有通、通中有敛、化而不过、敛不留邪的配伍特点，共同促使肺络修复，并扶助正气，标本同治，促使疾病痊愈。黄春兰，陈湘东.解读运用张锡纯之补络补管汤治疗支气管扩张咯血 [J].亚太传统医药，2018，14（6）：148-149.

原陕西中医学院温病教研室主任刘国强教授善用补络补管汤治疗咯血。刘教授认为，补络补管汤中龙骨收敛固涩，性善利痰，治肺中痰饮咳嗽，咳逆上气（《日华子诸家本草》）；牡蛎潜阳固涩除老血（《名医别录》）；山萸补益肝肾，涩精止汗；代赭石降逆平肝止血，镇逆气降痰液（《日华子诸家本草》）；三七止血散瘀，为吐衄要药（《本草纲目》）。因此，补络补管汤具有滋阴、固涩、止血、行瘀、降逆化痰的作用。在补络补管汤原方基础上，若患者肺热明显，咯黄痰者，可加金银花、黄芩、桑白皮，阴虚血热可加生地黄、沙参、玄参。刘国强.“补络补管汤”治疗咯血的疗效观察［J］.陕西中医函授，1984，（6）：52-54.

【验案精选】

案1：血尿（邵朝娣医案）

患者，女，32岁，2015年6月3日初诊。1年前，患者因剧烈运动后出现腰骶部不适伴肉眼血尿，于当地医院查尿示"隐血（+++），蛋白（+），红细胞82.8个/μl"，予对症治疗后好转。2个月前因感冒再次出现鲜红色肉眼血尿，至某院住院治疗，诊断为"慢性肾炎"，予以护肾、改善循环等对症治疗后稍有缓解，出院后一直于该院门诊口服中药治疗，效果欠佳，尿隐血为（++ ~ +++）。刻诊：腰酸，小便色深，偶有尿频、尿急，夜尿3次，大便日行1次、成形，纳差，夜寐欠佳，舌红，舌苔根黄腻，脉细。尿检示：隐血（+++），蛋白（±），白细胞（+），红细胞122.9个/μl。西医诊断：慢性肾炎。中医诊断：尿血。证属肾虚湿热。治拟滋阴补肾、凉血止血。药用：煅牡蛎（先煎）30g，煅龙骨（先煎）30g，山萸肉30g，三七（研末冲服）10g，生地黄炭15g，茯苓15g，山药15g，茜草15g，白茅根30g，杜仲15g。7剂，每日1剂，水煎服。

2015年6月10日二诊：患者腰酸较前缓解，小便色正常，偶有尿频、尿急，夜尿1 ~ 2次，大便日行1次、成形，纳食一般，夜寐尚可，舌红，苔薄黄，脉细。尿检示：隐血（++），蛋白（±），白细胞（±），红细胞73.3个/μl。守方加蒲公英15g，继服14剂。

2015年6月24日三诊：患者无特殊不适，二便调，纳眠可，舌淡红，苔薄，脉细。尿检示：隐血（±）。守方继服14剂后尿检转阴。患者随诊至今，每守方加减，尿隐血一直控制在（- ~ ±）。

原按 邵教授认为，引起血尿的原因众多，但总归肾之脉络受损，故肾之亏虚为血尿发生的核心所在。本案患者肾病日久，耗损精液，致肾之精气亏虚，虚热内生，加之湿邪停滞，合而煎灼肾络，使血溢脉外，随尿而出，发为血尿。治当滋阴益肾、补其伤络、凉血止血，清其内火且宁其血热，俾肾络得安。故治以补络补管汤加减。以补络补管汤原方收敛固涩，补其伤络；其中龙骨、牡蛎均采其煅制之品，以加强固肾收敛之功；加生地黄炭滋阴益肾、养血止血；茯苓、山药健脾渗湿、滋肾益精，充后天之气以滋先天之本；白茅根、茜草清热凉血止血，合三七活血止血而不留瘀；少佐甘温之杜仲补肝肾、强腰膝，且制他药寒凉之性。二诊时患者仍有尿频、尿急，故加蒲公英清热解毒、利尿通淋，以除膀胱之热。数周后，患者血尿愈，诸症除，尿检转阴，正所谓机理相合，药中肯綮，故应手而效。巴元明，王甜甜.邵朝娣运用补络补管汤治疗肾系疾病验案举隅［J］.中国中医药信息杂志，2017，24（11）：104-106.

案2：遗精（邵朝娣医案）

患者，男，25岁，未婚，2015年12月2日初诊。患者近1年遗精严重，多为无梦而遗，1周少则2次，多则5次。自诉平素作息不规律，喜暴饮暴食，且既往有手淫史数年，曾自服六味地黄丸而效不佳。刻诊：精神欠佳，记忆力减退，肢软乏力，纳食尚可，夜间入睡困难，夜尿频，大便溏、日二行，舌暗红，苔薄白，脉沉细。诊断：遗精。辨证属脾肾亏虚，精关不固。治拟健脾益气、固肾敛精。药用：煅龙骨（先煎）30g，煅牡蛎（先煎）30g，山茱萸30g，三七（研末冲服）10g，党参15g，茯苓15g，白术10g，炙甘草6g，金樱子15g，芡实30g，莲须6g。7剂，每日1剂，水煎服。

2015年12月9日二诊：诉服药后遗精2次，精神明显好转，肢软乏力，纳可，睡眠好转，夜尿次数较前减少，每晚3次，大便日一行、质偏稀，舌脉同前。守方加韭菜子10g、菟丝子10g，继服14剂。

2015年12月23日三诊：诉半月来遗精1次，精神可，偶感乏力，纳眠可，夜尿1次，大便正常，舌淡红，苔薄白，脉细。守方继服14剂以巩固疗效。

原按 肾为先天之本，脾为后天之本，二者互滋互用。本案患者平素饮食不节，脾胃虚弱，加之既往手淫史数年，日久暗耗肾精，终致脾肾两虚。脾气虚则运化失常，固摄失权，肾气虚，则封藏无力，精液自泄而出。邵教授认为，本案需在益肾固精基础上加以益气健脾之品，以防虚不受补，一旦脾气得健，肾气乃充，精泄自止。故全方以补络补管汤为主方，取其收涩敛精之功；佐四君子汤以益气健脾，且易人参为党参平补脾气，合三七活血通络，补而不滞；金樱子、芡实固精益肾；莲须涩精止遗。诸药合用，健脾益气、固肾敛精。二诊时加少许韭菜子、菟丝子以温肾固精，加强止遗之效。药证相符，故效而彰。巴元明，王甜甜.邵朝娣运用补络补管汤治疗肾系疾病验案举隅［J］.中国中医药信息杂志，2017，24（11）：104-106.

案3：过敏性紫癜性肾炎（邵朝娣医案）

患者，男，25岁，2015年7月15日初诊。1年前，患者因高热数日出现双下肢红疹，于当地医院查尿常规示"隐血（++），红细胞56.7个/μl"，诊断为"过敏性紫癜性肾炎"，予口服裸花紫珠片、百令胶囊等中成药治疗，效果不佳。刻诊：头晕，乏力，活动后多汗，夜间盗汗，多梦，双下肢可见散在红疹，瘙痒难忍，舌红，苔黄腻，脉沉细。尿检示：隐血（++），红细胞62.9个/μl。西医诊断：过敏性紫癜性肾炎。中医诊断：肌衄、尿血。证属肾阴亏虚，湿热蕴结，治拟滋阴补肾降火、清热利湿止血。药用：煅牡蛎（先煎）30g，煅龙骨（先煎）30g，山茱萸30g，三七（研末冲服）10g，赤芍15g，牡丹皮10g，地肤子15g，地榆炭15g，仙鹤草30g，黄芩10g，苍术10g。7剂，每日1剂，水煎服。

2015年7月22日二诊：双下肢红疹较前减少，瘙痒减轻，偶感头晕、乏力，余同前，舌红，苔薄黄，脉沉细。尿检示：隐血（+）。守方继服14剂。

2015年8月5日三诊：双下肢红疹明显减少，呈暗红色点状消退迹象，无瘙痒，余未诉特殊不适，舌红，苔薄黄，脉细。尿检示：尿隐血（±）。守方去黄芩、苍术，继服28剂后尿检转阴。随诊近1年来，紫癜未再复发，尿检一直为阴性。

原按 本案初起因热毒炽盛，迫血妄行，致血溢脉外，外犯肌肤则见紫癜；循经犯肾损其肾络，则见血尿。邵教授认为，本案患者自发病起症状即控制不佳，随后反复发作，迁延不愈，日久必耗伤气血，致肾气阴两虚。肾气虚则封藏无力，故尿中红细胞日久不消；肾阴虚则虚热内生，热灼肾络，见血尿不止；湿热之邪搏结气血，郁蒸肌肤，灼伤脉络则频发紫癜。治当滋阴补肾降火以清虚热，清热利湿止血以宁血络。方用补络补管汤活血止血、敛汗安神；加赤芍、牡丹皮、地肤子以清热除湿、散邪止痒；地榆炭、仙鹤草收敛止血、凉血解毒；黄芩、苍术寒温相配，祛风泄热除湿。诸药合用，虚热得降，热毒得清，故肌衄除、血尿止、络脉安。药证合拍，故收桴鼓之效。巴元明，王甜甜. 邵朝娣运用补络补管汤治疗肾系疾病验案举隅[J]. 中国中医药信息杂志，2017，24（11）：104-106.

案4：支气管扩张伴咯血（黄青松医案）

张某，男，52岁。初诊日期：2017年1月4日，患者2年前因反复咳嗽、咳痰于四川华西医院就诊，行胸部CT示支气管扩张伴感染，经正规治疗后仍反复咳嗽、咳痰。10余天前因受凉后出现咳嗽、咳痰加重，伴咯血2次，于当地医院经抗感染、排痰、止血等对症治疗后上述症状有所缓解。刻下症见：咳嗽不甚，痰偏多，质稠，痰中带血，伴心悸、易汗出，饮食尚可，眠差，二便调，舌红苔微黄、干燥，近期体重无明显变化。予以补络补管汤、清降汤加减。处方：龙骨 30g，牡蛎 30g，代赭石 30g，山茱萸 30g，三七 5g（冲服），山药 30g，白芍 15g，牛蒡子 15g，法半夏 15g，花蕊石 10g，生甘草 10g。4 剂，一日半 1 剂，1 日 3 次。

二诊（1 月 11 日）：患者偶有咳嗽，痰量减少，仍痰中带血，血量较前减少，饮食可，睡眠欠佳。将上方中花蕊石去掉，加酸枣仁 30g。7 剂，一日半 1 剂，1 日 3 次。

三诊（1 月 27 日）：患者少痰，再服 4 剂后痰中未再见血丝，舌淡红，苔白润，饮食睡眠可，二便调。予以补络补管汤、加味六君子汤加减。处方：龙骨 20g，牡蛎 20g，山茱萸 30g，党参 20g，茯苓 15g，炒白术 15g，陈皮 10g，法半夏 15g，生甘草 10g。4 剂，一日半 1 剂，1 日 3 次。

四诊（2 月 7 日）：患者无咳嗽、咳痰及咯血等不适，饮食睡眠可，二便调。嘱患者可暂停服药（黄青松教授认为连续服用中药 1 个月后不宜再服，否则将影响中药疗效），并适当锻炼，增强体质。

原按 患者平素体虚，长期反复咳嗽、咳痰，耗伤津液，阴不制阳，阳亢于外，故见汗出；虚热内生，灼伤脉络，血不归经，故见咳血。患者辨证属阴虚阳亢，虚热内生，治以潜阳滋阴，补络止血，导师黄青松教授先用补络补管汤、清降汤以达潜阳止血之功效，待患者咳血愈后再予以加味六君子汤扶助脾肺之气，并嘱患者适当锻炼以增强体质，抵抗外邪，减少发病次数。黄春兰，陈湘东. 解读运用张锡纯之补络补管汤治疗支气管扩张咯血［J］. 亚太传统医药，2018，14（6）：148–149.

案5：咯血（刘国强医案）

蒲某，男，50 岁，干部，1972 年 4 月 11 日因咯血住院。患者自述患慢性气管炎已 20 余年，两年前曾因肺性脑病在本院治疗，出院后曾在西安某军医院检查诊断为：慢性气管炎，肺气肿，支气管扩张，肺源性心脏病，肺性脑病，经中西医结合治疗缓解出院。5 天前，因感冒后咳嗽加重，气喘，不能平卧，先咯出大量带血脓痰，3 天后开始大咯血，第一次咯出半碗，约 200ml，第二次约 300ml，并急诊入院治疗。检查：急危病容，端坐呼吸，面色青紫，口唇紫黑，舌暗胀。心音低钝，律齐，心率 102 次 / 分，两肺满布喘鸣音及湿性啰音。肝大肋下 5cm，质硬，脾未叩及，两下肢可凹性浮肿。白细胞 15.3×10^9/L，中性粒细胞 0.79，淋巴细胞 0.20，酸性粒细胞 0.01。入院后诊断为慢性肺源性心脏病，心力衰竭，支气管扩张咯血。给抗感染、止血治疗，用庆大霉素、红霉素，垂体后叶素，6-氨基己酸、安络血、奴夫卡因静脉封闭等治疗，4天后每天晨起时仍咯血100ml左右，经会诊讨论，决定改用中药治疗。诊时，面色黧黑，口围青紫，呼吸张口抬肩，动则喘甚，吸入为快，时有咳嗽，咯血痰，血多痰少，每晨咯血约半茶盅，询问病史，10年来已咯血数次，诊脉沉细无力，古人谓"久咳不已，穷必伤肾"。此久咳，肺肾俱虚，瘀阻肺络，急则治其标，应先止血为要，拟用"补络补管汤"收涩，止血兼化瘀血，药用生龙骨40g（捣细），生牡蛎40g（捣细），山茱萸40g，三七8g（研末药汁送服），翌日，则咯血大减，3剂后痰中仅代少量血丝，1周后咯血已愈，后经中西结合调理两月余，喘咳缓解而出院。

原按 临床观察病例中，患者都具有较长的慢性气管炎、肺结核病史，有反复发作的咯血，且用一般中西药不易控制。患者临床表现多见咳嗽气短，动则喘甚，潮热盗汗，腰膝酸软，头晕耳鸣，脉细数，舌红少苔等一系列肺肾阴虚之症，至其咯血，则为咳久损伤肺络，因此应用"补络补管汤"是比较适宜的。刘国强."补络补管汤"治疗咯血的疗效观察[J].陕西中医函授，1984，（6）：52-54.

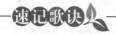

速记歌诀

补络补管龙牡萸，煎汤送服纳三七。

血犹不止加赭石，酸敛收涩见效奇。

倒换散 06

【来源】

倒换散，源于金·刘完素《宣明论方·卷十五》。

【组成】

大黄（小便不通减半）　荆芥穗（大便不通减半）各等份

【用法】

上件药味，各别为末，每服一二钱。温水调下，临时加减服。

【功效】

升清降浊，利尿通窍。

【主治】

治无问久新癃闭不通，小腹急痛，肛门肿疼。

【方解】

内热而小便不通者，郁其少火，而气不化也。《内经》曰："膀胱者，州都之官，津液藏焉，气化则能出矣。"然化气之道，莫妙于升降。天地以升降而化万物，奈何而昧于人乎？故用荆芥之轻清者以升其阳，用大黄之重浊者以降其阴。清阳既出上窍，则浊阴自归下窍，而小便随泄矣。方名倒换者，小便不通，倍用荆芥。大便不通，倍用大黄。颠倒而用，故曰倒换。吴昆. 医方考［M］. 北京：中国中医药出版社，2007：178.

【名医心得】

首届全国名中医徐福松教授认为倒换散作用精妙，方中荆芥性味辛平，质轻上浮，能够开上以通下，有"提壶揭盖"之功；大黄性味苦寒，攻积导滞，可通利二便。两药合用，上能宣提肺气，下可通利三焦，一升一降，气化得行，小便自通，故上窍开则下窍自通，本方作用精妙之理，正在于此。临证中，徐教授常以荆芥、大黄2∶1的比例打散使用本方，并嘱患者泡水10分钟后服用，取效颇速。

徐福松．徐福松实用中医男科学［M］．北京：中国中医药出版社，2009：113-114．

朱树宽主任认为倒换散药简力专，轻可去实，实乃治疗肾病蛋白尿之良方妙药。方中荆芥穗气清，长于升散，可宣畅上焦，透解郁滞；大黄味厚，善于降浊，可凉血逐瘀，泄热消积。两药合用，清升浊降，湿去热除，病自向愈。临证中，朱主任每以大黄、荆芥穗各等份，共研细末，每次9g（小儿每次6g），黄酒冲服。黄酒芳香气薄，化浊通络可助药势。朱树宽．倒换散治疗肾病蛋白尿35例［J］．四川中医，1998，（5）：23．

【验案精选】

案1：脊髓损伤尿潴留（徐福松医案）

黄某，女，45岁，因高处跌落致脊髓损伤，腰以下截瘫并发尿潴留，留置尿管持续导尿。2周后拔除尿管，患者有尿意但不能自行排尿，予以间歇导尿，经几次导尿后出现血尿，患者及家属紧张不安。内科会诊亦无良法，即请中医会诊，予以倒换散：荆芥12g，大黄6g（2∶1用量），每于膀胱充盈有尿意而不能尿出时，泡水10分钟后服，15～30分钟后均能自行尿出，1周后患者逐渐能自行排尿。

徐福松．徐福松实用中医男科学［M］．北京：中国中医药出版社，2009：113．

案2：前列腺肥大之癃闭（徐福松医案）

李某，男，70岁。患者有前列腺增生病史5～6年，间歇性排尿不畅。此次因不慎受寒后出现进行性排尿困难3天，点滴不通伴小腹胀满疼痛10小时来诊。肛门指检示：前列腺Ⅱ度肥大，质韧，中央沟消失。予以抗炎等药物治疗并持续导尿。4天后病情仍无明显好转，停止导尿后，患者仍不能自行排尿。请中医会诊：患者坐卧不宁，下腹部膨隆饱满拒按，小便欲解不能。此为下焦素有湿浊瘀滞，复因感受外邪，肺失宣降，不能通调水道，膀胱气化不利而致。以倒换散：荆芥18g，大黄9g，泡水10分钟后服，30分钟后尿自出，继以利湿化浊，祛瘀通淋汤剂调治1周小便畅通。

原按 倒换散虽仅由荆芥、大黄二味药组成，但作用精妙。本方荆芥辛平，质轻上浮，具有祛风解表、宣提肺气作用，开上以通下，荆芥在本方中有"提壶揭盖"之功；大黄苦寒，攻积导滞，通利二便，如《大明本草》谓大黄能泄壅滞水气，利大小便。近代名医张锡纯通过长期的临床观察，发现"大黄之色服后入小便，其利小便可知"（《医学衷中参西录》）。因此两药合用，上能宣提肺气，下可通利三焦，一升一降，气化得行，小便自通，故上窍开则下窍自通，本方作用精妙之理，正在于此。徐福松. 徐福松实用中医男科学［M］. 北京：中国中医药出版社，2009：113-114.

案3：癃闭顽症（何晓晖医案）

李某，女，58岁。1981年10月9日，因患"急性阻塞性化脓性胆管炎"在某医院行手术治疗，术后2周解鲜红色血尿，持续2周后消失，但小便不能自行排出，西药治疗无效，完全依靠导尿。曾膀胱造影，虑为"膀胱肿瘤"而来我院外科求治。1982年1月8日施行剖腹探查，术中见膀胱壁明显变薄（约0.4cm），容量明显增大，无肌张力，未发现占位性病变及出血灶，行膀胱造瘘后缝合。诊断为"重度神经源性膀胱麻痹"。因采用各种西医方法均不能自行排尿，故停用西药，由中医治疗。1982年1月12日初诊：尿闭2个月余，小腹膨隆，毫无尿意，造瘘导管排尿，尿黄而浊。倦怠乏力，心烦寐差，形体肥胖。舌质红绛，苔光如镜，脉细弦。辨证为湿热蕴阻下焦，膀胱气化失司，病久气阴亏耗。治用清利湿热、补中益气、养阴清热、疏泄气机等法，全身情况有所好转，但尿闭如故。2月10日改用倒换散：大黄粉6g，荆芥粉6g，温开水吞服，日2次。药后大便水样，日泻10余次，不能自禁，衣被皆污。同时患者感觉小腹阵缩，尿意频频，时时欲解小便，但不能排出，此为癃闭欲解之佳兆。由于患者年近花甲，久病体损，脾胃虚弱，气阴亏耗，膀胱气化无力，乃嘱患者续服倒换散，量减半，同时加服加减春泽汤：生晒参12g，炙黄芪40g，炒白术12g，泽泻10g，乌药12g，枳壳12g，每日1剂。药后腹泻渐止，精神转佳，尿意频作，第六天小便自行排出，3个月的顽疾终于得除。随访2年，排尿均正常。

原按 本例患者，癃闭已3个月，我们试用倒换散，求调气行瘀，疏导下焦，开启闭塞之道。药后虽小腹阵缩频繁，但欲溺不得，反而水泻日达10余次。《灵枢·口问》云："中气不足，溲便为之变。"患者久病日损，脾胃虚弱，元气衰惫，膀胱气化失权，传送无力，故同进加减春泽汤，大剂量人参、黄芪、白术益气助运；茯苓、泽泻利水渗湿；乌药、枳壳疏理气机，共奏益气分利之功。两方共进，攻补兼施，而获良效。何晓晖，李美英. 倒换散治癃闭顽症一例［J］. 上海中医药杂志，1985（2）：35.

案 4：癃闭（陈显文医案）

杨某，男，58岁，2004年6月24日初诊。患者经西医诊断为前列腺增生症2年，常感小腹胀痛，最近出现小便点滴不通或尿量减少，尿黄，膀胱有灼热感，大便秘结，苔黄腻，舌质红，脉沉数。辨证为膀胱湿热证，治以清利湿热，活血利小便。方药：大黄3g，荆芥12g（为末冲服），生地黄30g，竹叶12g，泽泻6g，水蛭3g。3剂，水煎服。

6月28日二诊：服上方3剂后，大便已通，小便次数增加仍量少，膀胱灼热感减轻，苔黄微腻，舌质红，脉沉细。上方加滑石30g，投3剂。

7月3日三诊：患者服药3剂后，病情好转，无排尿困难症状，服六味地黄丸以巩固疗效。吴大真，龚德，杨建宇，等. 名中医男科绝技良方 [M]. 北京：科学技术文献出版社，2009：129-130.

案 5：肾病蛋白尿（朱树宽医案）

张某，男，19岁，大学一年级学生。1993年9月3日初诊。患者10年前即患有肾炎，虽经屡次住院治疗，终未根除，尤其尿蛋白顽固难消，常波动于（+ ~ +++）之间，且每因感冒或劳累过度而诱发或加重。曾服泼尼松、雷公藤等治疗，效果不著。改服中药，或清利湿热，或补脾益肾，均无济于事。近几天复因淋雨受凉致诸症加重，出现眼睑浮肿、头痛咽干、周身困倦、食欲不振。尿检显示：蛋白（++++），红细胞（++），管型（+），血压150/90mmHg。舌质暗红、苔根部垢腻，脉沉滑无力。脉症合参，诊为肾病综合征Ⅱ型，证属湿热下注，营血郁滞。予倒换散治疗1个月，诸症均减，唯尿蛋白（+），红细胞（±）。继服两个月后复查：尿蛋白（-），红细胞（-）。遂嘱患者注意清淡饮食，务必劳逸结合。1年后随访，未见复发。

原按 肾病蛋白尿顽固难消，主要责于外感六淫疮毒，由表入里，侵及于肾，留而不去，蕴久成毒，郁滞营血，成为伏邪。今取荆芥穗气清，长于升散、可宣畅上焦，透解郁滞；大黄味厚，善于降浊，可凉血逐瘀，泄热消积；黄酒芳香气薄，化浊通络以助药势。诸药相伍，清升浊降，湿去热除，郁滞得通，邪去正安，病自向愈。本方药简力专，轻可去实，蹊径独辟，实乃治疗肾病蛋白尿之良方妙药。朱树宽. 倒换散治疗肾病蛋白尿35例 [J]. 四川中医，1998，（5）：23.

案 6：接触泽漆严重中毒（陈文玉医案）

曲某，男，60岁，农民。1989年5月14日在责任田中拔泽漆后，未洗手，如厕，手触二阴，一小时后，患者小便淋涩疼痛，淋沥难出，肛门肿痛，痛苦异常，伴纳呆脘满，遂到医院诊治，诊为泽漆中毒，给予对症处理，输液加抗生素、维生素 C、地塞米松等，症不减，后又用青霉素、链霉素肌内注射治疗一周，除纳呆脘满好转外，二便困难如故。5 月 21 日来我院诊治，诊时症状一如上述，且见二阴红肿，稍有糜烂，舌红苔薄黄，脉滑数，诊断为泽漆中毒，给予"倒换散"加味治疗，处以：生大黄 15g、荆芥穗 15g、黄柏 10g，2 剂。

二诊：自述 1 剂便通，局部糜烂肿痛俱减，纳增，尽剂二便通，肿消痛止，除局部仍稍有糜烂外，诸症瘳，药已中病，仍用上方 10 剂，除余毒以善后。

原按　泽漆叶圆黄绿，颇类猫眼，故别名又称猫儿眼，为大戟科一年或二年生甘草本植物，辛苦微寒，有毒，有利水退肿、散结解毒、杀虫清热作用，有毒成分为皂苷、丁酸及泽漆毒素等。本例患者接触中毒，二阴肿痛，二便不通，用倒换散加味治疗。方中大黄苦寒通里，荆芥辛温走表，升降气机，疏通内郁之热，则二便自利，此即"欲求南风，须开北牖"之意。刘完素、李时珍皆非常推崇此方。刘完素用本方治"无问久新，癃闭不通，小腹急痛。肛门肿痛者"。《本草纲目·卷十四草部》也有"癃闭不通，小腹急痛，无问久新，荆芥、大黄为末等份，每温水服三钱，小便不通大黄减半，大便不通荆芥减半，名倒换散"的记载。方加黄柏苦寒沉降，善治下焦，以增强清热解毒燥湿之功，而使疾愈更速。陈文玉. 接触泽漆严重中毒一例报告［J］. 河南中医，1990，10（03）：38–39.

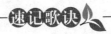

速记歌诀

> 倒换散中用荆黄，各别为末等份量。
>
> 小难减黄大减荆，无问久新癃闭康。

颠倒木金散 07

【来源】

颠倒木金散，源于清·吴谦《医宗金鉴·卷四十三》。

【组成】

木香（原书无剂量）　郁金（原书无剂量）

【用法】

上为末，每服二钱，老酒调下。属气郁痛者，以倍木香君之。属血郁痛者，以倍郁金君之。虚者，加人参更效。

【功效】

理气活血，畅胸定痛。

【主治】

气郁、血郁之胸痛。

【方解】

《医宗金鉴·杂病心法要诀》："胸痛之证，须分属气，属血，属热饮，属老痰。颠倒木金散，即木香、郁金也。属气郁痛者，以倍木香君之。属血郁痛者，以倍郁金君之。为末，每服二钱，老酒调下。虚者，加人参更效。"颠倒者，胸痛辗转反复，不得安也。木者，木香也，辛苦而温，《本草汇言》称其为治气之总药，和胃气，通心气，降肺气，疏肝气，快脾气，暖肾气，消积气，温寒气，顺逆气，达表气，通里气，统管一身上下内外诸气。能治一切气痛，九种心痛，故胸痛之属气郁者倍木香，以畅一身之气条达。金者，郁金也，辛苦气寒，为血中气药，入心及包络，兼入肺经，散肝郁，下气破血，故胸痛之属血郁者倍之。二者一温、一寒，一在气，一在血，相配合宜，为末而效速，酒调更宣通，能定颠倒之痛也。

【名医心得】

著名老中医刘渡舟教授使用本方时常与小柴胡汤合用，以治疗胸胁痛因气血郁滞者。其用此合方的指征是，情志不遂，胸闷或痛不舒，胸胁拘紧不利。抓住主症，即可扩大治疗范围，胸痛之因胸腺癌、冠心病所致或胸痛连及胃脘等皆可辨证施之。张文选，王建红．跟刘渡舟学用经方［M］．2019：116-117.

全国老中医药专家学术经验继承工作指导老师刘中勇教授临证时将气滞血瘀作为胸痹的核心病机，认为寒凝、痰浊的产生及气血、阴阳、脏腑的虚衰表现均可进一步导致气血运行不畅或血液瘀滞不通，使心脉痹阻，致胸痹心痛。治疗此病，刘中勇教授常选用颠倒木金散为基础方治疗。其认为中医治疗原则中的"木郁达之"，与颠倒木金散的功效相契合，木郁（气郁）容易进一步导致血瘀，而用此方可以达到气血同调的效果，调畅心胸气机，气行血散，直中病机。临证时本方亦常与其他方药组合，心血瘀阻证者，常与丹参饮合用，以增活血行气之功；气滞心胸证者，常与柴胡疏肝散合用，以增疏肝行气之力；痰浊痹阻证者，常与瓜蒌薤白半夏汤合用，以增宽胸化痰之效。周绍唐，刘言薇，刘中勇．刘中勇应用颠倒木金散配伍他方治疗胸痹心痛［J］．中国民间疗法，2022，30（24）：50-53.

全国老中医药专家学术经验继承工作指导老师庞敏教授指出胸痹心痛发作和血与气的关系最为紧密。针对气滞痰瘀证胸痹心痛，症见胸膈满闷、咳嗽烦热、按之心下有结痛感者，庞教授以颠倒木金散合小陷胸汤为基础。庞教授在方中亦会酌加焦山楂、麦芽、神曲等理气消食药通达瘀塞，健运脾胃，扶土以防木郁。脾胃运化功能恢复，则气机升清降浊枢纽如常，气血和顺，津液运化得以输布，自无瘀血、痰浊阻塞之患。陈一鸣，庞敏．庞敏辨治胸痹心痛经验［J］．实用中医内科杂志，2021，35（2）：77-80.

【验案精选】

案1：胸腺癌胸痛（刘渡舟医案）

任某某，男，31岁，1999年1月6日初诊。胸腺癌手术后化疗，已经肝转移，胁痛，足肿，尿不畅，大便溏频，疲倦无力。舌紫淡，苔白腻，脉弦细。用柴胡桂枝干姜汤。处方：柴胡15g，黄芩3g，桂枝10g，炙甘草10g，干姜12g，天花粉10g，牡蛎30g，草河车10g，白花蛇舌草10g，黄芪20g，红人参8g。7剂。

1999年1月13日二诊：胸及肝区疼，胸闷。舌紫暗，苔白腻。脉弦。用小柴胡汤合颠倒木金散。处方：木香10g，郁金10g，柴胡16g，黄芩8g，半夏12g，生姜10g，党参8g，炙甘草8g。7剂。

原按 辨证用方思路：一诊抓主症胁痛、大便溏频，辨为柴胡桂枝干姜汤证，用此方。疲倦无力，加参、芪；从抗癌考虑，加草河车、白花蛇舌草。二诊着眼于胸胁痛一症，用小柴胡合颠倒木金散。胁下痛，去大枣。特别提示：颠倒木金散出《医宗金鉴·杂病心法要诀·胸胁痛》，由木香、郁金组成，主治胸胁痛因气血瘀滞者。用小柴胡汤合颠倒木金散治疗胸胁痛是刘渡舟先生的创新用法。张文选，王建红. 跟刘渡舟学用经方［M］. 2019：116-117.

案2：冠心病胸痛（刘渡舟医案）

封某某，男，44岁，1998年9月2日初诊。冠心病，胸痛，左胸胁拘紧不利，气短。上方用苓桂术甘加味，胸痛有减，停药月余。舌暗红，苔薄白腻。用小柴胡汤合颠倒木金散。处方：木香10g，郁金10g，柴胡16g，黄芩6g，半夏10g，生姜10g，党参16g，炙甘草6g，大枣7枚。14剂。

1998年9月19日二诊：胸闷、气短明显好转。舌淡红，有瘀斑，苔薄白。用小柴胡汤合枳实芍药散。处方：柴胡16g，黄芩10g，半夏10g，生姜10g，党参6g，炙甘草6g，大枣7枚，枳实10g，白芍16g。14剂。

1998年11月18日三诊：服药有效，胸闷、面红减轻，说话已能接上气。舌红，苔白腻。用小柴胡汤合越鞠丸与颠倒木金散。处方：郁金10g，木香10g，柴胡15g，黄芩10g，半夏14g，党参6g，炙甘草6g，生姜8g，大枣7枚，苍术10g，栀子10g，香附10g，川芎10g。14剂。

原按 辨证用方思路：一诊抓主症胸痛、左胸胁拘紧不利，辨为小柴胡汤合颠倒木金散证，用此方。二诊根据舌有瘀斑一症，用小柴胡汤合枳实芍药散。三诊守方用小柴胡汤合颠倒木金散再合越鞠丸调治。张文选，王建红. 跟刘渡舟学用经方［M］. 2019：116-117.

案3：胸脘痛（刘渡舟医案）

任某某，女，61岁，1998年6月17日初诊。胸痛连及胃脘痛，夜间加重，甚则痛醒，偏头痛，四肢麻。舌淡红，苔薄白，脉弦滑。用瓜蒌薤白半夏汤。处方：瓜蒌 30g（先煎），薤白 10g，半夏 15g，丹参 20g。7 剂。

1998 年 6 月 24 日二诊：服药胸痛减轻。头晕，恶心，指尖麻疼。舌暗红，苔白。用小柴胡汤合颠倒木金散。处方：木香 8g，郁金 10g，柴胡 16g，黄芩 10g，半夏 10g，生姜 10g，党参 6g，炙甘草 6g，大枣 7 枚。7 剂。

原按 辨证用方思路：一诊根据胸痛，辨为瓜蒌薤白半夏汤证，用此方。另加丹参活血止痛。二诊抓主症头眩、恶心、胸痛，辨为小柴胡汤合颠倒木金散证，用此方。特别提示：刘渡舟先生在为一位唐姓肝病患者诊治时说，你"心事不平静，胸部难受不舒"，遂处一方，即小柴胡汤合颠倒木金散。由此说明，刘渡舟先生用此合方的指征是，气郁心情不好，胸闷或痛不舒。张文选，王建红. 跟刘渡舟学用经方 [M]. 2019：116–117.

案 4：胸痹心痛（刘中勇医案）

患者，男，60 岁，2020 年 7 月 20 日初诊。主诉：反复胸闷、心悸、短气 6 余年，近 5 天加重并伴有心前区疼痛。患者时常心胸满闷，心悸，白天尤甚，且精神欠安，困倦，平素喜太息，偶有性情急躁，寐差，不易入睡，无口干，稍口苦，纳可，二便平，舌质淡，苔薄白，边有齿痕，舌下络脉迂曲，脉细弦。中医诊断：胸痹心痛，证属气滞心胸。治法：疏肝理气，活血通络。方用柴胡疏肝散合颠倒木金散加减。具体方药：广木香 10g，郁金 10g，北柴胡 10g，枳壳 10g，陈皮 10g，香附 10g，制远志 10g，赤芍 15g，白芍 15g，川芎 15g，酸枣仁 15g，炙甘草 6g，茯神 20g，淮小麦 30g，麦芽 30g，15 剂。每日 1 剂，水煎分两次服。

2020 年 8 月 25 日二诊：患者服上方后心悸、短气改善，心前区疼痛消失，睡眠改善，仍有烦躁，无口干口苦，纳可，二便平，舌质暗淡，苔薄白，脉细弦。守上方加牡丹皮 6g，冬桑叶 10g，续服 15 剂。2020 年 11 月 3 日随访，患者近两个月胸闷、心悸及疼痛未发作，一切尚好。

原按 本案辨证属气滞心胸型胸痹心痛。患者平素喜太息，加之偶有性情急躁，使气机时时不畅，而致气滞心胸，气血运行推动无力，不通则痛，故时有胸闷、胸痛、心悸等症状；患者年过六旬，再兼病程日久，脏腑气血亏虚，尤以肝血亏损严重，不能滋养心神，故有精神欠安及寐差之症，舌脉与病证相合。刘中勇教授审证求因，予以心肝同治，加以疏肝理气、活血化瘀，选用柴胡疏肝散合颠倒木金散加减。刘中勇教授临床常以柴胡疏肝散作为疏肝行气的基础方，认为本方以疏肝理气为主，疏肝之中兼可养肝，理气之中兼可调血和胃，最终使肝气条达，血脉通畅，与颠倒木金散合用相得益彰。方中柴胡调肝气，散郁结；加入专入肝经之香附、赤芍疏肝郁，理气止痛；川芎、木香、郁金开郁行气，活血止痛；枳壳、陈皮理气行滞宽中；麦芽行气消食；白芍、甘草养血柔肝；制远志辛散开通，除发挥安神定志功效之外，还兼有改善胸膈痹痛之力；配伍淮小麦、酸枣仁、茯神等养心阴、益肝血、宁心安神除烦之品，故取得较好疗效。复诊时加入的牡丹皮、桑叶是叶天士《临证指南医案》的常用药对，起清解少阳之功，使少阳郁遏得解，患者肝气得疏，心情得舒，诸症亦悉愈。周绍唐，刘言薇，刘中勇. 刘中勇应用颠倒木金散配伍他方治疗胸痹心痛［J］. 中国民间疗法，2022，30（24）：50-53.

案5：胸痹心痛（刘中勇医案）

患者，女，54岁，2020年9月14日初诊。患者形体偏胖，反复胸闷、胸痛两年余，2020年6月发作频繁，症状明显，即住院治疗，诊断为"冠心病，不稳定型心绞痛，高胆固醇血症"，并予药物治疗（具体药物不详），症状缓解出院。后因胸痛再发于我院门诊就诊。自诉：近来胸闷明显，心前区呈阵发性疼痛，服硝酸甘油缓解不明显，夜间发作频繁，偶有头晕，伴有肢体麻木，喉间自觉有痰，不易咳出，纳可，夜寐一般，二便正常，舌质暗淡，苔黄厚腻，脉弦数。中医诊断：胸痹心痛，证属痰浊内阻、瘀血阻滞。治法：祛痰化浊，宽胸散结，兼以活血化瘀。具体方药如下：广木香10g，郁金10g，全瓜蒌10g，薤白10g，法半夏10g，陈皮10g，制远志10g，红花10g，黄连6g，丹参15g，川芎12g，7剂。每日1剂，水煎分两次服。1周后复诊，患者胸闷、头晕症状缓解，胸痛较前发作减少。守上方不变，继服半个月，症状基本消失，偶有胸痛，每次发作时间2分钟左右，余无特殊不适。

原按 本案辨证为痰浊内阻，瘀血阻滞。患者病情缠绵日久，耗伤气血，使气血瘀阻，血行不畅，心脉痹阻，阻遏胸中阳气，故出现胸闷、胸痛、肢体麻木；夜为阴，阴血不足，痰浊内阻，瘀滞于脉道，故见夜间心前区阵发性疼痛频繁。患者形体偏胖、喉间有痰、舌质暗淡、苔黄厚腻、脉弦数均属痰浊内阻、瘀血阻滞之象。选用瓜蒌薤白半夏汤合颠倒木金散加减治疗，瓜蒌薤白半夏汤出自《金匮要略》，刘中勇教授认为本方是治疗痰浊型胸痹的主方，临床可广泛应用于治疗以胸部疼痛为特征的疾病，本案中与颠倒木金散合用。方中全瓜蒌化痰，薤白宽胸散结，半夏燥湿，三者辛润相合、刚柔相济；加健脾化痰之陈皮，使化痰通络之力甚著，且无伤津耗液之虞；配伍少量黄连清心火，制远志化痰开窍；丹参、川芎、红花可助颠倒木金散以加强活血行气化瘀之力。诸药配伍得当，疗效显著。

周绍唐，刘言薇，刘中勇. 刘中勇应用颠倒木金散配伍他方治疗胸痹心痛[J]. 中国民间疗法，2022，30（24）：50-53.

案6：胸痹心痛（庞敏医案）

某女，53岁。2018年12月17日初诊。主诉：胸闷气短加重4天，现症见胸闷气短，因4天前与家人发生争执后出现胸闷气短症状，在某医院行冠脉CT未见异常，纳眠可，二便调，舌苔黄，舌质瘦，脉沉缓。西医诊断：冠心病。中医诊断：胸痹心痛（痰瘀互结）。以理气活血、化痰健脾为基本原则，具体处方如下：木香15g，郁金15g，黄连10g，半夏9g，桔梗15g，枳壳15g，桃仁15g，柴胡15g，红花15g，当归15g，川芎15g，赤芍15g，栀子15g，豆豉15g，焦山楂15g，麦芽15g，神曲15g，瓜蒌20g，生地黄20g，牛膝20g。14剂，1剂/天，早晚分服。

2018年12月31日二诊：用药后自述上述症状明显好转，但活动后易诱发呼吸短促，脉弦。原方基础上加黄芪30g、地龙10g。守方出入14剂，以加强和巩固其临床疗效。

原按 一诊，患者为中年女性，根据患者就诊症状，辨病为胸痹心痛痰瘀互结证。吴谦所著《医宗金鉴》曰："胸痛之证，须分属气，属血，属热饮，属老痰。颠倒木金散，即木香、郁金也。属气郁痛者，以倍木香君之。属血瘀痛者，以倍郁金君之……胸中有痰饮热作痛者，轻者小陷胸汤。"且马维成将2000～2003年70例不稳定型心绞痛住院患者为研究对象，通过对照研究观察，得出常规疗法加用颠倒木金散治疗冠心病心绞痛，能提高治疗效果，调节患者功能状况，发挥稳定冠状动脉内膜的积极作用。中医讲"木郁达之"，气郁容易引起血瘀，故而木香与郁金相伍，气血同调，疏散胸中郁闷，直中病机。《伤寒论》中称小陷胸汤治疗以"心下硬结，按之疼痛"为主症的小结胸病。本方中黄连苦寒燥湿，除热解烦，清泻上焦胸中之火；半夏辛温，消痞化痰散结；瓜蒌甘寒而润，利气祛痰，宽胸散结，给邪以通路，三药相合行气清热散结。临床多用于胸痹心痛病症见胸膈满闷、咳嗽烦热、按之心下有结痛感者。现代药理学研究表明，小陷胸汤能帮助调整血脂，有效缓解心肌缺血再灌注损伤的程度，对心血管疾病具有显著的治疗作用。方中加入焦山楂、麦芽、神曲等理气药通达瘀塞，健运脾胃，扶土以防木郁，此加减取寓意为"先安未受邪之地""未病先防"。同时，脾胃运化功能恢复，则气机升清降浊枢纽如常，气血和顺，津液运化得以输布，自无瘀血、痰浊阻塞之患，则能促进机体健康及疾病的发展与转归。二诊后，患者症状改善，仍有气短等症状，加黄芪以温阳补气，地龙增加通络之效。陈一鸣，庞敏.

庞敏辨治胸痹心痛经验［J］. 实用中医内科杂志，2021，35（2）：77-80.

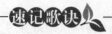

速记歌诀

> 胸痛气血热饮痰，颠倒木金血气安。
>
> 饮热大陷小陷治，顽痰须用控涎丹。

癫狂梦醒汤 08

【来源】

癫狂梦醒汤，源于清·王清任《医林改错·下卷》。

【组成】

桃仁八钱　柴胡三钱　香附二钱　木通三钱　赤芍三钱　半夏二钱　大腹皮二钱
青皮二钱　陈皮三钱　桑白皮三钱　苏子（研）四钱　甘草五钱

【用法】

水煎服。

【功效】

活血化瘀，行气豁痰。

【主治】

癫狂一症，哭笑不休，詈骂歌唱，不避亲疏，许多恶态，乃气血凝滞脑气，
与脏腑气不接，如同做梦一样。

【方解】

本方所治乃"气血凝滞脑气，与脏腑气不接，如同做梦一样"的癫狂之病。
故重用八钱桃仁以活血祛瘀，赤芍能加强化瘀之力，木通则能通畅血脉，有助血行。
柴胡、香附、青皮、陈皮、大腹皮均为理气之良药，合用则能通行人体上下之气
机，使周身之气畅行无阻。气滞则津液停，津液停则痰浊生，故又加入半夏、苏
子、桑白皮等药以化痰祛浊。诸药合用，瘀血去而血脉行，气机顺而痰迷清，如
是则脑窍通畅，神明复常，故称之为"癫狂梦醒"。叶璐, 何若苹. 何若苹运用癫狂

梦醒汤治疗神志病经验［J］. 浙江中医杂志，2019，54（2）：108-109.

【名医心得】

国医大师葛琳仪擅长运用癫狂梦醒汤治疗慢性失眠。葛老认为，慢性失眠病机虚实夹杂，多兼肝郁、痰瘀之标实，故应以疏肝、豁痰、化瘀并用为法，从而使气机调畅、湿去痰化、血脉通行，代表方即为癫狂梦醒汤。葛老强调，临床实践中，不应将本方拘泥于"癫狂"一证，对于日久肝气郁滞、气病及血、气痰瘀互结之慢性失眠、郁证、头痛等皆可应用，该方以气、血、痰三者为病机关键，临床随症加减，以达其镇静安神之功。夏涛涛，严莹，吴雨谦，等. 国医大师葛琳仪运用癫狂梦醒汤治疗慢性失眠经验［J］. 中华中医药杂志，2021，36（3）：1430-1432.

全国老中医药专家学术经验继承工作指导老师何若苹擅长运用癫狂梦醒汤治疗神志病。何师认为癫狂梦醒汤的主治不仅仅局限于"癫狂"，尚可运用于更年期综合征、失眠、焦虑、抑郁、精神分裂症等多种神志病。神志类疾病多由气郁导致血阻，血阻又导致成痰，痰浊又进一步加重气血不畅，痰、气、瘀三者互为因果，交结致病。临床中患者往往主诉繁多，症状多样，在辨证中需抓住气血瘀滞、痰气郁结出现情绪异常的主症，投以癫狂梦醒汤疏肝理气、活血化瘀、豁痰开窍。此外，神志类疾病治疗无论症状轻重，心肝同治法应贯穿始终。譬如，若肝气郁结甚，则合四逆散疏肝解郁；若肝郁化火扰心，症见身热、烦躁、心中懊恼，则合用栀子豉汤清热除烦；若病久耗伤心肝阴血，合并心肝阴血亏虚之脏躁表现，则加用甘麦大枣汤养心安神、和中缓急；若偏阴虚内热者，则合用百合地黄汤养阴清热等。叶璐，何若苹. 何若苹运用癫狂梦醒汤治疗神志病经验［J］. 浙江中医杂志，2019，54（2）：108-109.

四川省名中医周京述擅长运用癫狂梦醒汤治疗肝硬化腹水。周京述医师根据此方具有疏肝理气、活血化瘀、利水消肿等功效，切合肝硬化腹水病机，常用此方加减治疗一些肝硬化腹水患者，取得良好疗效，并总结出加减法如下：体质偏于阳虚者（以舌质淡红、苔薄白或边有齿痕为特征），加黄芪、白术、党参培土荣木、升发阳气，所谓"阳虚之证统于脾"也；体质偏于阴虚者（以舌质红、苔少或镜面舌、脉细数为特征），去半夏、苏子加百合、生地黄、天冬、沙参、五味子、怀山药清金制木、益肺滋肾，所谓"阴虚之症统于肺"也；腹胀如鼓、双下肢水肿、按之凹陷者，加商陆、牵牛子、甘遂、大黄、茯苓、泽泻以增强逐水消肿之力，所谓"急则治其标"也；湿热熏蒸、黄疸甚者，加茵陈、栀子、大黄、黄柏、丹皮之类清热解毒、除湿退黄，务使湿热毒邪从二便而去；胁肋刺痛、肝脾肿大者，加三棱、莪术、牡蛎、鳖甲、郁金、丹参之属活血化瘀、软坚散结，意在畅其肝用也；肝区灼热、阴血不足者，加四物汤合二至丸辈补血养阴、柔肝止痛，意在补其肝体也；其口鼻、牙龈、皮肤或二便等有出血倾向者，加水牛角、丹皮、栀子、赤芍、白茅根、生地黄、三七等凉血散血、化瘀止血，意在宁血归肝而有所藏也；肝昏迷嗜睡谵妄者可用"三宝"凉血解毒、醒脑开窍。周京述. 癫狂梦醒汤治疗肝硬化腹水一得［J］. 成都中医学院学报，1989（4）：30–31.

北京中西医结合医院脑病科主任医师冯学功擅长运用癫狂梦醒汤治疗抑郁症、焦虑症、情感障碍等。冯学功医师认为，从六经合病与气血津液角度分析归纳癫狂梦醒汤证病机，可以较清晰地把握此方应用指征，提升方证契合度，提高疗效，故明确癫狂梦醒汤的方证，是掌握本方临床应用的关键。癫狂梦醒汤证的病机为少阳阳明太阴合病、血瘀气滞痰阻，据此，能较全面地反映本方证病机的临床表现应是：情绪急躁、心烦失眠、恼怒多疑，甚至登高而歌、弃衣而走；症状表现亢奋有余或体力较好；胸胁胀满，咽中异物感，胃脘或腹部胀满不适，食后饱胀感，大便不畅；舌质暗或暗红，可有瘀点瘀斑，舌下脉络增粗或迂曲，舌苔白厚腻或黄腻，舌体胖大边齿痕，脉弦、弦滑等。这些具体方证均为临床运用本方提供重要参考依据。王乐平，冯学功，齐彩芸，等. 冯学功癫狂梦醒汤应用经验［J］. 中华中医药杂志，2020，35（11）：5595–5597.

山西中医学院附属医院经方研究室主任高建忠医师擅长运用癫狂梦醒汤治疗腔隙性脑梗死、内伤发热等。高建忠医师认为，癫狂梦醒汤具有活血调气、化瘀通络之功。癫狂梦醒汤除活血行气外，化痰降泄通络力亦强。高建忠. 癫狂梦醒汤新用［J］. 新中医，2002（11）：68.

【验案精选】

案1：慢性失眠（葛琳仪医案）

患者某，女，46岁，2017年6月5日因"反复失眠3年余，加重1周"就诊。患者3年来反复失眠，夜寐不宁、易醒，间断服用安眠药控制。1周前因郁怒不解失眠再发，3天来昼夜少寐，每日仅1～2小时，伴烦躁易怒，头目昏胀，夜间尤甚，胸腹胀满，曾服"舒乐安定"无效。刻下情绪激动，烦躁不安，诉胃脘胀满、嗳气频作，大便偏干，舌暗、苔白腻，脉弦滑有力。西医诊断：慢性失眠；中医诊断：不寐（肝气郁结、痰瘀内阻证）。治以疏肝宁神、兼以豁痰化瘀。方选癫狂梦醒汤加减：桃仁20g，通草5g，柴胡9g，香附10g，姜半夏9g，郁金 10g，石菖蒲 9g，炒酸枣仁 15g，夜交藤 15g，柏子仁 15g，珍珠母（先煎）30g，青龙齿（先煎）30g，厚朴 12g，鸡内金 9g，生山楂 12g，炒稻芽 30g，生甘草 6g。14 剂，日 1 剂，水煎温服。

二诊（2017-06-19）：患者诉服前药后夜寐稍好转，目前每夜睡眠 3~4 小时，大便较前畅，苔仍厚腻，脉弦滑。予原方去炒酸枣仁、夜交藤、珍珠母，加煅青礞石（先煎）15g，胆南星 6g，陈皮 9g。14 剂，日 1 剂，水煎温服。续服 14 剂后，夜寐如常，偶有胃胀不适，加以理气和胃，调养而愈。

原按 患者中年女性，素有不寐，近日因郁怒不解，症见寐劣、烦躁、胃胀、便干，舌暗、苔白腻，脉弦滑有力；证属肝气郁结，痰瘀内阻，治以疏肝理气，豁痰化瘀，宁心安神；方选癫狂梦醒汤加减。方中桃仁活血化瘀；柴胡、香附、郁金疏肝理气；石菖蒲、姜半夏化痰开窍；炒酸枣仁、夜交藤、柏子仁养心安神；珍珠母、青龙齿潜阳安神；厚朴、鸡内金、生山楂、炒稻芽消食和胃；生甘草调和诸药。

二诊患者夜寐改善，安神助眠之药不可久用，去夜交藤、炒酸枣仁等；而舌苔仍厚腻，考虑顽痰内阻，遂加煅青礞石、胆南星、陈皮攻逐痰邪，使久病停聚于体内的气、痰、瘀之邪消散；标本同治，阴阳交合则寐安。夏涛涛，严莹，吴雨谦，等．国医大师葛琳仪运用癫狂梦醒汤治疗慢性失眠经验[J]．中华中医药杂志，2021，36（3）：1430-1432.

案 2：焦虑症（何若苹医案）

俞某，女，69 岁。初诊（2017-12-21）：患者诉平素劳神思虑，诊断为焦虑症 4 年之久，服抗焦虑西药。现症见胸闷心痛，口干，心悸心悸，情绪紧张，双手颤抖，汗出阵作，阴雨天则感恐慌，胃纳欠佳，二便可，舌下纹暗，舌红、苔薄，脉弦。治予理气血、通经隧为先。处方：柴胡、陈皮各 10g，桃仁 6g，桑白皮、大腹皮、川芎、红枣、合欢皮各 15g，赤芍、苏子、炒枳实、生地黄、郁金各 12g，百合、灵芝各 30g，淮小麦 40g，炒白芍 20g，炙甘草 9g。14 剂，每日 1 剂，水煎 400ml，分 2 次餐后温服。

复诊（2018-03-01）：患者诉服上方后诸症大减，自行转方服药近 2 月，所服抗焦虑西药已减量至原剂量之 1/2。唯仍易紧张，以阴雨天明显，舌下纹暗、苔白，脉弦。予原方改赤芍 15g、川芎 18g 续服以期巩固。

原按 此案证属痰气郁结之"郁证"。患者思虑过度，思则气结，脾气不运，水谷不化，痰浊内生，痰气阻滞，血行不畅，心神失养发为本病。痰湿属阴，雨天阴寒较甚，内外相感，痰浊内扰，蒙蔽心神则症状加重。拟癫狂梦醒汤、四逆散、甘麦大枣汤合方，加合欢皮益心神、调肝气，百合清心安神，郁金行气化瘀、疏肝解郁，灵芝益气血、安心神。全方药性平和，攻补兼施。叶璐，何若苹. 何若苹运用癫狂梦醒汤治疗神志病经验［J］. 浙江中医杂志，2019，54（2）：108-109.

案3：产后抑郁（何若苹医案）

胡某，女，31岁。初诊（2011-05-31）：主诉心烦心悸伴不寐1个月余。起病缘于产后3个月遭受精神刺激，心情不悦，失眠，心悸，随后乳汁分泌减少直至被迫停止哺乳，曾至西医医院就诊，考虑为产后抑郁。症见烦恚不宁，时而情绪低落，心悸，彻夜不眠，大便1～2日一行，舌苔白，脉弦。脉症合参，证属肝气郁结，痰瘀交阻，扰乱心神，治法予疏肝理气、活血安寐。药用：柴胡12g，桃仁、陈皮、大腹皮、炙甘草各10g，赤芍、桑白皮、苏子各15g，当归、浙贝母各12g，淮小麦、红枣、焦枣仁、丹参各30g，生地黄18g，瓜蒌仁20g，共14剂，每日1剂，水煎400ml，分上下午2次餐后温服。患者服药后心悸基本缓解，夜寐转安，后予上方加川芎18g，郁金15g，续服14剂，巩固疗效，同时嘱咐患者适当增加体育锻炼，避免再次情绪刺激。

原按 本患者产后受情志刺激，而后出现情绪异常、失眠、心悸等症，中医可归为"郁证"范畴。其发生与产后的生理和病理状态密切相关。女子分娩过程中伤阴耗气，故而产后气血亏虚。心主血，女子又以肝为先天，肝藏血，血不足，则魂失潜藏，心神失养，加之情志所伤，肝气郁结，肝木乘脾，脾伤则运化失司，痰浊内生；产后多瘀，疏泄失调，气机不畅，血气不行，瘀血停滞，与痰浊互结，上攻于心发为本病。是如《万氏妇人科》云："心主血，血去太多，心神恍惚，睡眠不安，言语失度。"又云："产后虚弱，败血停积，闭于心窍，神志不能明了，故多昏聩。"何师抓住其气滞、瘀血、痰浊及阴血亏虚的病机，以癫狂梦醒汤和甘麦大枣汤合方，再加浙贝母加强清热化痰散结之功，瓜蒌仁润肠通便，焦枣仁、丹参活血养血、安神助寐。方证相符，故疗效显著。叶璐，何若苹. 何若苹运用癫狂梦醒汤治疗神志病经验［J］. 浙江中医杂志，2019，54（2）：108-109.

案4：失眠（何若苹医案）

刘某，女，55岁。初诊（2014-01-25）：患者平素工作压力较大，失眠已数年，入睡困难并逐渐加重，需依赖服安眠药。同时伴有烘热阵作，心神不宁，情绪烦恚，心情抑郁，常常悲伤欲哭，心悸，周身酸楚，关节疼痛。观之舌下纹暗、舌苔白，脉弦。治宜理气活血、疏肝安寐。处方：柴胡、姜半夏各 12g，陈皮 10g，大腹皮、桃仁、苏子、桑白皮、赤芍、生地黄、合欢皮各 15g，川芎 18g，炙甘草、五味子各 10g，丹参、酸枣仁、大枣、百合各 30g，淮小麦 40g。14 剂，每日 1 剂，水煎 400ml，分 2 次餐后温服。

复诊（2014-04-30）：诉药后烘热阵作，心神不宁，情绪烦恚、抑郁、悲伤欲哭等症大减。予前方加郁金 12g，续服 14 剂巩固疗效。此后在上方基础上略做加减调治近半年，患者情绪稳定，潮热汗出减少，逐渐停服安眠药，夜间可安睡 5 ～ 6 小时。

原按 本案之失眠伴情绪异常的治疗选择由心肝入手，心主神明，肝主疏泄。《灵枢》曰："心者，五脏六腑之主也……故悲哀愁忧则心动。"该患者年逾七七，天癸竭，阴血亏虚，加之劳心思虑，进一步耗伤心肝之阴，心神妄动。肝体阴而用阳，肝之阴血亏虚，肝体失用，疏泄失常，气机郁滞，枢机不利，欲伸而不达，则内扰心神，魂不安藏。久病必瘀，细观舌象可见舌纹紫暗等瘀血表象。木郁土虚，日久痰浊内生，痰瘀痹阻蒙蔽心神，故悲伤、抑郁之情志症状突出，痰瘀阻于肌肉关节则关节疼痛，肌肉酸楚。方以癫狂梦醒汤理气活血、化痰祛瘀，甘麦大枣汤合百合地黄汤清内热、养心肝之阴，以达到心肝同治，痰瘀并除的目的。叶璐，何若苹.何若苹运用癫狂梦醒汤治疗神志病经验［J］.浙江中医杂志，2019，54（2）：108-109.

案 5：肝硬化腹水（周京述医案）

雷某，男，21 岁，农民，1980-05-11 初诊。病员两年前患"急性黄疸型肝炎"，经中西药治疗有所好转，肝功未完全恢复正常。近月来右胁肋刺痛，腹胀如鼓，腹壁少许青筋暴露，双下肢高度水肿，按之凹陷没指，头晕纳差，神疲气短，面色晦暗，肝在右肋下 3.5cm，质中等度硬，B 超提示中等量腹水。谷丙转氨酶 250U，麝浊 13U，锌浊 13U，脑絮（++），麝絮（++），舌质淡红，苔薄白，边有齿痕，脉沉细无力。诊断为"肝硬化腹水"，按肝郁脾虚，气滞血瘀，水湿停滞之"鼓胀"论治，拟用"癫狂梦醒汤"去半夏、苏子（因无痰喘证）加商陆、牵牛子、甘遂、大黄。处方如下：桃仁 10g，柴胡 10g，香附 10g，青皮 10g，陈皮 10g，赤芍 10g，桑白皮 15g，商陆 30g，牵牛子 10g，甘遂 3g，大黄 15g。服上方 3 剂，小便清长而频，大便稀溏而多，腹中雷鸣而隐隐作痛，上方去甘遂加生姜、大枣各 10g，甘草 3g。又服 5 剂，腹痛已止，下肢水肿全消，唯脐下部仍肿胀，头晕脚酸乏力，口淡无味，行则颤抖欲倒，须人扶持。改用癫狂梦醒汤加黄芪 30g、党参 15g、白术 10g、怀山药 30g。连服 23 剂，诸症悉除，饮食大增，面色亦转红润，复查肝功，除脑絮（+）外，其余均正常，能从事体力劳动，追访 2 年未复发。周京述. 癫狂梦醒汤治疗肝硬化腹水一得［J］. 成都中医学院学报，1989（4）：30-31.

案 6：上腹肌肤肿胀感（冯学功医案）

患者，女，51 岁。初诊（2018-10-08）：主诉上腹肌肤肿胀感 7 年。自觉上腹部肌肤肿胀感，连及两胁肋不适，偶伴局部皮肤发热感，生气紧张时明显，易怒，多语，神情焦虑，头晕，偶有心悸，饥不欲食，眠差，大便日 3～4 次，不畅，量少。舌尖红，舌质暗，舌下络脉迂曲，苔腻，脉弦。西医诊断：抑郁症。中医诊断：郁病，证属少阳阳明太阴合病，瘀血痰湿内阻，气机不畅。处以癫狂梦醒汤加味，以化瘀祛湿、疏利少阳、清阳明、调太阴。处方：桃仁 30g，柴胡 15g，赤芍 15g，香附 15g，陈皮 15g，桑白皮 10g，大腹皮 15g，青皮 10g，苏子 10g，清半夏 15g，木通 6g，黄连 3g，全瓜蒌 30g，炙甘草 10g。颗粒剂 7 剂，每日 1 剂，分 2 次水冲服。

二诊（2018-10-15）：上腹肌肤肿胀感明显减轻，情绪好转，大便 2～3 次/天，不成形，饥不欲食。舌质暗，苔腻，脉弦。上方加炒白术 10g 以健脾祛湿，黄连加量至 10g 以增强清心胃热、燥湿止泻之力。颗粒剂 7 剂，每日 1 剂，分 2 次水冲服。

三诊（2018-10-22）：上腹肌肤肿胀感明显好转，大便 2 次/天，略成形。舌质暗，苔白微厚，脉弦。上方炒白术加量至 15g。颗粒剂 7 剂，每日 1 剂，分 2 次水冲服。

四诊（2018-10-29）：上腹肌肤肿胀感消失，大便成形，易惊恐。上方去黄连，合温胆汤以善后。

原按 患者自觉上腹部肌肤肿胀，查体局部无特殊。肿胀感与情绪因素明显相关，易急，头晕，辨为少阳病；大便不畅，舌尖红，考虑阳明有热，腑气失调；苔腻提示太阴不足；舌暗苔腻亦为瘀血痰浊之象。综合考虑为少阳阳明太阴合病，瘀血痰湿内阻，气机不畅。以癫狂梦醒汤合小陷胸汤合方，少阳阳明太阴合治，化瘀祛痰，清热安神。药证相符，故收效明显。王乐平，冯学功，齐彩芸，等. 冯学功癫狂梦醒汤应用经验［J］. 中华中医药杂志，2020，35（11）：5595-5597.

案 7：社交退缩（冯学功医案）

患者某，女，61 岁。初诊（2018-09-27）：社交退缩 1 年余。不愿独自外出，不喜与人交流，与邻居短时间对话后即紧张焦虑，易受惊吓，易烦躁，心悸，失眠，头晕，纳差，不喜冷食，二便尚可，右腿外侧、后背怕冷，舌质暗，舌体胖大，边齿痕，苔腻，脉弦。西医诊断：焦虑症。中医诊断：郁病，证属少阳阳明太阴合病，瘀血痰湿内阻，癫狂梦醒汤证。处方：桃仁 30g，柴胡 15g，赤芍 15g，香附 15g，陈皮 15g，桑白皮 15g，大腹皮 15g，青皮 15g，苏子 15g，清半夏 15g，木通 6g，炙甘草 6g。颗粒剂 7 剂，每日 1 剂，分 2 次水冲服。

二诊（2018-10-04）：心情明显好转，心悸频次减少，可独自外出 1 小时，仍不喜与人交流，精神可，右腿外侧、后背怕冷，双目不适，善饥，不喜冷食，失眠。舌质暗，舌体胖大，边齿痕，苔白微厚，脉弦。上方加菊花 30g 清肝明目，茯苓 30g 利湿健脾，配合生龙骨（先煎）30g、生牡蛎（先煎）30g 安神助眠。颗粒剂 7 剂，每日 1 剂，分 2 次水冲服。

三诊（2018-10-11）：失眠好转，心情好转，心悸明显改善，可独自外出遛弯、逛公园，紧张担忧感明显减轻，怕冷亦减。头蒙，视物模糊，食后腹胀。舌质暗，脉弦。续以血府逐瘀汤、甘麦大枣汤合二至丸加减善后。

原按 患者社交退缩显著、心悸、失眠、易烦躁，精神情绪症状突出，以少阳为主，涉及阳明。纳差苔腻为太阴病。后背怕冷，系气机不畅所致，瘀血痰湿内阻，阳气不能达于表，致表气失和，属继发性表证。以癫狂梦醒汤化瘀祛痰，疏利少阳，清阳明，和太阴。继发性表证属次要矛盾，属表象，仅处理少阳阳明太阴合病这个主要矛盾即可。经治疗社交退缩明显缓解，疗效满意。王乐平，冯学功，齐彩芸，等.冯学功癫狂梦醒汤应用经验 [J].中华中医药杂志，2020，35（11）：5595-5597.

案 8：暴躁易怒、顽固肢凉（冯学功医案）

患者某，男，60 岁。

初诊（2018-09-27）：暴躁易怒 20 余年，顽固双下肢发凉 4 年。急躁易怒，易与人争执吵闹、易激惹，精神亢奋，双下肢凉、足麻，顽固不愈。舌质暗红，苔薄黄腻，脉弦。西医诊断：情感障碍症。中医诊断：癫狂，证属少阳阳明合病。精神症状明显，少阳阳明表现突出，先予癫狂梦醒汤以安神醒神。处方：桃仁 30g，柴胡 15g，赤芍 15g，香附 15g，陈皮 15g，桑白皮 15g，大腹皮 15g，青皮 15g，苏子 10g，清半夏 15g，木通 6g，炙甘草 10g。颗粒剂 14 剂，每日 1 剂，分 2 次水冲服。

二诊（2018-10-11）：服用上方 1 周即觉情绪稳定，仍双下肢凉，足麻，舌暗，苔白，脉弦。在癫狂梦醒汤基础上，合乌头汤以解少阴之寒。处方：上方加制川乌 10g，生黄芪 18g，白芍 15g，生麻黄 6g，生姜 10g，大枣 15g。颗粒剂 14 剂，每日 1 剂，分 2 次水冲服。

三诊（2018-10-25）：情绪稳定，双下肢凉较前好转，续予前方加减，以巩固疗效。

原按 癫狂梦醒汤是治疗神志病的重要方剂，为诸多医家所推崇。从六经辨证看，少阳阳明是神志病涉及的主要病位。本案患者暴躁易怒，亢奋有余，舌红，少阳阳明之证明显。加之病情迁延，久病在络，血脉不畅，瘀血内阻，舌有瘀象。故先处以癫狂梦醒汤和少阳，清阳明，化瘀安神。待亢奋之象减轻后，又合以治疗少阴表证的乌头汤，驱散表之阴寒，畅达营卫之气。合方调治，先里后表，各得其宜，故收良效。王乐平，冯学功，齐彩芸，等．冯学功癫狂梦醒汤应用经验［J］．中华中医药杂志，2020，35（11）：5595-5597．

案 9：半身麻木（高建忠医案）

王某，女，61 岁，2000-03-20 初诊。2 年前生气后突发左半身麻木，活动不利，经某西医院诊为腔隙性脑梗死，住院治疗 1 个月余，麻木不减。后转中医治疗，服药数百剂，疗效不佳。诊见左半身麻木，活动尚可，头晕脑胀，畏寒明显，时发烦躁，烦躁时胸咽憋胀，哭后可缓，纳食可，喜冷食，入睡困难且易惊醒，大便每天 1 次。自发病以来身体明显消瘦。舌暗红、苔薄腻略黄，脉沉细弱。证属气滞血瘀，络脉不畅，郁热于内，治宜活血调气、通络泄热。方用癫狂梦醒汤加味。处方：桃仁（捣）24g，香附、青皮、姜半夏各 6g，木通、赤芍、柴胡、大腹皮、陈皮、桑白皮各 9g，炒紫苏子 12g，生甘草 15g，桑枝 20g。3 剂，每天 1 剂，水煎服。

二诊：头晕脑胀明显缓解，畏寒、烦躁、睡眠有所好转，上方继服 3 剂。

三诊：头脑清利，畏寒不明显，烦躁近 3 天未发，左半身麻木明显缓解，纳食欠佳，渐不喜冷食。上方去木通加焦三仙、合欢花各 9g。服 9 剂，左半身已无麻木感，畏寒、烦躁俱失，睡眠好，纳食可，二便调。患者不愿继服中药，以玫瑰花、代代花各适量泡水代茶饮，并嘱怡情悦性，以清淡富含营养之饮食调补善后。随访 1 年，未再发。

原按 本案主症为左半身麻木不利，西医诊断为腔隙性脑梗死，且患者年届六旬，身体消瘦，有明显畏寒，脉沉细无力。前医多从气虚血瘀辨证，迭进补阳还五汤不效。笔者辨证时抓住时发烦躁，喜冷食，且伴明显情志不畅之症，选用癫狂梦醒汤加味，使经络通，气血畅，郁热泻，阳气达，诸症缓解而痊愈。高建忠. 癫狂梦醒汤新用［J］. 新中医，2002（11）：68.

案 10：胸腹灼热（高建忠医案）

高某，女，65 岁，2001-07-05 初诊。胸腹部灼热 2 年余，呈游走性，天热以及生气后明显加重。经西医多种检查皆未发现异常。中药予以血府逐瘀汤、柴胡加龙骨牡蛎汤、青蒿鳖甲汤、六味地黄丸、补中益气丸、肾气丸、五苓散等，皆未能收效。诊见：胸腹部游走性灼热，有时涉及背部，晨起稍轻，午后及夜晚较重，灼热难忍，心烦不眠，纳食可，二便调。患者平素性急躁，自发病以来心情郁闷。舌暗红、苔薄少，脉沉弦尚有力。证属气血滞络，郁而化热。治宜活血调气，通络泄热。方用癫狂梦醒汤加减。处方：桃仁（捣）24g，柴胡、木通、赤芍、大腹皮、陈皮、桑白皮各 9g，香附、青皮、姜半夏各 6g，生甘草 15g，炒紫苏子、白薇各 12g。3 剂，每天 1 剂，水煎服。

二诊：胸腹灼热明显减轻，睡眠有好转。上方继服 6 剂。

三诊：胸腹灼热已除，面呈欣喜之色。舌暗红、苔薄少，脉沉细。嘱早服补中益气丸，晚服六味地黄丸，每天各服 1 丸，连服 10 天以善后。患者半年后因他病来诊，诉胸腹灼热未再发。

原按 由各种原因所致的内伤发热通常为全身性发热，而本例仅为局部发热，故用治疗内伤发热诸法诸方效不佳。本例发热以午后及夜晚为甚，结合久病入络之理论，易辨为血瘀发热。发热部位呈游走性，应与气滞有关，且生气后明显加重可资佐证。但前医使用血府逐瘀汤不效，导致其后的治疗未从血瘀发热辨证。患者高龄，气血津液运行布化力弱，病程日久，除气滞血瘀化热外，尚有津停成痰，痰瘀阻滞络脉。癫狂梦醒汤除活血行气外，化痰降泄通络力强，故收效较速。虑其攻邪伤正，结合患者体质，以补药善后。高建忠. 癫狂梦醒汤新用［J］. 新中医，2002（11）：68.

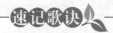

癫狂梦醒桃仁功，香附青柴半木通。

陈腹赤桑苏子炒，倍加甘草缓其中。

定经汤 09

【来源】

定经汤，源于清·傅山《傅青主女科·女科上卷》。

【组成】

菟丝子（酒炒）两　白芍（酒炒）两　当归（酒洗）一两　熟地黄（九蒸）五钱　山药（炒）五钱　白茯苓三钱　荆芥穗（炒黑）二钱　柴胡五分

【用法】

水煎服。

【功效】

疏肝肾之气，补肝肾之精。

【主治】

妇人有经来断续，或前或后无定期，人以为气血之虚，实是肝气之郁结者。

【方解】

《傅青主女科》云："夫经水出诸肾，而肝为肾之子，肝郁则肾亦郁矣；肾郁而气必不宣，前后之或断或续，正肾之或通或闭耳；或曰肝气郁而肾气不应，未必至于如此。殊不知子母关切，子病而母必有顾复之情，肝郁而肾不无缱绻之谊，肝气之或开或闭，即肾气之或去或留，相因而致，又何疑焉。治法宜疏肝之郁，即开肾之郁也，肝肾之郁既开，而经水自有一定之期矣。"傅青主指出经水出于肾，经水或前或后，或断或续，为肾气不得宣散之果，而肝郁为此肾郁之因。其治首当舒启肝气之条畅，开通肾气之郁闭，大滋精血以充养经水之源，令流通无碍。

故而定经汤中柴胡、荆芥穗、茯苓量少而气薄质轻，性流动主开，为开郁之药。柴胡禀少阳生发之气，能疏肝气不畅。荆芥原能通肝气而能入足厥阴血分，散风清血，荆芥穗炒黑，其清扬之性更佳，助风木条达又能理血。茯苓行正经水道，能助经水之流通。方中菟丝子、当归、白芍药量最重，熟地黄、山药次之，菟丝子填肝肾之精，当归补肝气而充血脉，白芍同当归、熟地黄补虚而生新血，此四者皆以酒制，又具辛温通散之气。山药善补足三阴，以其液浓，能滋血脉。如此，疏肝气之郁而肾郁亦开，肾郁既开，精血既充，经水自然无所滞碍，信而有期。其方结构精当，主次分明，以滋养肝肾之精血为主体，而以疏畅肝肾之郁气为关键，体现了四两拨千斤之妙。

【名医心得】

著名老中医罗元恺教授根据《内经》理论，在 20 世纪 80 年代率先提出肾－天癸－冲任－子宫生殖轴是妇女性周期调节的核心，生殖轴的正常运转是女性生殖功能正常的关键。其中肾作为生殖轴的起点，起主导作用，与傅青主"经水出诸肾"之思想相合。故罗老对月经不调的治疗推崇傅青主之定经汤，并化裁而成罗氏调经种子丸（由菟丝子、熟地黄、当归、白芍、山药、柴胡、女贞子等组成），抓住补肾、疏肝、健脾纲领，将主治从月经病扩展至不孕症、高催乳素血症、围绝经期综合征等妇科病。张玉珍，罗颂平. 罗元恺教授调经、助孕、安胎的学术思想与临床经验［C］. 中华中医药学会第九次全国中医妇科学术大会论文集. 2009：129-134.

全国名中医罗颂平教授在治疗月经病时，对于以肾虚肝郁为主的患者，以定经汤为主方。其认为菟丝子与熟地黄均为阴中寓阳之品，菟丝子旺于生长向上之机，熟地黄禀沉降之性，二者同用，于补肝肾益精血中藏转输之意，补而不腻。临证中，如遇肝肾虚损较甚者，还会酌加枸杞子、续断、巴戟天、制首乌、山茱萸、黄精等。另外，罗教授认为现代人晨昏颠倒，易出现阴失潜藏、阳不入阴、虚阳外越，故在补益肝肾时尤重滋养肝肾之阴，常配合二至丸。其重视对阴液的保护，如患者需加强疏肝理气之效，常加醋香附而非原方之荆芥，因荆芥升散力强、易耗伤阴液，而醋香附能理气疏肝不伤阴，亦可酌加郁金、合欢花、素馨花等条达情志。若遇阴虚较甚者，除白芍外，罗教授还会加石斛、麦冬、玉竹等甘润之品，防耗血伤阴。邓咏诗，郗洁，廖秀平，等. 罗颂平教授论治肾虚肝郁型月经不调经验［J］. 环球中医药，2020，13（7）：1261-1263.

全国老中医药专家学术经验继承工作指导老师刁军成教授认为定经汤除了治疗月经先后不定期外，还可用于治疗其他病机符合肝肾气机郁结和气、精、血亏损的妇科疾病和多种中老年疾病。刁教授运用定经汤治疗月经病的具体应用：月经先期属肝郁化热者，以定经汤合四草汤（马鞭草、仙鹤草、旱莲草、鹿衔草）加丹皮为基础方，其中仙鹤草、马鞭草消郁火止血，旱莲草、丹皮滋阴清热，鹿衔草补虚益肾；月经先后不定期兼见气滞血瘀者，以定经汤加桃仁、红花、香附、枳实为基础方，取气血同调之效。邓咏诗，郜洁，廖秀平，等. 罗颂平教授论治肾虚肝郁型月经不调经验［J］. 环球中医药，2020，13（7）：1261-1263.

四川省名中医谢萍教授在治疗月经先后不定期时常使用定经汤，并在原方基础上加鸡血藤，增强活血通经之效。临证加减，月经不定期而以先期为多者用定经汤加用益母草、川牛膝，以活血化瘀，引血下行；经后期为多者，用定经汤加用补骨脂、巴戟天、肉苁蓉以温阳补肾，填精益髓；兼气虚者，加用党参、黄芪以补益气血；兼血热者，加用牡丹皮、焦栀子，牡丹皮清血中之伏火，焦栀子善清肝热；兼血瘀者，加用川芎、香附以活血调经；面部痤疮者，加用紫草以清热凉血。李志芳，马艳. 谢萍治疗月经先后不定期经验［J］. 河南中医，2013，33（4）：511-512.

【验案精选】

案 1：排卵障碍性不孕症（罗元恺医案）

宋某，31 岁，2004 年 10 月 18 日初诊。患者已婚 5 年，近 3 年同居未采取避孕措施而未怀孕，月经约 40 ~ 60 天一行，量或多或少，色暗，有少许血块，无痛经，末次月经为 9 月 7 日，量中等。2000 年曾药物流产 1 次，现检查尿妊娠试验阴性。8 月份检查血内分泌 6 项未见异常，前 3 个月基础体温均显示单相。诊见：时有腰酸，易疲劳，情志抑郁，纳差，大便略干，夜尿多，舌淡、苔薄白，脉弦细。西医诊断：排卵障碍性不孕症。中医诊断：不孕症；月经后期。证属肾脾亏虚肝郁，治宜益气健脾，补肾疏肝，活血调经。方以罗氏调经种子丸（定经汤化裁）加减。处方：柴胡 10g，当归 10g，白芍 15g，菟丝子 15g，熟地黄 15g，山药 20g，续断 15g，川牛膝 15g，枳壳 15g，路路通 15g，丹参 15g，刘寄奴 15g，甘草 6g。每天 1 剂，水煎服。服 7 剂，月经来潮，继续用罗氏调经种子丸调治 2 个月，症状明显改善，检测基础体温为双相。2005 年 3 月 20 日停经 52 天，检查尿妊娠试验阳性。B 超检查示：宫内妊娠 7 周，见胎心。

原按 《丹溪心法》云："经水不调，不能成胎"，《妇人秘科》曰："女人无子，多以经候不调"，故种子必先调经，经调然后子嗣。排卵的过程是肾中阴阳转化、"重阴必阳"的结果。排卵期即"的候"，袁了凡云："凡妇人一月经行一度，必有一日氤氲之候，于一时辰间气蒸而热，昏而闷，有欲交接不可忍之状，此的候也。"由于卵泡发育依赖于肾中精气的充盛，患者肾精亏虚，脾虚气血亏乏，致卵泡生长缺乏物质基础，不能发育成熟及排卵，故基础体温显示单相。罗氏调经种子丸（定经汤化裁）通过补肾益先天之精，健脾以后天养先天，使肾中阴精充盛，精血俱旺，则卵泡有赖以生长发育的物质基础，卵泡正常发育而排卵，故可妊娠。史云，张玉珍.罗氏调经种子丸临床应用举隅[J].新中医，2008（4）：90-91.

案2：高催乳素血症（罗元恺医案）

罗某，26岁，2005年1月12日初诊。月经延后半年。患者近半年月经延后，约40~60天一潮，量时多时少，色鲜红，有血块，经前乳房胀痛，偶有清稀乳汁溢出，末次月经2004年12月3日，量少，7天干净，夹有血块。诊见：乳房时胀，心情烦躁，腰酸腿软，睡眠差，二便调，舌淡红、苔白、脉弦。检查内分泌示：催乳素（PRL）78mg/L。MRI查垂体未见异常。诊为高催乳素血症，证属肝郁肾虚。治以补肾疏肝解郁，予罗氏调经种子丸（定经汤化裁）加减。处方：柴胡10g，当归10g，白芍15g，菟丝子15g，生地黄15g，山药20g，香附10g，青皮10g，续断15g，郁金15g，生麦芽60g，甘草6g。每天1剂，水煎服。加减治疗3个月余，复查催乳素20mg/L。

原按 高催乳素血症是由于腺垂体分泌的催乳素异常升高所致，患者多表现为月经失调，如月经稀发、月经量少、不孕、溢乳等症。《女科撮要》曰："夫经水，阴血也，属冲任二脉所主，上为乳汁，下为月水。"故经乳同源。本病病因多端，笔者临床研究中发现，肾虚肝郁是本病基本病机，肝藏血主疏泄，肾藏精主生殖，两者相辅相成。罗氏调经种子丸（定经汤）在补肾健脾基础上，疏肝养血，使肾气足，脾气充，肝气畅，从而使本病得以治愈。史云，张玉珍.罗氏调经种子丸临床应用举隅[J].新中医，2008（4）：90-91.

案3：围绝经期综合征（罗元恺医案）

张某，49岁，2005年3月10日初诊。月经紊乱，伴汗出、失眠1年余。患者月经或提前或时延后，量少点滴，3~5天干净，末次月经为1月27日，量少，3天干净。诊见：失眠心烦，烘热汗出，乏力腰酸，情绪不稳，易怒，阴道干涩，大便干，夜尿多，纳差，舌淡暗有瘀点、苔黄、脉沉细。西医诊断：围绝经期综合征。证属肝郁肾虚，治以疏肝解郁补肾。予罗氏调经种子丸（定经汤化裁）加减。处方：柴胡 10g，当归 10g，赤芍 15g，菟丝子 15g，生地黄 15g，山药 20g，杜仲 15g，郁金 15g，枳壳 15g，续断 15g，百合 20g，丹参 20g，甘草 6g。服 7 剂，失眠、心烦及汗出症状减轻，大便调。继续加减调治 2 个月后诸症好转。

原按 患者七七之年，肾气渐虚，天癸将竭，然乙癸同源，肾虚必将使肝阴不足，阴不敛阳，肝气偏旺，因此患者多表现为月经紊乱、失眠烦躁、情绪不稳，同时伴有腰酸膝软等。故肾脾气虚为本病之本，肝气盛为标，罗氏调经种子丸（定经汤化裁）以菟丝子、熟地黄补肾益精；山药健脾益气以治本；柴胡疏肝理气；白芍养血柔肝；当归养肝血活血。诸药合用，使肝阴充足，肝阳得用，从而达到标本兼治之目的。史云，张玉珍. 罗氏调经种子丸临床应用举隅 [J]. 新中医，2008（4）：90-91.

案 4：月经不调（罗颂平医案）

患者，23 岁，2017 年 8 月 22 日初诊。主诉：经期延长 3 年。平素月经欠规律，周期约 30 ～ 90 天，经期 3 ～ 15 天，量偏多，色先暗红后鲜红，血块多，经期有腹痛、腰酸、乳胀、头痛。末次月经 8 月 15 日，至今未净；前次月经 7 月 11 日，3 天净。既往无妊娠史，有孕求。平素易上火，有口干口苦，纳可，难入睡，二便可，舌淡红苔白，脉细。诊断：月经失调；证型：肾虚肝郁；治法：补肾调肝；方拟定经汤加减。处方：柴胡 10g，当归 10g，白芍 15g，盐菟丝子 15g，盐巴戟天 15g，茯苓 15g，酒女贞子 15g，干石斛 10g，麸炒白术 15g，石菖蒲 10g，制远志 10g，酒黄精 30g，共 20 剂，日 1 剂，水煎服。并予膏方、逍遥丸、坤泰胶囊。

2017 年 9 月 20 日二诊：末次月经 8 月 15 日，15 天净。妇科彩超监测未见优势卵泡。上方去女贞子、黄精，加熟地黄 15g，合欢花 10g，白术改生用。续予膏方、坤泰胶囊。

2017 年 10 月 17 日三诊：末次月经 10 月 13 日，现月经第 4 天；前次月经 9 月 21 日，6 天净。现口苦减轻，睡眠改善。2017 年 9 月 20 日方去熟地黄、石菖蒲、远志，加甘草 6g、女贞子 15g、酒山茱萸 15g。嘱周期 5 ～ 9 天服枸橼酸氯米芬片，续予膏方和助孕丸。

2017 年 11 月 14 日四诊：患者确诊妊娠，末次月经 10 月 13 日，5 天净，予中药安胎。孕期一般情况可，2018 年 6 月 4 日生产。邓咏诗，郜洁，廖秀平，等. 罗颂平教授论治肾虚肝郁型月经不调经验 [J]. 环球中医药，2020，13（7）：1261-1263.

案 5：月经先后不定期（刁军成医案）

患者吴某，女，42 岁，初诊。患者平素月经规则，月经周期 28～30 天。近半年来因常与丈夫言语争执，多心情愤郁，月经或提前 1 周行，或逾期 10 余日方至，月经量少，色暗，夹有血块，经前小腹胀痛，平日伴腰胁隐闷不适，胸中烦闷，多叹息，心烦失眠，大便干结难解，2～3 日 1 次，舌紫暗、苔薄白，脉弦。诊断为月经先后不定期，属肝郁肾虚夹气滞血瘀之证。给予定经汤加枳实、香附、桃仁、红花、益母草、决明子，服药 6 剂后，腰胁不适感减轻，心情转舒，大便每日 1 次。为巩固疗效，前方续服 3 个月，以后月经按月如期而行。

原按 本例患者为中年女性，身体素虚，肾精渐亏，加之近半年情志不畅，肝木条达不舒，久则子病及母，肝郁疏泄不及，肝肾之气均滞，气病及血，故出现月经不能如期而至，量少，色暗，夹有血块等，方用定经汤疏肝肾之郁，补肝肾之精，兼以桃仁、红花活血通经祛瘀，香附疏肝理气调经止痛，既入气分又入血分，为气中之血药，枳实行气除痞为血分中之气药，决明子清肝润肠，经水即潮，然本病终因肝郁肾虚为本，续服 3 个月治疗，使肝气舒、肾精旺，方能经水如期来潮。高丽华，刁军成. 刁军成运用定经汤调治月经病经验探析［J］. 江西中医药，2015，46（11）：32，47.

案 6：月经后期（刁军成医案）

患者杨某，女，16 岁，初诊。患者 13 岁月经初潮，平素月经周期 30 天，经期 4～5 天，近 1 年因课业繁重，时常心情抑郁，情志不舒，月经延后 10～20 天不等，量少、色淡暗，经前易烦躁伴双侧乳房疼痛，经期腰酸、小腹隐痛，舌淡红、苔白，脉弦细。辨证为月经后期，肝郁肾虚证，给予定经汤合八珍汤加川楝子、车前子、泽兰、川牛膝，7 剂。复诊时月经已来潮，量较前增多，色红。给予前方加枸杞子、山茱萸 10 剂，再诊时诉月经周期 35 天。嘱每次经后 20 天连续服用 3 个月，以资巩固。后随访半年，经期 30 天左右一次。

原按 本患者系青少年女性，《素问·上古天真论篇》："女子七岁，肾气盛，齿更发长。二七而天癸至，任脉通，太冲脉盛，月事以时下，故有子……七七任脉虚，太冲脉衰少，天癸竭，地道不通，故形坏而无子也。"体现了女子一生与先天肾气的密切相关性。肾气不足，天癸不盈，气血未盛，导致精血不足，冲任不充，血海不能按时满溢而经迟，另由于学习环境的影响肝气不舒，易遇事烦躁，导致气血失调，经血迟至。本方用定经汤补肾疏肝，佐以八珍汤补益先天气血，配以川楝子、车前子入厥阴肝经疏肝畅肝，泽兰活血调经，川牛膝、枸杞子、山茱萸补肝肾益精血，以使先天之精血充足，气血条达，肝肾健旺，月经方能按期而潮。高丽华，刁军成．刁军成运用定经汤调治月经病经验探析［J］．江西中医药，2015，46（11）：32，47．

案 7：月经先后不定期（谢萍医案）

汪某，女，40岁，2012年5月5日初诊。主诉：月经周期时提前时推后2年。病史：12岁月经初潮，月经周期28～30天，5～7天干净，量中，色正无不适。近2年月经周期紊乱，先后不定，以推后为主，月经周期25～45天，5～7天干净，量色正常，少许血块，经前乳胀，经期无不适，上上次月经2012年2月1日，上次月经2012年3月12日，周期40天。末次月经：2012年4月6日，5天净，周期25天。平素白带正常，纳眠可，平素情绪可，面部痤疮，经前明显，二便调，舌红苔黄，中有裂纹，脉弦。诊断为月经先后不定期，辨证属肝郁肾虚，气滞血瘀。治法：补肾疏肝，理气活血化瘀。方用定经汤加减。药用：菟丝子15g、白芍15g、当归10g、熟地黄10g、山药15g、茯苓10g、荆芥10g、醋柴胡10g、鸡血藤18g、牡丹皮10g、焦栀子10g、川牛膝10g、桃仁10g，5剂，水煎服，日1剂。

5月12日二诊：服药后5月6日，月经来潮，量中，色鲜红，夹少许血块，余无不适。纳眠可，二便调，面部痤疮减轻，舌淡红，舌根部苔黄腻，脉弦滑。继予定经汤加牡丹皮10g、焦栀子10g，5剂，2天1剂，服完1剂后停1天续服。

5月26日三诊：末次月经2012年5月6日，舌淡红，苔薄黄，脉弦。继予定经汤加牡丹皮10g、焦栀子10g，5剂，2日1剂。

6月12日四诊：服药后2012年6月2日月经来潮，6天净，量中色红，无不适。纳眠可，面部痤疮，二便调，舌红苔白，予定经汤加牡丹皮10g、焦栀子10g、辛夷10g、紫草10g，6剂，2天1剂。服完1剂后停1天续服。

7月7日五诊：服药后7月2日月经来潮，5天净，量中色正，无不适。面部痤疮明显减轻，纳眠可，二便调。随访半年，患者月经可按时而来，月经周期28～30天，5～6天干净。李志芳，马艳．谢萍治疗月经先后不定期经验［J］．河南中医，2013，33（4）：511-512．

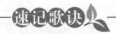

定经汤用归地芍，菟丝茯苓及山药。

柴胡芥穗疏肝气，月经无定服之好。

敷和汤 10

【来源】

敷和汤，源于宋·陈无择《三因极一病证方论·卷五》。

【组成】

半夏（汤洗）　酸枣仁　五味子　枳实（麸炒）　茯苓　诃子（炮，去核）　干姜（炮）　橘皮　甘草（炙）各半两

【用法】

上为锉散。每服四钱，水盏半，煎七分，去滓，食前服。自大寒至春分，加鼠粘子一分；自春分至小满，加麦门冬（去心）、山药各一分；自小满至大暑，加紫菀一分；自大暑至秋分，加泽泻、山栀仁各一分；自秋分直至大寒，并依正方。

【功效】

疏肝健脾，和胃祛湿。

【主治】

治己亥之岁，厥阴风木司天，少阳相火在泉，病者中热，而反右胁下寒，耳鸣，泪出，掉眩，燥湿相搏，民病黄疸浮肿，时作瘟疠。

【方解】

缪问曰：风木主岁，经谓热病行于下，风病行于上，风燥胜复形于中，湿化乃行，治宜辛以调其上，咸以调其下，盖辛从金化，能制厥阴，咸从水化，能平相火。揆厥病机，或为热，或为寒，耳鸣、浮肿、掉眩，温疠，病非一端，方如庞杂，然其用药之妙，非具卓识，何从措手哉？此方是配合气味法，论其气，则寒热兼施；论其味，则辛酸咸合用。有补虚，有泻实，其大要不过泻火平木而已。

半夏辛能润下，合茯苓之淡渗，祛湿除黄。枣仁生用，能泻相火。甘草功缓厥阴，风在上，以甘酸泄之，火在下，以五味子之咸以制之。《别录》载五味有除热之功，非虚语也。炮姜温右胁之冷；枳实泄脾脏之湿；橘皮、诃子，醒胃悦脾，无邪不治矣。王象礼.陈无择医学全书［M］.北京：中国中医药出版社，2015：242.

【名医心得】

全国老中医药专家学术经验继承工作指导老师陆曙教授针对部分慢性失眠症患者应用常规辨证论治方法难以奏效的临床治疗难点，结合五运六气理论及"开、阖、枢"思想，在中药处方时巧妙合用运气方，为临床治愈不寐病提供了思路与方法。陆曙教授认为"敷和汤"是疏肝健脾和胃的中药方剂，不但可以用于己亥年"岁土不及"的情况，而且只要符合辨证论治"土虚木亢"证型皆可应用。"敷和汤"通过疏肝健脾和胃，补虚泻实，使气机条达，营卫相和，阳入于阴，则夜寐正常。魏学礼，周亚红，夏成霞，等.陆曙教授运用敷和汤加减治疗不寐经验［J］.云南中医中药杂志，2021，42（3）：4-6.

山东省名中医王兴臣认为临床辨证应结合运气，关键在于因时达变、辨运识机。王教授临床使用敷和汤时，紧扣运气病机，以五行生克乘侮之理剖析患者整体的脏腑功能失调，从而调节一身气机，恢复五脏平衡。王教授指出，应用敷和汤的时运应为厥阴风木司天，病机应为肝血耗伤、肝气失养、侮肺乘土，如此可取得显著疗效。程晶茹，王兴臣.己亥年司天方敷和汤临床应用举隅［J］.中医临床研究，2021，13（36）：77-78.

【验案精选】

案1：不寐（陆曙医案）

陆某，男，41岁，初诊（2019-03-16）。主诉：反复失眠5个月余。现病史：患者去年10月开始出现夜寐多梦，易醒，醒后能再入睡，二便调，纳可，无胸闷心悸，颈肩不适。中医诊断：不寐病，证属肝郁脾虚。以敷和汤合四逆散疏肝健脾、养心安神。处方：枳实10g，五味子10g，煨诃子10g，生酸枣仁10g，炒酸枣仁10g，甘草6g，陈皮10g，姜半夏10g，茯苓10g，柴胡6g，炒白芍10g，7剂，每日1剂，浓缩小包90ml，2包，分早晚两次饭后温服。

二诊（2019-03-23）：症情缓解，睡眠改善，苔脉如前，继以上方加焦栀子10g、淡豆豉10g，继续服14剂。1个月后电话回访，患者已停药半月余，每日夜间能维持 6～7 小时较高质量的睡眠。

原按 患者夜寐多梦易醒，苔白腻，脉弦细，证属肝郁脾虚、心神失养，故以敛和汤合四逆散疏肝健脾、养心安神。《素问·阴阳离合论篇》云："是故三阴之离合也，太阴为开，厥阴为阖，少阴为枢。""眠浅易醒"为主症，常伴随神疲乏力、胸闷心烦等，是少阴"枢"的功能失职。《伤寒论·辨少阴病脉证并治》有"少阴病……心中烦，不得卧"。心主血脉，心气不足，推动无力，或血虚心神失养，而致不寐。而心气虚，通过健脾益气，使气血生化有源，则心气充实；心血虚，通过疏肝健脾，则气血充足，血脉调和，心神得养。陆曙教授多次强调"心主血脉""心主神明"，二者关系密不可分，"血脉和利，精神乃居"。魏学礼，周亚红，夏成霞，等.陆曙教授运用敛和汤加减治疗不寐经验［J］.云南中医中药杂志，2021，42（3）：4-6.

案 2：心悸（王兴臣医案）

患者，57 岁，初诊（2019-04-29）：主诉"心悸 10 天"。患者 10 天前因劳累后引起心悸，时有心中惶惶不安感，晚上不敢独自外出，常觉背后有人跟踪，眠差，易醒，二便调。舌红苔薄白，脉弦细滑数。处方：清半夏 6g，酸枣仁 20g，五味子 10g，枳实 10g，诃子 15g，陈皮 10g，青皮 10g，桑白皮 9g，桔梗 10g，竹叶 6g，黄连 6g，丹参 15g，神曲 10g。7 剂，免煎颗粒，水冲服，每日 1 剂。

二诊（2019-05-07）：患者服上方心悸基本消失，未再出现心中不安之感减轻，睡眠好转，原方加生麦芽 10g，续服 5 剂，随访患者病情告愈。

原按 患者心悸来诊，参考今年上半年厥阴风木司天，天人相应则人体肝气易动。患者心悸劳累后易引发，心中惶惶不安，为劳苦暗伤肝血，肝血不足则木燥，易生风化火，扰动心宫，发为心悸，舌质红、脉弦细滑数，即为化火之象。正所谓母虚子亦虚，肝血不足可影响心神，导致神志活动异常，《灵枢·本神》："肝藏血，血舍魂，肝气虚则恐。"《素问·脏气法时论篇》："肝病者……善恐，如人将捕之。"患者心中时惶惶不安，时觉背后有人，正和《黄帝内经》肝虚表现的神志情境相契合。本方以酸枣仁、五味子、诃子酸以养肝阴、实肝体；青皮疏肝行气；黄连、丹参、竹叶清心；桑白皮清金达木；神曲、陈皮健脾和胃，以滋气血生化之源；桔梗、枳实配伍一升一降调节气机。运气的应用重在天地人合一，该患者脉症符合素体肝血不足，时逢己亥之岁，又遇诸事烦劳耗伤阴血，肝气失于涵养不得条达，郁而化火，心血既亏、肝火复扰，发为心悸，惶惶难安，此为素体血虚之人逢己亥年的易发疾病，结合运气使用敛和汤加减即可取得满意疗效。程晶茹，王兴臣. 己亥年司天方敷和汤临床应用举隅［J］. 中医临床研究，2021，13（36）：77-78.

案 3：头晕伴耳鸣（王兴臣医案）

患者丙，36 岁，2019 年 5 月 6 日初诊。主诉：头晕伴耳鸣 1 年余，加重 3 个月。患者自述头晕伴耳鸣 1 年余，近 3 个月症状较前加重，头晕呈持续性发作，走路时双脚有踩棉感，劳累后腰酸，食后腹胀，大便溏结不调，舌暗红，苔白厚，左脉弦滑，右脉弦细。处方：清半夏 10g，酸枣仁 20g，五味子 10g，枳壳 10g，茯苓 15g，诃子 15g，陈皮 10g，炙甘草 10g，麦冬 20g，山药 30g，山茱萸 10g，桔梗 10g，石菖蒲 10g。7 剂，免煎颗粒，水冲服，每日 1 剂。

二诊（2019-05-14）：患者头晕已瘥，耳鸣明显减轻，大便正常，舌质暗红，苔薄白，脉弦滑。上方加生白术 15g，续服 6 剂。随访患者症状消失，未再出现头晕、耳鸣。

原按 患者头晕伴耳鸣来诊，脉弦为病在肝，结合运气为厥阴风木司天，人体肝气偏盛。《素问·至真要大论篇》曰："诸风掉眩，皆属于肝。"故本病当针对肝脏论治。然肝气偏盛亦会影响其他脏腑的功能，劳累后腰酸，为子盗母气，耗伤肾水；大便溏结不调，为肝气侮肺乘脾，侮肺伤津则大便干，乘土脾失健运则大便稀溏；食后腹胀为肝气犯胃致胃气不和，失于通降；同时脾失健运、肺失清肃则气机升降失常，加之肾水既伤致水不涵木，又会影响肝气的疏泄，形成恶性循环，故患者病已逾年仍未自愈，转至己亥之岁受运气影响而致病情加重。本方以诃子、酸枣仁、五味子酸以泻肝气、养肝阴，麦冬、山药润养肺气，山茱萸补肾水，金水相生，茯苓、半夏、陈皮、桔梗和胃化饮，石菖蒲通耳窍。诸药合用，使肝体得养、肝气得柔、气机调畅，诸症得愈。本案结合运气，以症状为依据，司外揣内，以五行之理剖析患者整体的脏腑功能失调，使用敷和汤加减效果显著，其中蕴含了中医的整体观念，即天人相应、五脏一体。程晶茹，王兴臣. 己亥年司天方敷和汤临床应用举隅［J］. 中医临床研究，2021，13（36）：77-78.

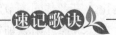

速记歌诀

> 厥阴己亥用敷和，风木司天土病多。
>
> 橘半草苓姜味枳，枣仁诃子九般哦。

巩堤丸 11

【来源】

巩堤丸，源于明·张介宾《景岳全书·卷五十一·新方八阵》。

【组成】

熟地黄二两　菟丝子（酒煮）二两　白术（炒）二两　北五味子　益智仁（酒炒）
补骨脂（酒炒）　附子（制）　茯苓　韭菜籽（炒）各一两

【用法】

上为末，山药糊丸，如桐子大。每服百余丸，空心滚汤，或温酒下。如兼气
虚，必加人参一二两更妙。

【功效】

补益脾肾，温阳缩尿。

【主治】

治膀胱不藏，水泉不止，命门火衰，小水不禁等症。

【方解】

张景岳认为"凡治小便不禁者，古方多用固涩"仅治标未治本。肾主水，肺
主行水（肺为水之上源，肺气推动行水），脾主运化，三者共同调节水液代谢，
治肾者必须治肺、脾，佐以固涩之剂，才为治本之道。巩堤丸中熟地黄滋肾水、
填补肾精，菟丝子补肾益气，白术健脾益气，五味子补肾强阴益精，益智仁调诸
气、利三焦，补骨脂温阳益气，制附子温阳补命门衰败之火，茯苓健脾补肺利小
便，韭菜籽温补肝肾、壮阳固精。全方共奏肺脾肾同补、温阳缩尿之功。

【名医心得】

著名中医儿科专家、国家级名老中医刘弼臣教授擅长运用巩堤丸治疗小儿尿崩症。使用本方时，常配合桑螵蛸散、缩泉丸化裁而取效，尤其适用于肾虚气化失司、水道失约、津液不能上承者。王恩桂. 刘弼臣教授临证治验四例［J］. 北京中医，1988（5）：7–9.

全国老中医药专家学术经验继承工作指导老师段光堂擅长运用巩堤丸治疗遗尿。遗尿，多为儿童之疾，多因肾虚脬气不固所致，常规治疗思路是用温肾固缩之品，然而临床上亦有不效者。段光堂医师对久用温涩之剂无效者，多用巩堤丸加滋肾坚阴之品，每获良效。段光堂. 治验四则［J］. 天津中医，1986（6）：30–31.

全国老中医药专家学术经验继承工作指导老师王耀光医师擅长运用巩堤丸治疗肾阳虚型尿失禁、肾虚尿频、乙肝相关性肾炎、尿失禁、尿道综合征等。对于尿失禁，医者习惯用金匮肾气丸补肾，而巩堤丸补肾阳之力虽不及前者，但其补益肾气、固涩敛阴之力更胜，临床对尿频、尿失禁、遗尿、劳淋等有显著疗效；本方特色是固涩之中兼有通利，茯苓健脾淡渗利水，使脾健得运、津液重新输布上归于肺，则不致偏渗膀胱。患者虽尿频，但每次尿量并不大，运用茯苓使患者每次排尿时尿量增加，则可减少其排尿的次数。王耀光医师亦运用巩堤丸治疗乙肝相关性肾炎，王医师在临床提出分期分型治疗乙型肝炎病毒相关性肾炎，其稳定期湿热毒邪已解，脾肾气（阳）亏虚，推荐应用补脾益肾的平补之剂巩堤丸加减治疗。王耀光. 巩堤丸治疗肾脏病临床应用举隅［J］. 中医杂志，2007（8）：688–690.

【验案精选】

案1：尿崩（刘弼臣医案）

李某，男，1岁半。初诊日期：1986年9月11日。患儿口渴心烦、饮多、尿多两月余。每日饮水约5000ml，尿量3000～4000ml左右，尿色淡如水。反复查尿比重，在1.000～1.004之间，经某某医院检查诊断为尿崩症。患儿面色萎黄，舌淡苔白，指纹淡。证属肾虚不摄，膀胱失约，故尿多色淡。肾虚气化失司、津液不能上承故口渴多饮。治以温肾益气固摄。方以桑螵蛸散、缩泉丸、巩堤丸三方加减化裁：补骨脂10g，益智仁10g，五味子10g，怀山药12g，桑螵蛸15g，台乌药15g，黄芪15g，白果10g，炙鸡内金10g，生姜2片，大枣5枚，日服1剂，水煎服。本方服至第11剂后，查尿比重1.020，渴饮、尿多明显好转，服至第19剂时查尿比重1.022，渴饮消失，尿量已不多，每日饮水1000ml左右，尿量 500 ~ 600ml 左右。10 月 16 日再诊时又开原方 5 剂，以巩固疗效。

原按 刘老根据患儿的面色、舌象、指纹及尿色认为此患儿的多饮多尿是虚证而非实证。属肾虚气化失司，水道失约，津液不能上承，故以温补肾气、固摄下元的桑螵蛸散、缩泉丸、巩堤丸三方化裁而取效。王恩桂. 刘弼臣教授临证治验四例［J］. 北京中医，1988（5）：7–9.

案 2：遗尿（段光堂医案）

患者，男，16 岁，学生。遗尿 5 年，经服桑螵蛸散、缩泉丸等温涩之剂，久而不愈。查面白不华，发育较差，舌红苔薄少，脉细弦。此为先天禀赋不足，阴阳两虚，肾气不固，发为遗溺。治用巩堤丸加味。处方：熟地黄 15g，菟丝子 12g，益智仁 12g，白术 10g，茯苓 15g，五味子 6g，山药 15g，肉桂 3g，桑螵蛸 12g，黄柏 10g，天冬 12g，旱莲草 10g。服药 6 剂，遗尿未作，再进 3 剂，以收全功。随访 3 个月，病未再发。

原按 巩堤丸出《景岳全书》。由熟地黄、菟丝子、白术、五味子、益智仁、补骨脂、制附子、茯苓、韭菜籽、山药打糊为丸而成。主治命门火衰，小便不禁。笔者以原方出入，欲滋肾坚阴，温肾缩泉。服药 9 剂，竟使 5 年之顽疾，得以根除。段光堂. 治验四则［J］. 天津中医，1986（6）：30–31.

案 3：肾阳虚型尿失禁（王耀光医案）

张某，男，70 岁，初诊日期：2004 年 12 月 8 日。主诉：尿失禁 3 个月余。患者于 20 年前脊柱结核手术后瘫痪在床，不能自主行动，近 3 个月出现尿失禁，因患者活动不便家属至各大医院求方问药，先后服用多种中成药（名、量不详）无效，遂至笔者处就诊。诊其舌淡苔薄白，脉沉细尺弱。尿常规示：白细胞 120 个 /HP。经详问病史，并根据患者家属所述情况，诊断为尿失禁，中医辨证为肾阳不足，膀胱不约。分析病情，认为该患者年纪较大，肾气虚衰，其主水司气化功能亦日益衰退，而膀胱气化功能亦衰，水无以运，封藏失职，故水时溢泻于下，犹水决堤而横溢。该患者病机为肾阳不足，且脊柱手术后瘫痪在床，手术失败徒戕正气，加之"久卧伤气"，遂致肾阳衰惫，治则以温阳补肾、固涩敛精益气，予巩堤丸方加减。处方：菟丝子 30g，益智仁 15g，熟地黄 30g，茯苓 20g，五味子 15g，怀山药 30g，怀牛膝 20g，覆盆子 15g，缩砂仁 6g，山茱萸 15g，泽泻 15g，金樱子 45g，芡实 20g，生龙骨、生牡蛎各 30g，乌梅 15g，石榴皮 15g。上方 3 剂，水煎 300ml 分早晚服用。

　　家属二诊时述患者于服药后当日尿失禁即改善，每于排尿前有些许自主感觉，每次排尿量增加，小便次数减少，效果颇佳。此后一直以巩堤丸为主方，随症加减，后服药 3 个月，偶有停药便致病情发作，服药 3 个月后病情基本控制，仍嘱其减量服药以巩固疗效。

　　原按　《景岳全书》中谓巩堤丸"治膀胱不藏，水泉不止，命门火衰，小水不禁等症"，可知巩堤丸是治疗"小便数""遗溺"的方药。笔者在本病例中用之治疗尿失禁辨证属脾肾阳虚者取得较好效果。笔者体会，对于尿失禁，医者习用金匮肾气丸补肾，而巩堤丸补肾阳之力虽不及前者，但其补益肾气、固涩敛阴之力胜过前者，临床对尿频、尿失禁（小便数）、遗尿、劳淋等有显著疗效。笔者通过辨证，该患者属于肾阳衰惫，膀胱不约，肾气化失司，因此，应用温阳补肾、固涩敛精益气法，方用巩堤丸而取效。该患者看似尿失禁，实际上存在不同程度的泌尿系梗阻，其中医病机有类癃闭。其治疗关键有三：一是温肾改善肾的气化功能，二是利尿促其水液下趋，三是固涩敛精，改善肾和膀胱的开阖。王耀光. 巩堤丸治疗肾脏病临床应用举隅［J］. 中医杂志，2007（8）：688-690.

案 4：肾虚尿频（无菌性尿频—排尿不适综合征）（王耀光医案）

　　刘某，女，24 岁，2004 年 4 月 10 日初诊。主诉：间歇性尿频 1 年余，近日症状加重，日间排尿 10 余次，夜间排尿二三次。察其舌红苔薄，脉弦。实验室检查：尿常规、尿培养均阴性。辨证为小便数，脾肾亏虚，下元不固。治以补脾益肾，固涩填精。方用巩堤丸方加减。处方：菟丝子 30g，五味子 15g，益智仁 15g，茯苓 20g，炒白术 20g，山药 30g，覆盆子 15g，防风 15g，山茱萸 10g，芡实 15g，金樱子 30g，石榴皮 15g，知母 15g，黄柏 15g，牡丹皮 15g，炒栀子 15g，7 剂。

　　二诊（2004-05-23）：主诉尿频症状较前明显好转，夜间偶有尿频。诊其舌红，苔薄黄，脉弦。继用巩堤丸方以巩固肾与膀胱之堤防。处方：菟丝子 30g，五味子 15g，益智仁 15g，茯苓 30g，炒白术 20g，韭菜籽 15g，山药 30g，覆盆子 20g，山茱萸 10g，石榴皮 15g，金樱子 30g，芡实 20g，牡丹皮 15g，知母 15g，黄柏 15g，怀牛膝 30g。9 剂。

　　三诊（2004-06-03）：尿频好转，约三四个小时 1 次，夜间小便 1 次，察其舌光红，苔薄，脉弦。前方去知母、川黄柏，加生地黄 20g，莲子心 6g，乌梅 10g，诃子肉 15g。7 剂。药后症状明显缓解，加减治疗月余而愈。

　　原按　笔者常用巩堤丸加减治疗肾虚尿频，西医诊断为无菌性尿频—排尿不适综合征的患者，临床取得了良好的疗效。该病尤以中老年女性多见，患者尿培养常为阴性，症状非常顽固，有时与劳淋兼见。如果应用金匮肾气丸，嫌其偏热，如果应用六味地黄丸或知柏地黄丸，临床症状改善不明显。巩堤丸补而不燥，且症状改善优于前者。它能改善肾与膀胱的气化功能，使尿频等症状明显减轻乃至消失。笔者在巩堤丸基础上加具有固涩作用的石榴皮、乌梅、诃子肉治疗。石榴皮、乌梅味酸涩，有涩肠止泻作用，可借用于治疗小便频数。诃子肉有止嗽、涩肠之功，也可用于固摄小便。本方特色之处是固涩之中兼有通利，即用茯苓一味健脾淡渗利水，使脾健得运，津液重新输布，上归于肺，则不致偏渗膀胱矣。尿频古代医籍称为"小便数""尿不尽"，临床多见于劳淋的缓解期和功能性尿频及尿道综合征的患者，也见于青少年精神紧张。笔者体会用固涩药物的同时，应用茯苓健脾利水。有人会问，本来尿频，为什么还要利尿。曰：患者尿频，实由脾肾亏虚，下元不固，其虽尿频，但每次尿量并不大，用茯苓使其每次排尿时尿量增加，则可减少其排尿次数，此受西医学用利尿剂治疗尿崩症的启发。从中医理论上讲，菟丝子、山茱萸、白术、怀牛膝、茯苓温阳化气行水，使水湿得运，肾与膀胱气化复常，则小便数自愈。巩堤丸取补脾益肾、巩固堤防之义。《内经》云："膀胱者，州都之官，津液藏焉，气化则能出矣。"气化及州都，则小便数可愈。后世医家用黄芪改善肾和膀胱的气化功能，在此茯苓有异曲同工之处。肾水须靠中土温煦，观江河湖海，未有不复载于土上者。此亦温脾则肾阳亦得温煦之义。当代名医张琪用大量黄芪、山药治肾炎、消蛋白尿即其例证。王耀光. 巩堤丸治疗肾脏病临床应用举隅［J］. 中医杂志，2007（8）：688–690.

案5：乙型肝炎病毒相关性肾炎（王耀光医案）

葛某，女，21岁。2005年4月12日初诊。主诉：乏力，腰酸不适半年，近来腰酸乏力加重，纳少。察其双下肢不肿，舌淡红，苔薄白，脉沉细。血压120/70mmHg，尿常规：隐血（+++），蛋白（++），乙型肝炎病毒标志物检测：HBsAb（+），HBcAb（+），HBeAb（+），肝功能正常。血HBV-DNA在正常值范围。经肾穿刺活检确诊为乙型肝炎病毒相关性肾炎，非典型膜性肾病。根据患者病史及临床表现分析，认为患者素体较弱，脾肾亏虚，脾虚则运化无力，肾虚则精微不固，治以补脾益肾，予巩堤丸方加减。处方：熟地黄20g，菟丝子30g，炒白术20g，北五味子15g，益智仁15g，补骨脂10g，制附子10g，茯苓20g，山药30g，杜仲10g，续断10g，砂仁6g，扁豆6g，怀牛膝20g。7剂，水煎200ml，分2次服用。

二诊、三诊：症状渐轻，继用前方。

四诊：腰酸减轻，纳可，仍乏力。察其舌淡红，苔薄，脉沉。尿常规：隐血（+++），蛋白（+）。根据患者症状变化调整用药。前方去怀牛膝、续断、制附子、熟地黄，加黄芪20g、党参15g、金樱子30g、地龙20g。水煎200ml，分2次服用。

五诊、六诊：患者症状渐轻，继用前方。

七诊：腰酸乏力缓解，已无明显不适，二便调。诊其舌淡红，苔薄，脉沉缓。尿常规：隐血（++），蛋白（±）。根据患者临床表现，仍遵前法治疗，以补脾益肾、温阳益气为法，处方：菟丝子30g，五味子15g，生地黄30g，茯苓30g，炒白术15g，怀山药30g，山茱萸15g，炒杜仲30g，覆盆子15g，牡丹皮15g，金樱子30g，芡实20g，诃子15g，怀牛膝15g，党参15g，扁豆6g。水煎200ml，分2次服用。

八诊至十诊：患者诸症减轻，并于十诊时查尿常规示：隐血（+），余（-）。因此继用前方。

十一诊：其头面微肿，舌质红，苔薄，脉弦。尿常规：隐血（+），蛋白（+）。根据患者症状变化，认为证属肾虚水停郁而化热，故补脾肾同时配合清热利湿之法。处方：炒白术20g，茯苓20g，山茱萸15g，怀牛膝20g，生黄芪30g，当归10g，牡丹皮10g，炒栀子10g，地龙20g，炙水蛭15g，茵陈20g，柴胡15g，猪苓30g，丹参20g，龙葵15g，半枝莲15g。

此后间断就诊，治疗期间始终以补脾益肾法为主辨证论治。反复查尿常规隐血多为（+），蛋白偶为（+），至2006年1月17日查尿常规示：隐血（+），蛋白（-），至今多次复查尿常规，蛋白均为阴性，肾功能正常。

原按　我们在肾主气化理论指导下，对乙型肝炎病毒相关性肾炎患者证候表现为脾肾亏虚为主时，治以补脾益肾，方用《景岳全书》巩堤丸。其组成：熟地黄20g，菟丝子30g，炒白术20g，北五味子15g，益智仁15g，补骨脂10g，制附子10g，茯苓20g，韭菜籽15g，山药30g。对湿热蕴结型患者，表现为湿热蕴结、瘀血阻络，以标实为主时，本着"急则治其标"的原则，治以清热利湿解毒兼活血化瘀通络，方选茵陈蒿汤合大黄䗪虫丸加减。其协定方组成：柴胡15g，炒栀子15g，白芍15g，牡丹皮15g，茵陈30g，地龙20g，炙水蛭15g，龙葵10g，熟大黄15g，地鳖虫15g，羚羊角粉（冲）0.6g。

我们在临床提出分期分型治疗乙型肝炎病毒相关性肾炎。分期分阶段论治的原则：乙型肝炎病毒相关性肾炎的治疗，应根据其病理类型多样、临床表现多样化的特点，采取分期分阶段论治的方法。早期：初感湿热疫毒，热毒浸淫，应清热利湿解毒，同时考虑到湿热疫毒侵袭，易损伤肝肾的络脉，导致肝肾络脉损伤，瘀血阻络，因此，应配合凉血化瘀通络的中药。可参考温病学卫气营血辨证和当代"络病学说"指导该期治疗。我们提出平肝清热利湿解毒、凉血化瘀通络的治则，推荐应用张仲景茵陈蒿汤合大黄䗪虫丸加减。中期：湿热流连，瘀阻肾络，脾肾气虚，当标本兼治，推荐应用张景岳巩堤丸合茵陈蒿汤进行治疗。稳定期：湿热毒邪已解，脾肾气（阳）亏虚，推荐应用补脾益肾的平补之剂巩堤丸加减治疗。

初诊时我们即认为，该患者属于乙型肝炎病毒相关性肾炎的稳定期，其肝功能正常，血 HBV-DNA 在正常值范围，辨证以脾肾亏虚为主，因此，治以补脾益肾，方用《景岳全书》巩堤丸加减，临床取得了较好良好的疗效。王耀光．巩堤丸治疗肾脏病临床应用举隅［J］．中医杂志，2007（8）：688–690．

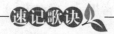

速记歌诀

温肾壮阳巩堤丸，地菟术味智附全。

更加故纸苓韭籽，专治遗尿止水泉。

钩藤散 12

【来源】

钩藤散，源于宋·许叔微《普济本事方·卷第二》。

【组成】

钩藤半两　陈皮（去白）半两　半夏（汤浸洗七遍，薄切，焙干）半两　麦冬（略用水去心）半两　茯苓（去皮）半两　茯神（去木）半两　人参（去芦）半两　甘菊花（去蒂梗）半两　防风（去钗股）半两　甘草（炙）一分　石膏（生）一两

【用法】

上为粗末。每服四钱，水一盏半，生姜七片，煎八分，去滓，温服。

【功效】

降逆补肝，清利头目。

【主治】

治肝厥头晕，清头目。

【方解】

许叔微："《素问》云：'徇蒙招摇，目瞑耳聋，下实上虚，过在足少阳厥阴，甚则入肝'……上虚者，肝虚也，故肝厥则头晕。徇蒙者，如以物蒙其首，招摇不定，目眩耳聋，皆晕之状也……治肝厥，钩藤散在前。"《素问》所云"虚实"指经脉虚实，故肝厥头晕是因足少阳经脉实而足厥阴经脉虚，其甚者，病可入肝本脏。许叔微将肝虚致经气逆而上乘之头晕，名为肝厥，治之以人参、麦冬补肝虚，以防风助厥阴风木正常之生发。生石膏一两，质重沉降，行逆气肃降之令，

又合人参能使清气徐徐上升，不致有下陷之虞。钩藤降少阳逆气之实且能止眩，菊花清风头眩又善入络，平厥逆经气之害。陈皮、半夏、茯苓、茯神、甘草，除痰饮，理脾胃升降以复少阳气机，如此则逆乱经气得平也。

【名医心得】

山东省名中医王中琳教授擅长应用本方化裁治疗不寐，适用的病机为肝火上冲、郁热扰心，临床多表现为入睡困难，眠浅多梦，心悸，口苦，头晕耳鸣，脘腹胀满，精神不振或急躁心烦，大便不调。王中琳教授认为，对于不寐的治疗应充分重视情志因素，情志内伤首先影响心神，最易损伤心肝脾三脏，实为不寐病因之关键。钩藤散之配伍恰合其机，方中重用钩藤为君，性味甘凉，正如《本草纲目》云："惊痫眩运，皆肝风相火之病，钩藤通心包于肝木，风静火息，则诸症自除。"钩藤与菊花、防风配伍可清热平肝，息风定惊，且防风有升发之性，火郁发之。"脾为生痰之源"，脾虚失运，痰浊内生，易阻滞气机，扰乱心神，故用半夏、茯苓、茯神、陈皮、生姜健脾安神，化痰气；石膏甘、辛，性寒，与钩藤配伍可泻火除烦安神；麦冬、人参与清热泻火类药物相配伍养阴益气而不助热；炙甘草调和诸药，护胃安中。诸药并用，平肝息风、清心安神、化痰益气，神机因而恢复，阴阳自得平衡，故寐可安。蔡青杰，王中琳. 王中琳教授运用钩藤散治疗不寐验案举隅［J］. 中西医结合心脑血管病杂志，2020，18（14）：2352–2353.

【验案精选】

案1：不寐（王中琳医案）

女，46岁，2018年3月7日初诊。主诉"眠差3年，加重半月"，症见：入睡困难，心烦易怒，难以自制，夜眠5～6小时，眠浅易醒，夜间时有心悸惊恐，醒后难复寐。平素郁郁寡欢，口苦口干，头胀痛昏沉，健忘，肢体麻木困重，纳呆，时有腹痛，胃脘胀闷感，大便质黏腻，1日一行，小便利。舌暗红苔黄腻，脉弦滑。辨证为肝火上炎、湿浊内蕴、热扰心神，以清心泻肝、除烦安神为治则，予钩藤散加减。处方：钩藤（后下）30g，陈皮15g，半夏9g，麦冬15g，茯苓15g，茯神15g，党参15g，菊花15g，防风15g，炙甘草3g，生石膏30g，桔梗15g，生牡蛎30g，远志12g。7剂，水煎早晚温服，日1剂。

二诊：服上方7剂后，患者睡眠明显改善，夜眠6～7小时，头胀消失，偶有多梦早醒，醒后可复寐，心烦减轻，偶有心悸，纳可，二便调，舌暗红苔薄黄，脉弦紧。处方：前方加沙参 30g、白薇 9g。7 剂，水煎早晚温服，日 1 剂。

三诊：服上方 7 剂后，诸症悉减，嘱其以上方继服 4 剂，以巩固疗效。蔡青杰，王中琳．王中琳教授运用钩藤散治疗不寐验案举隅［J］．中西医结合心脑血管病杂志，2020，18（14）：2352-2353．

案 2：梅尼埃病（熊晓刚医案）

魏某，女，42 岁。1990 年 3 月 26 日初诊。患者 10 天前突然头晕耳鸣，恶心呕吐，西医诊断为梅尼埃病。曾服中西药物未见好转。近 3 天症状加剧，症见头晕不能转动，动则欲呕，不欲睁眼，伴心烦口渴，大便干结，舌红苔黄微腻，脉弦滑。证乃胃腑不通，痰热内扰，肝风夹痰上冒入颠。治宜平肝息风，清热化痰，降逆和胃。方选钩藤散加减：钩藤（后下）15g，法半夏 10g，杭菊花 10g，党参 10g，防风 10g，麦冬 10g，生石膏（先煎）30g，代赭石 15g，生大黄（后下）10g，石菖蒲 10g，甘草 5g。水煎服，每日 1 剂。服 2 剂后头晕大减，呕吐除，大便通。守上方去生大黄，继服 5 剂而痊愈。熊晓刚．钩藤散临床应用举隅［J］．陕西中医，1997（3）：132．

案 3：脑出血后遗症（熊晓刚医案）

陈某，男，68 岁。1990 年 8 月 28 日初诊。患者于 2 周前因突然昏倒在地，不省人事而住院，经本院确诊为"脑出血"，治疗神志清醒后症见左侧上下肢偏瘫，口眼歪斜，语言不利，头晕恶心，胸部烦热，舌苔黄，脉弦滑。证乃肝肾不足，阳亢风动，夹痰痹阻经络。治宜平肝息风，化痰通络。方选钩藤散加减：钩藤（后下）10g，杭菊花 10g，法半夏 10g，茯苓 10g，茯神 10g，防风 10g，陈皮 10g，生石膏（先煎）30g，郁金 10g，石菖蒲 10g，生石决明（先煎）30g，桑枝 15g。水煎服，每日 1 剂。服上方 5 剂后，语言较前流利，左上肢亦能抬举平肩。此后即以上方随证化裁，服药 30 余剂，口眼歪斜完全恢复，左侧肢体活动自如，语言清晰而病获痊愈。熊晓刚．钩藤散临床应用举隅［J］．陕西中医，1997（3）：132．

案 4：三叉神经痛（熊晓刚医案）

杨某，女，59 岁。1990 年 6 月 16 日初诊。患者右侧颜面疼痛反复发作 2 年余。每遇劳累或食热性发物则面痛即发。患者近 5 天面痛又作，痛如触电，并牵引至同侧头额，口渴喜冷，舌红苔薄黄，脉滑数。证乃痰热内蕴夹风阳上扰，瘀血阻络。治宜清热化痰，息风潜阳，化瘀通络。方选钩藤散加减：钩藤（后下）

10g，杭菊花 10g，防风 10g，法半夏 10g，茯苓 10g，茯神 10g，陈皮 10g，生石膏（先煎）30g，川芎 10g，地龙 10g，全蝎（研冲）5g，甘草 5g，生石决明（先煎）30g。水煎服，每日 1 剂。服 3 剂后，诸症大减，后以本方加减治疗 15 剂而症获痊愈。熊晓刚. 钩藤散临床应用举隅 [J]. 陕西中医，1997（3）：132.

案 5：癫痫（熊晓刚医案）

王某，女，16 岁。1989 年 6 月 8 日初诊。癫痫已 4 年，屡治不愈。近月来因情志不畅，癫痫发作频繁。日发 2 ～ 3 次，曾服中西药未能控制。发作时症见突然昏倒，不省人事，摇头抽搐，咬牙流涎。清醒后头痛汗出，心烦易怒，四肢乏力，舌红苔黄，脉弦数。证乃情志不遂，肝失条达，肝郁化火生痰，痰蒙心窍。治宜平肝清热，化痰安神，益气养阴。方选钩藤散加减：钩藤（后下）10g，杭菊花 10g，防风 10g，法半夏 10g，茯苓 10g，茯神 10g，陈皮 10g，党参 10g，生石膏（先煎）30g，白芍 10g，麦冬 10g，石菖蒲 10g，生龙骨（先煎）15g，生牡蛎（先煎）15g，甘草 5g。水煎服，每日 1 剂。服药 5 剂，癫痫只发作 2 次，且发病症状较以前明显减轻，后以本方加减治疗 3 个月，癫痫未再发作。熊晓刚. 钩藤散临床应用举隅 [J]. 陕西中医，1997（3）：132.

案 6：小儿高热惊厥（熊晓刚医案）

李某，男，3 岁。1990 年 4 月 8 日初诊。其母代诉，患儿发热 5 天，体温持续 39 ～ 40℃，曾在外院肌内注射青霉素及内服退热药，效果不佳。自昨日起出现高热惊厥，日发 2 ～ 3 次，症见两目上视，手足拘挛，喉中痰鸣，心烦不安，口干喜饮，咽痛，大便干结，4 天未行。舌红、苔黄稍腻，脉弦数。证乃风温夹滞，化热动风。方选钩藤散加减：钩藤（后下）5g，杭菊花 5g，防风 5g，法半夏 5g，茯苓 5g，茯神 5g，陈皮 5g，生石膏（先煎）20g，生大黄（后下）5g，金银花 10g，连翘 10g，甘草 3g。急煎服，服药 2 剂，热平风息，余症均除。

原按 钩藤散方中钩藤、菊花、防风清热平肝，息风止痉；半夏、茯苓、茯神、陈皮、甘草、生姜化痰安神，降逆止呕；生石膏、人参、麦冬清热养阴，益气生津。全方共奏平肝息风、清热化痰、益气养阴、降逆止呕之功。故临床上可广泛用于因痰热内扰，肝风内动而致头晕、中风、失眠、癫痫、震颤、麻木、惊风等疾病，只要辨证精当，均能取得满意效果。熊晓刚. 钩藤散临床应用举隅 [J]. 陕西中医，1997（3）：132.

案 7：眩晕（潘明医案）

黄某，男，61 岁。初诊日期：2017 年 8 月 16 日。患者有脑动脉供血不足病史 8 年余，反复头晕，平时不规则服用西比灵、银杏叶胶囊等药物，病情控制不理想，时轻时重，烦躁易怒。刻诊：眩晕头胀，面部潮红，口干口腻；夜寐易醒，神疲乏力，双手不自主轻微颤抖；舌体偏胖，舌质红、苔黄腻，脉弦数。测血压：130/70mmHg。中医诊断：眩晕；辨证：风火上扰，痰浊内阻，气阴亏虚；治法：清肝息风，化痰泄浊，补气养阴；方用钩藤散加减。处方：钩藤（后下）15g，生石膏（先煎）15g，陈皮 10g，麦冬 10g，菊花 10g，天麻 10g，防风 10g，茯苓 15g，半夏 10g，生甘草 6g，党参 10g。每天 1 剂，水煎服。

8 月 23 日二诊：眩晕头胀、口干口腻、神疲乏力等症状皆有所改善，睡眠明显好转，双手仍有不自主颤抖。原方加代赭石（先煎）20g、龟甲（先煎）12g。每天 1 剂，水煎服。继续服药 2 周，诸症皆安。

原按　本案患者反复眩晕，《内经》有云"诸风掉眩，皆属于肝"，《医学衷中参西录》有"肝为木脏，木火炽盛，亦自有风"的记载，刘河间亦云"风火皆阳，阳多兼化，阳乎主动，两阳相搏，则为之旋转"。均说明眩晕与风、火关系密切。本案患者眩晕头胀、面部潮红、双手颤抖均为风火相兼之症。风火为患，不仅可灼津炼液为痰，亦可消耗人体正气，伤及气阴，故见口干口腻、神疲乏力、舌苔黄腻。因此，治疗时不仅要息风、清火，还需化痰和补虚，故选方钩藤散。药证相符，自能见效。潘明，佟明亮，卢永屹.钩藤散临床应用体会［J］.上海中医药杂志，2018，52（7）：66-68.

案 8：湿疹（潘明医案）

方某，男，86 岁。初诊日期：2017 年 9 月 22 日。患者双肘及前臂皮肤瘙痒 5 年，皮肤科诊断为湿疹，口服西药、外用膏药均无明显效果，故转至我院中医科门诊就诊。刻诊：双肘及前臂皮肤粗糙、干燥，呈深褐色，瘙痒难耐，夜间明显，不得入寐；心常忿怨，神疲困倦，口干口黏，燥热异常；舌红有裂纹、苔黄腻，脉弦滑。中医诊断：湿疹；辨证：心肝火旺，血虚风燥，气虚痰阻；治法：清心平肝，养血祛风，益气化痰；方用钩藤散加减。处方：钩藤（后下）30g，党参 20g，麦冬 10g，半夏 10g，陈皮 10g，茯苓 10g，茯神 10g，生石膏（先煎）30g，防风 10g，乌梢蛇 12g，珍珠母（先煎）30g，夜交藤 30g，当归 10g，丹参 20g，石菖蒲 10g，远志 10g，神曲 10g。每天 1 剂，水煎服。本方随症加减治疗 5 周，患者皮肤瘙痒消失，患处肤色转淡，夜寐正常，口干好转，精神振作。

原按　《内经》有云"诸痛痒疮，皆属于心"。本案患者因心肝火旺，耗伤阴血，血虚风燥，故见皮肤瘙痒、不能入眠，此为治疗的重点与关键。患者86岁高龄，正气不足，加之壮火食气，进一步损耗正气，同时火热之邪炼液灼津易成痰，综合考量，选用钩藤散加减进行治疗。方中钩藤、生石膏、珍珠母清心平肝；麦冬、夜交藤、当归、丹参养血润燥；防风、乌梢蛇祛风止痒；党参、半夏、陈皮、茯苓、茯神、石菖蒲、远志、神曲健脾和胃、化痰宁神。诸药合用，共奏凉肝清心安神、养血祛风润燥、健脾化痰和胃之功效。本证乃因心肝火旺而起，进而伤脾，以致痰湿内阻；又热盛伤阴，化生内风。此与钩藤散所治的风、火、痰、虚有诸多相似之处，故予以参考和借鉴。潘明，佟明亮，卢永屹. 钩藤散临床应用体会［J］. 上海中医药杂志，2018，52（7）：66-68.

案9：郁证（潘明医案）

王某，女，64岁。初诊日期：2017年9月14日。患者因家中琐事，所愿不遂，近1年来郁郁寡欢，心生愤懑，反复口腔溃疡，腰膝发凉，四处求诊，未获良效。刻诊：频频太息，愁眉不展；面部烘热，腰以下畏寒，平素自汗、盗汗明显，心烦易怒，头晕头痛，夜梦纷扰；口腔溃疡，口干口苦，胁肋胀痛，时有嗳气；舌红、苔黄腻，脉弦细滑。中医诊断：郁证；辨证：肝郁化火，脾虚痰阻；治法：平肝清火，疏肝解郁，健脾化痰；方用钩藤散加减。处方：钩藤（后下）30g，菊花10g，防风10g，生石膏（先煎）30g，半夏10g，陈皮10g，茯苓30g，党参10g，桂枝10g，赤芍10g，白芍10g，佛手10g，旋覆花（包煎）10g，生麦芽30g，浮小麦30g，麻黄根10g，煅牡蛎（先煎）30g。每天1剂，水煎服。同时予以心理疏导，嘱其调畅情志。

9月21日二诊：面带笑容，口腔溃疡好转，腰腿部渐有暖意，甚感意外和欣喜。原方去浮小麦、麻黄根、煅牡蛎，加白薇10g、姜竹茹10g。每天1剂，水煎服。上方随症加减服用3周，诸症俱缓。

原按　本案患者有口腔溃疡、口干口苦、面部烘热、头晕头痛、夜梦纷扰等"上热"表现，又有腰以下畏寒、发凉的"下寒"表现，其发病类似于《伤寒论》中提到的"阴阳气不相顺接"。究其原因，实为肝郁气滞、气郁化火所致，恰如《临证指南医案》所载"郁则气滞，气滞久必化热，热郁则津液耗而不流，升降之机失度"。进而变证丛生，出现诸多不适，故拟钩藤散化裁治疗。方中钩藤、菊花、生石膏平肝清火；防风有升发之性，可散发郁火；桂枝与生石膏配伍，其温热之性大减，可以平冲气、降逆气；佛手、旋覆花、赤芍、白芍、生麦芽疏肝柔肝，降气和中；党参、半夏、陈皮、茯苓健脾化痰；浮小麦、麻黄根、煅牡蛎敛汗止汗。因考虑到自汗、盗汗为热迫所致，急则治其标，缓则治其本，故二诊时去浮小麦、麻黄根、煅牡蛎，加入姜竹茹清热化痰除烦、白薇清热养阴而不恋邪。诸药合用，集平肝、疏肝、清火、化痰、补虚于一方，疗效满意。潘明，佟明亮，卢永屹. 钩藤散临床应用体会［J］. 上海中医药杂志，2018，52（7）：66-68.

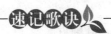
速记歌诀

钩藤散出本事方，钩藤陈皮与半夏。

麦冬茯苓甘菊参，炙草石膏茯神风。

寒降汤 13

【来源】

寒降汤，源于清·张锡纯《医学衷中参西录·治吐衄方》。

【组成】

生赭石（轧细）六钱　清半夏三钱　瓜蒌仁（炒捣）四钱　生杭芍四钱　竹茹三钱　牛蒡子（炒捣）三钱　粉甘草一钱半

【用法】

水煎服。

【功效】

和胃降逆，清热止血。

【主治】

治吐血、衄血，脉洪滑而长，或上入鱼际，此因热而胃气不降也。以寒凉重坠之药，降其胃气则血止矣。

【方解】

《素问·厥论篇》："阳明厥逆，喘咳身热，善惊，衄、呕血。"吐血之证，多由胃气夹冲气上逆；衄血之证多由于胃气、冲气上逆，并迫肺气亦上逆。是治吐衄，当以降阳明之厥逆为主。代赭石质重坠，善镇逆气，又兼能凉血。半夏辛燥开通，且张锡纯曰"降阳明胃气之逆者，莫半夏若也"。瓜蒌仁开胸降胃，善通大便，合半夏即含小陷胸之义。竹茹凉而能降，亦善开胃郁，使胃中上逆之气下行。牛蒡子性滑，协瓜蒌仁通利大便。肝为藏血之脏，生杭芍凉润以养之，则宁谧收敛而不妄行。甘草与白芍同用，调和气血。

【名医心得】

张锡纯认为本方中代赭石与半夏为核心药物。他认为重用赭石，功似《金匮》泻心汤之大黄，以代其降逆之力。由于半夏辛燥伤血，张锡纯认为虚劳血证应当忌用，而若病势危急，仍应以降阳明之厥逆为主，可用半夏收一时之功。故张锡纯在应用本方时，多治因热而胃气不降之吐血、衄血，其脉洪滑而长，或上入鱼际，或右脉重按尤其有力等。而若病势急危，失血多而呈虚弱象者，亦用之立止其血。

【验案精选】

案1：吐血（张锡纯医案）

一童子，年十四，陡然吐血，一昼夜不止，势甚危急，其父通医学，自设有药房亦束手无策。时愚应其邻家延请，甫至其村，急求为诊视。其脉洪长，右部尤重按有力，知其胃气因热不降，血随逆气上升也。为拟此汤，一剂而愈，又服一剂，脉亦和平。张锡纯.重订医学衷中参西录合订本［M］.北京：人民卫生出版社，2011：200.

案2：吐血（徐福棠医案）

吴某，男，38岁，工人。1984年2月27日诊。患者素来饮食失调，嗜好烟酒辛辣之品，有胃病史数年，常觉脘腹胀痛，食后尤甚。曾经纤维胃镜检查提示：慢性浅表性胃炎。两天前于酗酒暴食后，脘痛不休，呕逆频频，经西药对症处理后症情不减，今晨突然呕吐大量鲜红色血液，量约400ml，内夹胃内宿食，遂邀余诊治。诊见：脘宇嘈杂灼痛，干呕频频不已，心烦口苦，渴而欲饮，舌质暗红、苔黄略腻，口有秽气，脉弦滑，小溲黄赤，大便三日未行。血常规检查：红细胞3.5×10^{12}/L，血色素98g/L，白细胞4.2×10^9/L，中性粒细胞0.70，淋巴细胞0.30。血压120/80mmHg。中医辨证属胃火冲逆，灼伤血络。方拟寒降汤加味，以清降胃热，凉血止血。处方：生赭石30g（先煎），清半夏10g，生白芍15g，瓜蒌仁15g，清竹茹10g，牛蒡子10g，制大黄10g，牡丹皮10g，生甘草3g，三七粉6g（分二次冲服）。浓煎频频冷服，以防服药呕吐。

二诊：上药进服一剂后，呕逆渐止。翌晨肠腑得通，解黑色粪块十余枚，脘痛顿见缓解。药获效机，原方大黄减为5g，再服3剂。

三诊：药后呕血未出现，大便色泽转黄，隐血试验（-），唯觉脘痞不适，纳少口苦，苔仍浊腻。改拟清热化湿、和胃助运法善后。处方：生赭石15g（先煎），清半夏10g，生白芍12g，青竹茹10g，牛蒡子10g，佩兰叶10g，全瓜蒌15g，广陈皮6g，薏苡仁20g，白蔻仁3g（后下）。上方继服12剂，诸症消失。嘱忌食辛辣肥腻之品，1年后随访，胃痛呕血未复发。徐福棠．"寒降汤"治疗吐血验案二则［J］．江苏中医杂志，1987，（2）：23．

案3：吐血（徐福棠医案）

王某，男，30岁，渔民。患者于1980年开始，先大便呈柏油色，每年2～3次，曾呕吐黑色血液夹饮食物二次，每次约200ml；经注射止血药只取效一时，而经常复发，曾先后数次在连云港市某医院住院治疗。至1984年6月4日来徐邀余诊治。主诉：半月前因呕出黑色血及大便呈柏油色而休克，入连云港市某医院住院治疗。经胃镜和钡餐透视，均未发现明显异常。血常规检查：红细胞1.4×10^{12}/L，血色素40g/L，白细胞4.6×10^{9}/L，中性粒细胞0.70，淋巴细胞0.30。经输血（每次300ml）二次和对症处理，休克及呕血均缓解，但大便隐血试验（+++）：曾服中药汤剂及云南白药等罔效。刻诊：面色少华，体倦乏力，精神尚可，纳谷尚馨，但不敢多食，每日只进软食稀粥；自感两鼻孔出热气，胃脘灼热，嘈杂不适，口有臭味，大便呈柏油色，时轻时重，小溲黄，苔黄厚、舌质红，脉滑数。依症辨为阳明热盛，瘀热相结，灼伤胃络，胃气不得和降，胃火上逆则呕血，热迫肠道而便血。拟张氏寒降汤为主，以寒凉重坠，清降胃气而止血。处方：生赭石30g（先煎），清半夏10g，瓜蒌仁15g，生杭芍15g，青竹茹10g，牛蒡子10g，生甘草6g，制川大黄6g，仙鹤草15g，白茅根30g。3剂。

二诊：服药后，谓出血已止，大便转黄色、质稀薄、日行2～3次。仍觉胃脘嘈杂、灼热时发。宗上方去制大黄、白茅根，加北沙参30g、麦冬15g、石斛12g。继进3剂。后来人代述，诸恙悉除，要求服药巩固，仍按上方继服5剂，以清降胃热，兼养胃阴，以资巩固。后患者来函告知，未再复发。徐福棠．"寒降汤"治疗吐血验案二则［J］．江苏中医杂志，1987，（2）：23．

案4：反流性食管炎（朱家熊医案）

孙某，男，51岁，1997年4月诊。因进食梗阻3周，经胃镜检查为食管中下段癌，于1996年10月4日做食管中下段癌根治术。术后4个月出现上腹胀闷，进食后2小时常有酸性液体或食物反流到咽部，伴胸骨后烧灼热痛。症状在夜睡平卧时加重，多次出现呕吐痰涎样物及食糜，甚则出现阵发性呛咳、喘憋等症状。曾做胃镜复查示：胃内容反流，食管黏膜炎性改变，排除吻合口狭窄及肿瘤复发。西医予洛赛克 0.02g，2 次 / 天，西沙必利 10mg，3 次 / 天，未能控制症状。再做内窥镜下幽门扩张术，仅使症状缓解不到 5 天而复作。又延医服中药 1 个月，亦未获效。至余诊时，但见患者形体消瘦，面色萎黄，主诉被反流所苦已有数月，夜间尤苦，不得安睡。其时，舌体胖苔黄浊腻，脉象细弦带滑。心肺听诊正常，腹部触诊，平坦，无触痛，肝脾肋下未触及。证属痰浊中阻，胃热夹冲气上逆。观前医处方为半夏泻心汤加减。乃予寒降汤加减，处方：生赭石 24g，法半夏 9g，竹茹 9g，牛蒡子 9g，瓜蒌仁 12g，生白芍 12g，黄连 3g，生甘草 3g。水煎服，日 1 剂分 2 次服。10 剂后，食物反流次数已有减少，唯夜间睡下后仍有反流、呛咳出现。再诊时，上方加玉蝴蝶 5g 以宣开肺气。10 剂后，患者喜形于色来告，诸症已平。之后，患者长期来余处服中药调治，就诊时未询得有反流症复发。朱家熊. 寒降汤治疗术后反流性食管炎 23 例［J］. 实用中医药杂志，2000，（1）：21.

案 5：鼻衄（刘俊良医案）

张某，男，57 岁。1994 年 9 月 23 日诊。因鼻衄在某医院住院 23 天，除用中西药治疗外，还采用内填棉纱、外用夹棍压迫止血，然衄血仍未止，血从鼻腔流入口中而吐出。刻诊：面红气粗，唇焦口臭，心胸烦热，每日大出血 2 次，分别在 7 时、16 时左右，衄血前身有烘热感。伴自汗，大便热臭难闻。舌质红、苔黄褐而燥，脉滑数。证属胃热夹冲气上逆，熏肺迫血。治宜泻胃清肺，降逆平冲。予寒降汤加减。处方：生赭石 30g，全瓜蒌 40g，清半夏 12g，炒牛蒡子 12g，生白芍 15g，麦冬 18g，黄芩 15g，生地黄 15g，丹皮 15g，连翘 10g，生大黄 10g，甘草 5g。水煎服，日 1 剂。服 3 剂后，衄血量渐次减少，大便热臭、衄血前身烘热感大减，余症亦减。又予上方 5 剂，衄血止，诸症消失。后以生山药末调粥煮服，养胃育阴以善其后，至今未复发。

原按 清·黄坤载曰："亡血于吐衄者，阳明不降也。"张氏宗之为法，认为"治吐衄之证，当以降胃为主，降胃之药以赭石为最"。对衄血"因有热者，降之以赭石，而以蒌仁、白芍诸药佐之"。该案衄血 23 天未止，仍口臭潮热、大便热臭、衄血前身烘热，苔黄褐而燥，脉滑数，均提示胃热夹冲气上逆，蒸肺迫血妄行之势未衰。故治用寒降汤泻胃清肺、降逆平冲，以全瓜蒌易蒌仁，合大黄、生地黄、丹皮、麦冬、赭石荡胸降胃、养阴泄热；加黄芩、炒牛蒡子清泻上焦肺火；连翘升清气；半夏性温燥，既降胃气又可防他药过于寒凉。谨守病机，未止血而血自止。刘俊良，王桂枝．寒降汤临床应用 2 则［J］．江苏中医，1996，（2）：30．

案 6：呕吐（刘俊良医案）

杨某，男，30 岁。1994 年 12 月 16 日诊。10 个月前因情志不畅而致呕吐，此后每饭后 2 小时即恶心呕吐，呕吐前自觉有热自脐上冲胃脘，近月余又出现朝食暮吐、暮食朝吐。呕吐物为不消化的食物残渣或白色黏液，无特殊臭味，胃脘痞闷烦热，食欲不振，大便每 4～5 日一次，质微干。曾做全消化道 X 线钡餐透视，未见明显异常。按神经性呕吐治疗数月未效。刻诊：形体消瘦，面色萎黄、烦躁，舌质干红无苔，脉细弦数。证属脾胃阴伤，冲气夹胃气上逆。治宜滋阴养胃，降逆平冲。予寒降汤合叶氏养胃汤化裁。处方：生赭石 30g，全瓜蒌 20g，清半夏 10g，炒牛蒡子 10g，白芍 15g，麦冬 18g，沙参 15g，玉竹 15g，生山药 15g，连翘 12g，甘草 5g。水煎服，日 1 剂。嘱其少量频服，以不呕吐为度。服 3 剂后，胸脘烦热痞闷大减，仅有轻微恶心，未再呕吐。后继服原方 6 剂获愈，随访半年未复发。

原按 该患者呕吐 10 个月，胃脘部痞闷烦热，且感有热自脐上冲，属胃热夹冲气上逆。日久脾胃阴伤，更见烦躁、便干、舌干红无苔、脉细弦数等症。脾胃阴伤犹釜中无水，不能腐熟水谷，故呕吐物呈不消化状且无特殊臭味；脾胃阴伤不能转输精微以荣肌肤，故见形体消瘦、面色萎黄、呕吐白色黏液。胃热夹冲气上逆使呕吐加重，除食后呕吐外，又增朝食暮吐、暮食朝吐。故用赭石、瓜蒌降胃平冲，荡胸中积热；沙参、麦冬、玉竹、白芍、山药、甘草酸甘相伍滋阴养胃，敛阴生津；连翘助脾升清；半夏、牛蒡子温寒相济，降肺胃之痰浊。诸药合用，使脾胃得以滋养，冲脉血海得以填充，冲气、胃气不再上逆，则顽固性呕吐得愈。刘俊良，王桂枝．寒降汤临床应用 2 则［J］．江苏中医，1996，（2）：30．

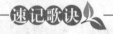

速记歌诀

寒降蒌仁与夏蒡，竹茹赭石芍甘尝。

吐衄脉洪由胃热，泻心汤外立奇方。

椒梅汤 14

【来源】

椒梅汤，本源于清·叶天士《临证指南医案》，有方而无名。吴鞠通将本方从《临证指南医案》中特别拈出，加以命名，并存之于《温病条辨·下焦篇》。

【组成】

黄连二钱　黄芩二钱　干姜二钱　白芍（生）三钱　川椒（炒黑）三钱　乌梅（去核）三钱　人参二钱　枳实一钱五分　半夏二钱

【用法】

水八杯，煮取三杯，分三次服。

【功效】

养阴泄热，扶土柔木。

【主治】

暑邪深入厥阴，舌灰，消渴，心下板实，呕恶吐蛔，寒热，下利血水，甚至声音不出，上下格拒者，椒梅汤主之。

【方解】

本方所治乃"土败木乘，木犯阳明"。木气横逆冲犯，故以黄芩、黄连之苦寒清泄其亢盛，然其亢盛实源于肝阴不足以涵敛肝阳，是以但清热仅足以制其标，而唯有养肝体方能够救其本，乌梅、白芍之酸正为此设。所谓"见肝之病，知肝传脾，当先实脾"，木脏若病必然乘伐中土，故养肝清肝之际应时时注重顾护脾胃。脾以升为健，故用干姜、人参、川椒之辛甘温以达其情；胃以降为顺，故以枳实、半夏之苦温以遂其性。诸药合用，酸苦甘寒以清肝敛肝，辛甘苦温以健脾养胃，俾肝性柔而中土壮，共奏养阴泄热、扶土柔木之功。

【名医心得】

湖北省名中医彭景星认为椒梅汤的关键矛盾在于"土败木乘，木犯阳明"，乃治疗邪入厥阴、寒热错杂、本虚标实的方子。彭老认为，本方与乌梅丸相似，但较之减去了桂枝、细辛、黄柏，加入了"泄土中之木乘"的白芍，故相对乌梅丸偏柔和。彭慕斌. 彭景星治验两则 ［J］. 中国中医急症，2004（8）：527.

四川省名中医余国俊颇喜使用此方，认为此乃治疗厥阴阴分伤损之正法，常用此方治疗小儿久泻等病。临证之时，其常以炮姜易干姜，因干姜有发表之性，炮姜则守中而不移；以潞党参易人参，同时加怀山药并重用之，使怀山药与潞党参相配伍，大滋脏腑之真阴，补益气化之虚损。余国俊，林科贤. 小儿久泻伤阴的辨证论治 ［J］. 新中医，1975（1）：20-22.

常州市名中医潘焕鹤认为，椒梅汤属于酸甘化阴、酸苦泄热、苦辛通降之法，常用其治疗土虚木贼、正虚邪炽的上下格拒之证，譬如腹型过敏性紫癜之突然剧烈腹痛、呕恶、下利血水便属此例。潘老认为腹型过敏性紫癜属于肝气肆虐为甚，故使用椒梅汤治疗时往往更动原方剂量，加强白芍、乌梅等敛肝药物剂量。其次，由于各患者之临床表现不尽相同，故在运用原方的大原则下，根据其出现的兼证而相应加减：如血热较甚，去党参，加炒生地、粉丹皮各 10g，牛角腮 30g；皮疹瘙痒较甚，加青防风、紫草各 10g；鼻衄不止或血尿者，加焦山栀 10g，大小蓟各 15g；纯利血水，以炮姜易干姜，加炒地榆 30g；兼有关节症状者，加木防己 20g，川桂枝 6g，西秦艽 10g。通过治疗停止发作后，继续服原方 7 天，以资巩固。如反复多次发作，在发作过后按原方为丸，每服 10g，一日 3 次，连服 3 周。潘焕鹤. 椒梅汤治疗腹型过敏性紫癜 68 例临床观察 ［J］. 江苏中医，1988（3）：9-10.

通化市名中医董廷汉认为，椒梅汤的核心病机为土败木乘、寒热错杂及厥阴乘犯阳明，其辨证要领为土虚木旺、上热下寒。董主任基于此认识，常以本方治疗土虚木摇、肝风上扰之眩晕，厥阴乘犯阳明之蛔厥，土虚木乘之心悸，肠寒胃热之胃痛等多种疾病。董廷汉. 椒梅汤临床活用 ［J］. 上海中医药杂志，1986（8）：31-32.

刘宜进认为椒梅汤由乌梅丸及半夏泻心汤化裁而来，符合《素问·脏气法时论篇》"肝苦急，急食甘以缓之……肝欲散，急食辛以散之，用辛补之，酸泻之"

以及《金匮要略》"肝之病，补用酸，助用焦苦，益用甘味之药调之"的涵义。凡阴虚不明显，阳亢不甚者，用之最为合拍。临证中，刘主任每以本方加减治各类眩晕，均获较好疗效。刘宜进. 眩晕证临床治疗经验［J］. 湖南中医杂志，1994（S2）：72-73.

【验案精选】

案 1：直肠炎（彭景星医案）

刘某，女性，33 岁。近 5 年常泻黏液溏便，经纤维结肠镜与病理学检查诊断为直肠炎、回肠末端炎及炎性细胞浸润，多方医治少效，于 2002 年 5 月 2 日来诊。患者身形消瘦，肢凉乏力，食少脘痞，或兼呕逆，口苦干不饮，大便每日 4～5 次，为溏便，混白色黏液或见少许血胨，小腹胀痛隐隐，喜温喜按，肛门痛坠，脉弦涩，舌淡红，苔薄白微腻。此乃寒热错杂，本虚标实，颇类邪入厥阴、肝木乘土之痢疾。治以寒温并用，扶土抑木。取椒梅汤合白头翁汤加减：乌梅、白芍、白头翁各 15g，黄芩、法半夏、秦皮各 10g，党参、黄连、厚朴、石菖蒲各 6g，花椒、干姜各 4g。10 剂，水煎内服，每日 1 剂。

二诊：2002 年 5 月 12 日。服上方 10 剂，脘舒纳增，腹已不痛，每日解软便 2 次，尚夹少许黏液，肛门痛坠较甚，脉弦缓，舌淡红，苔薄白。此肝木乘土之势已缓，湿热廓清，而脾虚气陷未复。拟调和肝脾、益气升陷为治法。予椒梅汤合三奇散加减：黄连 6g，花椒、干姜各 2g，乌梅、黄芩、法半夏、枳壳、防风各 10g，党参、白芍、黄芪各 15g，荷梗 20g。煎服法同上。

三诊：2002 年 6 月 10 日。再服 15 剂，病情进一步改善，肛门坠痛亦大减。患者以为病愈而停药，半月后病情反复。于 6 月 10 日再来诊，宗复诊方并参六君子汤意增损，续服 50 余剂，诸症消失，8 月 11 日经纤维结肠镜复查示大肠未见异常。随访至 2003 年 1 月，云未复发。

原按 直肠炎以腹痛、下痢赤白、里急后重为主症，属中医学"泄泻""痢疾""休息痢"范畴，为难治性疾病之一。本病病机以肝乘脾胃为主，即所谓"犯胃则恶心干呕，脘痞不食；克脾则腹胀，便溏或不爽"。由于脾虚失运，蕴湿化热，伤及肠络则便黏液或脓血；气虚下陷则肛门痛坠。肝气日横，脾胃日败，古人制木必先安土。今邪入厥阴，寒热错杂，本虚标实，故治以椒梅汤为主方。该方系吴瑭遵叶天士治"木犯阳明"之用药法，于乌梅汤中去桂枝、细辛、黄柏，加白芍"泄土中之木乘"，较乌梅丸柔和，为吴氏治"土败木乘"危候之方。蕴湿化热，伤及肠络，故以石菖蒲、厚朴行气化湿，白头翁汤坚肠止痢。诸药合用，寒热平调、标本兼顾，故服之即效。但脾虚气陷之肛门坠胀未除，复诊时将椒梅汤减量，并以王孟英治虚性滞下、肛门"奔迫异常"之三奇散（黄芪、防风、枳壳），易白头翁汤与厚朴、石菖蒲，最后参以六君子汤善后，坚持服药而病痊愈。其间因贸然停药而病复，幸为时尚短，未致尽堕前功。彭慕斌. 彭景星治验两则［J］. 中国中医急症，2004（8）：527.

案2：小儿久泻伤阴（余国俊医案）

王某，男，一岁半，1973年夏患暑泻，服西药6天无效，随之出现失水及酸中毒现象。给予静脉补液后，精神虽略转佳，然泻仍不止，转服中药。其时便下稠黏，一昼夜10多次，泻时啼叫，口燥唇红，干呕，四肢厥冷，数次惊厥，舌绛无津，纹色青紫。遂投以加味椒梅汤（乌梅15g，川椒3g，黄芩6g，黄连6g，法半夏6g，炮姜4.5g，潞党参9g，枳实6g，白芍18g，山药30g），加生扁豆9g。连服两剂后，四肢转温，泄泻减至每日3次，诸症亦均减轻。然口中津液仍少，时干呕，小便短黄。处方：山药30g，石斛9g，生扁豆9g，白芍9g，竹茹6g，鲜芦根60g，甘草3g，连服两剂，泻止，诸症痊愈。余国俊，林科贤. 小儿久泻伤阴的辨证论治［J］. 新中医，1975（1）：20–22.

案3：腹型过敏性紫癜（潘焕鹤医案）

杜某，男，18岁。1982年1月28日初诊。患者无明显诱发因素，于元旦夜晚突然剧烈腹痛，继则恶心呕吐，大便呈血水样，皮疹出血点泛发遍体，头面亦有。抬来医院急诊。血检：白细胞5.6×10^9/L，嗜酸粒细胞0.09，淋巴细胞0.13，中性粒细胞0.78，血小板160×10^9/L。束臂试验阳性。外科排除急腹症，经西医内科诊断为腹型过敏性紫癜，对症处理很快缓解。隔日又作，因找人抬担架耽误了时间，抵达医院时，腹痛已消失，未做任何处理（因前天配药尚未服完）。自此后又有数次类似发作，故改求中医诊治。患者于半小时前腹痛突作，家属来院要求出诊治疗。诊见患者腹痛剧烈，辗转不安，疼痛以脐周及下腹为甚，四肢及臀部满布皮疹出血点，躯干及头面部亦有，分布较疏，瘙痒，时有恶心、呕吐食物及黄绿水，鼻中流血，大便血水，头汗淋漓，面色苍白，两颧潮红，口干不欲多饮，饮不解渴，苔薄白、舌质胖嫩、舌边满布齿印，脉细弦数。脉症分析，病在太阴、厥阴二脏，系脾虚肝旺、寒热错杂之证。良由患者素禀不足，脾气素虚，脾虚则运化失职，湿热内生，湿热久蕴，必耗营血，脾统血而藏营，肝体阴而藏血，故久则脾气更虚，而肝亦渐失其柔润之性。肝气失其敛藏之职，乘虚而克脾土。脾受木贼，则呕吐泄泻；营阴受损，湿热逼迫血分，阳络伤则血从上溢为鼻血，阴络受损则血从下渗而大便鲜血；湿热内生，脾风逆于腠理，每因肝气触发而致遍体风疹瘙痒。治之之法，当以扶脾敛肝，寒热并调，酸苦辛合法，兼以宁络止血。处方：大乌梅30g，川雅连5g，炒枯芩、潞党参各10g，炮姜5g，川椒10g，大白芍30g，炒枳实、青防风各10g，炙地榆30g，焦山栀10g。立即煎服。因平时发作不治疗。约2～3小时亦能自行缓解，故投药后中止发作，不能确定其为药效或自然缓解，嘱原方每天服1剂，连服3剂。

1周后复诊，云服药后未再复作，因外出而停药数天才复诊。此为近一月来发病间断最长时间。患者面色㿠白，舌质胖嫩、舌边齿印，脉濡滑，乃肝气敛而脾虚未复。患者担心再发，要求"除根"治疗，拟丸方缓图，嘱如在服丸期间再发，可以前次煎方配服。处方：潞党参60g，淡干姜30g，焦白术60g，大乌梅、大白芍各120g，姜半夏、炒枳实各60g，川雅连40g，川椒、炒枯芩各60g。上药共研细末，水泛为丸，如梧桐子大，每服10g，一日2次，开水下。一月后随访，患者康复正常，参加重体力劳动。1986年12月20日追访，历时数年未复发。

原按　椒梅汤出自吴鞠通《温病条辨》下焦篇三十七条，原文为："暑邪深入厥阴，舌灰，消渴，心下板实，呕恶吐蛔，寒热，下利血水，甚至声音不出，上下格拒者，椒梅汤主之。"肠源性过敏紫癜，虽非吴氏所述之暑邪深入厥阴病证，但其突然剧烈腹痛，呕恶，下利血水等上下格拒证候，确属土虚木乘、正虚邪炽之候，故椒梅汤之酸甘化阴、酸苦泄热、苦辛通降治法，正合病机。椒梅汤原方为：黄连、黄芩、干姜各二钱，白芍（生）、川椒（炒黑）、乌梅（去核）各三钱，人参二钱，枳实一钱五分，半夏二钱。水八杯，煮取三杯，分三次服。方中乌梅、白芍配黄连、黄芩酸苦泄热，收敛肝气；人参、干姜、半夏健脾治中，扶助脾气；配枳实、川椒苦辛通降。实为刚柔相济、寒热并调、扶脾敛肝之良剂。考虑此证肝气肆虐为甚，故更动原方剂量，加强白芍、乌梅等敛肝药物剂量。其次，由于各患者之临床表现不尽相同，故在运用原方的大原则下，根据其出现的兼证而相应加减。方证相符，故临床效果比较显著。潘焕鹤. 椒梅汤治疗腹型过敏性紫癜68例临床观察［J］. 江苏中医，1988（3）：9–10.

案4：眩晕（董廷汉医案）

孙某，女，43岁，工人。平素面㿠体弱，时犯头晕目眩、乏力呕吐等。以春季发作频繁，症状尤甚。病已数载，逐年加重。此次发病已3天，伴心烦懒言，语声低，静卧不欲动，目闭不欲开，两耳轰鸣，上肢麻木感。诊之四肢微颤，舌淡有齿痕，苔薄白，脉弦缓无力。此由素体脾胃虚弱，中气不足，木失栽培，入春肝木司令，升发太过，脾土愈伤所致。治应培土建中，抑木息风。疏方：川椒 10g，乌梅 15g，黄芩 10g，黄连 10g，干姜 10g，半夏 20g，白芍 20g，党参 20g，枳实 15g。3 剂后诸症大减，可进饮食。再服 3 剂，诸症悉平。后用香砂六君子加白芍调治 1 周。1 年未见复发。董廷汉.椒梅汤临床活用［J］.上海中医药杂志，1986（8）：31-32.

案 5：蛔厥（董廷汉医案）

金某，男，14 岁，朝鲜族。近 3 天常阵发轻微腹痛，伴心烦不欲食。昨晚突然发作上腹部阵发性钻顶样疼痛，伴呕吐，吐出蛔虫一条。诊时患者双手捧腹，辗转不安，面色青苍，身有微热，上腹拒按。淡红舌，薄黄微腻苔，脉弦紧。辨证为肝旺乘脾，厥阴动蛔，蛔虫上窜，入胃脘胸膈。疏方：川椒 7.5g，乌梅 15g，黄芩 10g，黄连 10g，干姜 5g，半夏 15g，白芍 15g，糖参 10g，使君子 15g，槟榔片 10g。煎服 1 剂，疼痛缓解，腹部包块消失。继服 1 剂并加驱蛔灵，共驱蛔虫 10 余条而愈。董廷汉.椒梅汤临床活用［J］.上海中医药杂志，1986（8）：31-32.

案 6：心悸（董廷汉医案）

孙某，男，54 岁。患心悸已半月，自觉心中空虚，虚里穴处怵怵大动不安，伴频繁呃逆，烦不能眠，倦怠不欲动，动则汗出欲脱，恶心欲吐，口中多涎，两下肢麻木。舌质淡，苔薄白，舌尖红，脉数无力而有歇止，心电图示频繁房性早搏。曾辨证为心脾两虚，用归脾汤，后用炙甘草汤、温胆汤等，疗效不显。后阅叶桂治呃逆、自汗出、脉歇止一案，用参姜椒梅，因思本证属中气大虚，宗脉无根，木风萌动，窜入胃络，致虚里振动不安。呃逆、欲呕、肢麻、口中多涎，是土虚木乘之明证。遂疏方：川椒 10g，乌梅 15g，黄连 7.5g，茯苓 20g，半夏 15g，白芍 20g，糖参 15g，枳实 15g，干姜 5g，饴糖 50g（烊化）。连服 3 剂后，心中安稳，诸症大减。再服 3 剂，加白术 15g，龙骨 25g，天麻 15g，诸症消失，心电图亦恢复正常。董廷汉.椒梅汤临床活用［J］.上海中医药杂志，1986（08）：31-32.

案 7：胃痛（董廷汉医案）

邓某，男，47 岁，农民。痢疾初愈，冒雨着凉后进食酒肉，遂发胃痛。病已两月，痛时自觉气上攻心胸，痛甚则昏厥，伴骨中灼热感，痞塞不通，反酸，纳呆，大便稀夹泡沫及黏液。面色㿠白，四肢欠温。舌暗红，苔灰白而腻，脉弦细无力。辨证为寒温失宜，饮食不节，致肠寒胃热，格拒作痛。从仲景于气上撞心，心中痛热，不欲食者，主以椒梅汤，平调寒热。遂疏方：川椒 15g，乌梅 10g，黄连 15g，黄芩 10g，干姜 10g，半夏 20g，党参 10g，枳实 15g，白芍 15g，莱菔子 15g，薤白 15g。连服 3 剂，其痛缓解，大便成形，但仍有黏液。上方小其制并加神曲 10g、木瓜 15g、甘草 10g。继服 3 剂，诸症消失，后以越鞠丸调理而愈。

董廷汉. 椒梅汤临床活用［J］. 上海中医药杂志，1986（8）：31-32.

案8：眩晕（刘宜进医案）

刘某某，女，68 岁。1991 年 3 月 15 日初诊。经常眩晕，近 10 余天来加剧，阅前病历服天麻钩藤饮、半夏天麻白术汤类无效。站立则欲仆地，卧则需向左侧眩晕方可减轻。干呕纳呆，疲乏无力，口干苦。舌淡红、苔薄黄，脉弦细。原有脑动脉硬化病史。证属阴阳失调，肝风内动。治以泻肝缓急，敛阴息风。方用椒梅汤加减：蜀椒 6g，乌梅 15g，干姜 3g，法半夏 10g，川黄连 6g，枳实 9g，白芍 12g，黄芩 9g，甘草 3g，白参 6g，牡蛎 20g。服 4 剂后，眩晕减轻大半，继以原方加减再服 6 剂，眩晕完全消失。

原按 肝为刚脏，其应风木，一有怫郁，最易鸱张而化。在治疗上《内经》有"肝欲酸""肝苦急，急食甘以缓之，肝欲散，急食辛以散之，以辛补之"，《金匮要略》亦有"肝之病，补用酸，助用焦苦，益用甘味之药调之"，而椒梅汤便具此数方面的作用。椒梅汤出自《温病条辨》，由乌梅丸及半夏泻心汤化裁而来，原为治暑邪深入厥阴之方。笔者用之治疗眩晕，效甚佳。方中乌梅、白芍味酸而入肝敛阴；合甘草而缓肝之急；半夏、干姜、蜀椒辛以散肝；芩、连味苦泻肝火；白参补中；牡蛎镇肝。凡阴虚不明显，阳亢不甚者，用之最为合拍。笔者近年用此方加减治各类眩晕数十例，均获较好疗效。刘宜进. 眩晕证临床治疗经验［J］. 湖南中医杂志，1994（S2）：72-73.

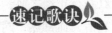
速记歌诀

椒梅汤中用川椒，乌梅人参生白芍。

连芩姜夏加枳实，扶土柔木治暑邪。

解毒活血汤 15

【来源】

解毒活血汤，源于清·王清任《医林改错·下卷》。

【组成】

连翘二钱　葛根二钱　柴胡三钱　当归二钱　生地黄五钱　赤芍三钱　桃仁（研）八钱
红花五钱　枳壳一钱　甘草二钱

【用法】

水煎服。

【功效】

解毒活血。

【主治】

瘟毒自口鼻入气管，自气管达于血管，将气血凝结，壅塞津门，水不得出，
上吐下泻转筋者。

【方解】

方名解毒活血，即其义也。其解毒重在清血中之毒，其活血重在透邪外出及
归复人身之气血运行。方含桃红四物汤意，桃仁、红花行正经之血，生地黄、赤
芍凉血散血，当归补血活血，甘草清气分毒热。连翘清营血毒热，同时透热转出
气分。少用枳壳，从气分散邪，并令逆乱之气血各归其原。又柴胡芳香疏泄而引
清气，葛根起阴气、升津液，平上吐下泻及转筋之逆，开通道路，复津液气血输
布之通达。

【名医心得】

国医大师张琪教授重视气血理论，认为急慢性肾衰竭，皆由湿热毒邪入于血分，血络瘀阻为主。其善于使用解毒活血汤治疗急慢性肾衰竭，临证时，在原方基础上结合肾衰竭病理机制特点加牡丹皮、丹参活血凉血，大黄泄热解毒。张老特别指出，应用解毒活血汤治疗肾衰竭的指征主要有两方面：一为"瘀""浊"并见，或可兼"热"，多见头痛，心烦少寐，五心烦热，搅闹不宁，恶心呕吐，舌紫少苔或舌苔垢腻，或舌有瘀斑，舌下静脉紫暗、曲张，脉弦或弦数等。二为正气不虚或虚而不甚。张老曾以此方治疗多例急性肾衰竭患者及慢性肾衰竭正气未虚者，疗效颇佳。若见贫血，全身衰弱，腰腿酸软，全身乏力或腹胀便溏等症，正气已虚，须用补脾肾、益气化湿浊等药合用，而不可用解毒活血汤。张教授指出肾衰竭的治疗疗程长，确立解毒活血汤证后，要注意"效不更方"，守方治疗，防"瘀""浊""热"邪未尽，如叶天士所云"炉烟虽息，灰中有火"，切不可早用温补、固涩，以防死灰复燃。曹田梅，张李兴. 国医大师张琪运用解毒活血汤治疗肾衰竭经验［J］. 长春中医药大学学报，2014，30（1）：39-40.

全国老中医药专家学术经验继承工作指导老师尹常健教授善用解毒活血汤治疗心神疾病，指出本方对应的病机要点是"毒邪壅滞，气血凝结，瘀毒上扰，闭阻清窍"。临床上，失眠、健忘、头痛、躁狂等病证，凡符合上述病机者，均可选用此方。尹教授认为，毒瘀内阻导致心神疾病，患者往往主诉繁多冗杂，病史较长，诊疗时必须时时把握毒瘀阻窍的关键病机，以解毒活血为第一要务，才能药到病除。尹教授总结，解毒活血汤的临床应用指征为：①症状表现为阳热有余或体力较好；②患者多情绪急躁、心烦失眠或举止失常、词不达意、言语颠倒；③病史较长，有反复用药或外伤、手术史；④伴有胸闷、食后饱胀、大小便不畅等；⑤舌质暗或暗红，可有瘀斑瘀点，舌苔白或白腻，脉弦滑、弦细等。尹教授指出，若要灵活运用解毒活血汤，达到异病同治的临床效果，其关键在于辨明瘀毒病机的主次，随之调整方剂的主要药物；此外，应结合四诊资料，综合辨别瘀毒之轻重，分瘀重于毒、毒重于瘀、正虚邪恋三型辨证论治。瘀重于毒者重用桃仁，毒重于瘀者重用连翘和葛根，正虚邪恋者以解毒活血为基础，佐以填精补肾。尹教授特别指出，解毒活血汤中连翘与葛根配伍，解毒清热发表，是对因治疗；轻清上浮升散，引桃仁、柴胡等活血行气药上达头面清窍，是特定部位用药；通淋利水，益阴升清，祛湿浊而通清窍，是增效治疗。二药联用，一举三得。韩宁，张欢，张永. 尹常健运用解毒活血汤治疗心神疾病经验［J］. 山东中医杂志，2022，41（12）：1326-1331.

【验案精选】

案 1：慢性肾衰基础上的急性肾衰（张琪医案）

王某，男，36 岁，2009 年 7 月 5 日入院。该患于 2001 年无明显诱因出现头痛头晕，于某医院测血压 180/120mmHg，未查尿常规，自服开搏通，且经常静脉滴注甘露醇，口服去痛片，用量不详。2006 年 4 月份于某医院检查 B 超发现双肾缩小，患者未予重视，未及时诊治。6 月患者出现恶心、胸闷但仍未就诊。7 月 5 日就诊于我院门诊，收入院治疗。入院时患者头痛、头晕、腰酸乏力、尿频腹胀、时咳嗽。血压 160/100mmHg，脉搏 78 次 / 分，双肺上野可闻及喘鸣音，心界向左下扩大。舌紫暗、苔薄白、脉弦。B 超示双肾萎缩。化验：尿素氮 26.92mmol/L，血肌酐 1024.4μmol/L，血红蛋白 96g/L，尿蛋白（++），心电图示广泛 ST-T 改变。中医诊断为虚劳（脾肾两虚、热毒内蕴型），西医诊断为慢性肾小球肾炎、慢性肾功能衰竭、急性肾衰竭。治疗：患者暂不同意透析治疗，在低盐低蛋白饮食、抗炎、降血压等基础治疗的同时，用解毒活血汤化裁治疗：连翘 15g，葛根 15g，柴胡 15g，当归 15g，生地黄 15g，赤芍 15g，桃仁 15g，红花 15g，枳壳 15g，甘草 15g，茵陈 15g，枇杷叶 15g，草果仁 15g，大黄 10g。

7 月 17 日二诊：服药 12 剂。患者头痛头晕乏力减轻，胃脘疼痛、纳差、腰酸尿频，舌淡暗，苔薄白，脉弦。方药：连翘 15g，桃仁 15g，红花 15g，赤芍 15g，枳壳 15g，山楂 15g，半夏 15g，陈皮 15g，鸡内金 15g，甘草 15g，大黄 10g，公丁香 10g，当归 20g，黄芪 20g。

7 月 24 日三诊：患者症状均较入院时减轻，胃脘痛消失，血压 140/90mmHg，尿素氮 30.44mmol/L，血肌酐 602.8μmol/L，尿蛋白（++）。继以 7 月 5 日方加砂仁 15g、胡芦巴 15g、肉苁蓉 15g，水煎服。此后追踪 2 个月，病情稳定在此水平，血肌酐稳定在 600μmol/L 左右。于梅，于卓. 张琪用加味解毒活血汤治疗慢性肾衰基础上的急性肾衰竭经验 [J]. 中国中医基础医学杂志，2011，17（6）：695-696.

案 2：慢性肾功能衰竭（张琪医案）

张某，女，55 岁，2009 年 4 月 1 日初诊。患高血压 13 年，现服施慧达、依苏，血压 120/80mmHg，20 余岁开始常服用去痛片至今，2005 年肌酐 114μmol/L（正常值44 ~ 97μmol/L），2008 年服中药汤剂，疗效不显。现症：乏力，失眠，夜尿频，视力模糊，舌质紫暗，边瘀斑，苔薄白，脉细涩。肌酐 155.9μmol/L，血脂轻度偏高，彩超示：肝轻度弥漫性声像，肝脏实质性占位，胆囊多发结石，胆囊摘除。双肾多发结石，双肾弥漫性改变；右乳头上方实性结节，左乳内小结节。中医辨证：瘀血内停、浊邪中阻、脾肾两虚。处方：连翘20g，桃仁15g，红花15g，当归20g，枳壳15g，赤芍15g，柴胡15g，生地黄15g，甘草15g，石斛20g，麦门冬15g，陈皮15g，半夏15g，茯苓20g，玉竹15g，生大黄5g，白术15g。

2009年4月15日二诊：患者上方服14剂，夜尿频及夜寐转佳，晨起眼睑浮肿，倦怠嗜睡，大便日2次，便溏，舌质紫暗，边瘀斑，苔薄白，脉细涩。前方去柴胡、玉竹，加草果仁15g、紫苏15g、砂仁15g。

2009年4月29日三诊：患者上方服14剂，肌酐147.7μmol/L，尿素氮8.46mmol/L，夜寐、乏力明显好转，夜尿2次，大便日2次，便溏，舌质紫暗，苔薄白，脉细涩。前方加丹参20g、益母草30g。

2009年5月13日四诊：患者上方服14剂，偶有乏力、腰酸、夜尿1次，舌质紫暗，苔薄白，脉沉。处方：连翘20g，桃仁20g，红花15g，枳壳15g，赤芍20g，柴胡15g，生地黄15g，葛根20g，甘草15g，熟地黄20g，山茱萸20g，山药20g，茯苓20g，丹皮15g，泽泻15g，黄芪30g，太子参20g，生大黄7g，白术15g，草果仁15g，紫苏15g，砂仁15g。

2009年5月27日五诊：患者上方服14剂，肌酐114.9μmol/L，血脂转正常，视力模糊明显转佳，大便日2次，便质转干，晨起眼睑浮肿，舌质紫暗，苔薄白，脉沉。前方去砂仁，加陈皮15g、半夏15g。

2009年6月10日六诊：患者上方服14剂，各项化验均正常，面色红润，体重增加，偶有下肢沉、腰酸，二便正常。前方继服28剂，半年随访，未有复发。

原按 张老认为该患者病程长，久病必瘀，气血运行不畅，水液代谢障碍，气血水饮湿浊毒内生，脾失运化，病位在肾，故前期治疗解毒活血汤和二陈汤加减，解毒活血，健脾祛湿浊，石斛、麦门冬、玉竹既防过燥伤阴，又顾护阴液。少许大黄清下焦瘀热，加强清热解毒活血祛瘀之力，现代药理研究大黄有延缓肾间质纤维化的作用。加草果仁、紫苏、砂仁，芳香行气化湿浊，3剂后患者明显好转，见腰酸乏力，故后期治疗以解毒活血汤和参芪地黄汤加减，补肾益气疗其本，收到事半功倍之效。临床观察慢性肾衰竭患者，大多处于高凝状态，血小板计数偏高，单核/巨噬细胞浸润，方中具有良好的活血作用，改善高凝状态，其中连翘有类似青霉素样抗炎抗免疫作用，柴胡还有抑制炎细胞释放作用。张老对大量慢性肾衰竭患者运用解毒活血汤加减，疗效甚广，张老灵活运用，异病同治，用解毒活血汤治疗其他病证，亦获得满意疗效。代晓光，张玉梅，刘娜，等．国医大师张琪教授妙用解毒活血汤［J］．中国中西医结合肾病杂志，2010，11（12）：1046-1047．

案3：头痛失眠（尹常健医案）

秦某，女，43岁，2020年11月15日初诊。主诉：发作性头痛15年，加重伴失眠1个月。患者15年前情绪激动与人争吵后出现头痛，以巅顶、双侧颞部跳痛为主。开始每年发作几次，每逢经期头痛明显，但症状尚能忍受。近1个月来，头痛明显加重，无规律性，自诉"几乎天天头痛"，伴头胀、眼凸胀感，痛甚则呕吐胃内容物，多次去医院急诊就医，颅脑CT检查未见异常，诊为血管神经性头痛，给予甘露醇、复方氨林巴比妥等注射，效果一般。现患者头痛持续，巅顶、双侧颞部跳痛，伴颈背板硬不舒，头晕胀，入睡困难，甚则彻夜难眠，心烦易怒；纳可，口干口渴，大便干，2～3天一行，月经尚规律，25～27天一行，经量一般，血块较多；面色晦浊，表情焦躁，舌暗红、舌尖有瘀斑、苔薄黄，脉弦细。查体无阳性体征。西医诊断：血管神经性头痛；睡眠障碍。中医诊断：头痛，瘀毒壅塞证；不寐。治以活血祛瘀、清热解毒。解毒活血汤加减处方如下：桃仁20g，红花15g，赤芍30g，生地黄30g，葛根30g，连翘15g，当归15g，柴胡12g，枳实12g，生石膏（先煎）30g，吴茱萸6g，菊花15g。7剂，水煎服，日1剂，分早晚两次温服。

2020年11月23日二诊：患者诉自服药第3天起头痛明显减轻，头胀眼凸感消失，大便变软，日一行。服药期间，头痛仅出差时发作1次，仍失眠，上方加柏子仁30g、生龙骨（先煎）30g、生牡蛎（先煎）30g，继服7剂。

2020年11月30日三诊：头痛未再发作，睡眠明显改善，心情愉悦，面色较前光泽，大便通畅。上方去生石膏、吴茱萸，继服14剂，诸症皆消。

原按　本例血管神经性头痛由血管舒缩功能障碍导致，临床极为常见。患者情志不遂，肝气郁结日久化火，火热蒸烁津血，生瘀化痰，日久不解，瘀毒内生，循经上扰清空，脑窍不利，头痛日久不愈；瘀毒内扰心神，则又添失眠心烦。面暗舌瘀，经血块多，脉弦细，属瘀重于毒，故重用桃仁、红花、赤芍、葛根活血化瘀、舒经通脉；以枳实易枳壳，加强化痰利水之功；患者热象明显，加菊花平内生之肝风，清血分热毒；生石膏清阳明经热；少佐吴茱萸辛散止呕，生石膏、吴茱萸同用，肝胃同调，升清降浊。二诊瘀热减轻，加柏子仁养心安神，龙骨、牡蛎安神定志。三诊去生石膏、吴茱萸，既是"用寒远寒"，又防辛散太过。诸药配伍，方证相符，故多年沉疴终得治愈。韩宁，张欢，张永．尹常健运用解毒活血汤治疗心神疾病经验［J］．山东中医杂志，2022，41（12）：1326-1331．

案4：健忘易怒（尹常健医案）

刘某，男，32岁，2019年8月10日初诊。主诉：健忘半年余。患者长期夜班工作，担任部门领导，平素眠浅多梦，白天精神不振。近半年来，健忘、思维反应迟缓，自觉难以胜任日常工作，且暴躁易怒，与人吵骂、摔打毁物时有发生。其父有精神分裂症病史，家人恐其罹患同病，遂来诊。患者形体清瘦，声高语急，口气秽臭，纳食一般，大便干，2～3天一行；面颧舌唇红赤，苔薄黄，脉弦滑有力。西医诊断：焦虑症。中医诊断：健忘，毒瘀阻窍证。处方以解毒活血汤加减：连翘30g，葛根30g，桃仁15g，赤芍15g，枳实12g，大黄9g，青皮12g，陈皮12g，半夏12g，生地黄20g，紫苏子30g，当归20g，生龙骨（先煎）30g，生牡蛎（先煎）30g，生甘草12g。配方颗粒14剂，水冲服，日1剂，分早晚两次温服。

2019年9月25日二诊：白天精力好转，仍时有心烦急躁，入睡略有改善，大便1～2天一行，偏干。上方加防己12g，配方颗粒14剂，水冲服，日1剂。

2019年11月27日三诊：患者精神状态明显改善，自述工作强度不变，但精力旺盛，思维能力提高，接人待物较前平和，就诊期间表情轻松，笑语不断，唯大便偏干，日一行。二诊药尽后曾因记错时间，找他医诊治，拟柴胡疏肝散7剂加减，疗效欠佳，自行抄服上方7剂，感觉良好，前来复诊。上方加玄参20g，14剂，配方颗粒冲服，日1剂，分早晚两次温服。电话随访半年，状况良好。

原按 本案患者长期生活不规律，多思气结，气机郁滞，升降不利，血热成瘀成毒，痰热上逆，扰乱清窍，导致健忘、烦躁、不寐；面颧舌唇红赤，声高语急，口气秽臭，大便不通，证属毒重于瘀，故重用连翘、葛根解毒清热，加大黄、枳实、紫苏子解毒化痰、通腑泄热，增加解毒之力；二诊患者热毒之象减轻，仍烦躁便干，考虑毒瘀日久伤阴，阴虚夹热，加防己泄血中湿热而通窍，与生地黄、甘草成防己地黄汤之意，养阴清热；三诊坚持解毒治则不变，加强养阴力度，加玄参解毒育阴，标本兼顾，疗效较好。韩宁，张欢，张永．尹常健运用解毒活血汤治疗心神疾病经验［J］．山东中医杂志，2022，41（12）：1326-1331．

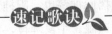

速记歌诀

解毒活血连翘桃，红花归壳葛赤芍。

柴胡甘草同生地，吐泻良方用水熬。

金鼎汤 16

【来源】

金鼎汤，源于清·黄元御《四圣心源·卷四》。

【组成】

甘草二钱　茯苓三钱　半夏三钱　桂枝三钱　芍药三钱　龙骨二钱　牡蛎三钱

【用法】

煎大半杯，温服。

【功效】

降胃敛胆，镇惊安神。

【主治】

治惊悸之证，土湿胃逆，相火不藏。

【方解】

黄元御云："神发于心而交于肾，则神清而不摇。神不交精，是生惊悸，其原由于胆胃之不降。乙木上行，而生君火，甲木下行，而化相火……相火之降，赖乎胃土，胃气右转，阳随土蛰，相火下根，是以胆壮而神谧。相火即君火之佐，相火下秘，则君火根深而不飞动，是以心定而神安。胃土不降，相火失根，虚浮惊怯，神宇不宁。缘君相同气，臣败而君危，故魂摇而神荡也。阳神秘藏，则甘寝而善记，阳泄而不藏，故善忘而不寐也……茯苓去湿，半夏降胃，桂枝达肝，芍药敛胆，龙骨、牡蛎，藏精聚神，以蛰阳根。阳降根深，则魂谧神安，惊悸不作矣。"黄元御. 四圣心源［M］. 北京：中国中医药出版社，2009：58–59.

【名医心得】

全国中医临床优秀人才顾颖敏教授临床应用金鼎汤时，适当调整用药比例，以达到不同侧重点。如火热过旺倍芍药清降其火，也可增黄连、麦冬，黄连苦寒而泻心火、祛寒热，尤适合心火不降兼有湿邪者；麦冬微寒清润，清金降心火而定心安神。肾水下寒者可加附子、蜀椒，附子走中宫而温脾，入下焦而暖肾；蜀椒辛温下行，驱寒湿并降冲逆，暖水土而温中下，水暖则精血温升，蒸腾而化神气。肺气郁逆者可加山茱萸、五味子，二者酸收性敛，能降金气，将心之浮火向下收敛的同时增强肾水的封藏之力，使阳根蛰于坎府。肝郁生风者加防风，其辛燥发扬，可泻土湿、达木郁而不冲心。覃龄仪，顾颖敏. 金鼎汤辨治失眠探微［J］. 中国中医药图书情报杂志，2023，47（6）：185–188.

【验案精选】

案 1：不寐（顾颖敏医案）

患者，男，68 岁，2021 年 5 月 24 日就诊。主诉：反复失眠 3 年余，加重 1 个月。患者 3 年前无诱因出现睡眠质量下降，表现为入睡难，时睡时醒，睡眠浅，易惊醒，醒后难以入睡，心烦不宁，严重时常彻夜难寐，先后多次服用诸多药物治疗，症状未见明显缓解，易受情绪影响反复发作。近 1 个月因生活压力增加失眠症状加重，每晚只能浅睡眠 2 小时左右，自行服用安定或唑吡坦等药物未见明显好转，遂来就诊。刻下：疲倦乏力，入睡困难，寐时见鼾音，易惊醒，醒后难以入睡，心烦梦多，恶风，无发热恶寒，无口干口苦、头晕头痛，无汗出，纳一般，大便不成形、日行 1 次，小便调，舌质淡，苔白腻，脉弦细。西医诊断：非器质性睡眠障碍。中医诊断：不寐；辨证：脾虚湿盛，心胆火浮；治法：培土敛胆，养心安神；方拟金鼎汤加减。处方：法半夏 10g，茯苓 10g，桂枝 10g，白芍 10g，龙骨 15g，牡蛎 15g，甘草 10g，墨旱莲 10g，女贞子 10g，合欢皮 10g，酸枣仁 15g，夜交藤 30g，远志 10g，百合 10g。日 1 剂，水煎，早晚温服，共 7 剂。

2021 年 5 月 31 日二诊：失眠缓解，诉能入睡 4 小时，仍乏力，大便成形，舌淡红，苔白稍腻，脉细。建议前方继续服用，注意避风寒、调饮食、慎起居、畅情志。随访至今，患者诉未服用安眠药可入睡 6 小时。

原按 "胃不和则卧不安"（《素问·逆调论篇》），盖人之一身，一气流通，行无所滞，则无病，然人身之气机枢纽，则为脾胃。脾升于左则肝升，胃降于右则胆肺亦随之降，而左陷右逆者，责之于中气虚也。患者中气不足，升降倒作，胃土不降，则相火能量不能蛰藏到水里，胆气逆升。胆者，相火也，相火上逆，扰动心君，君相之火，漂浮于上，心神不宁。窹寐者，卫气所司也，而卫气为肺所主。肺之收令不行，则卫气浮而不入，从而造成夜晚阳盛，精神亢奋，故见彻夜难眠；营卫不和见恶风；"不得卧而息有音者，是阳明之逆也"（《素问·腹中论篇》），胃气上逆，鼾音时作；脾胃气虚则受纳磨化失常而食废，故见该患者纳食一般；中气不足，运化失常，湿邪内生，见大便不成形；湿困脾土，清阳不升，则倦怠乏力。舌苔为脾胃功能之外候，痰湿互结，客于脾胃，浊气上逆，苔色白腻。该患者以入睡困难，易惊醒，醒后难以入睡为主要症状，为不寐证候；结合症状及舌脉，考虑为脾虚生湿，胃气上逆，相火不能下藏所致，故以培土敛胆、养心安神为主，用金鼎汤加减。方中甘草、茯苓和中气而健脾气；半夏和降胃气，助中焦气机升降，水火交济有道；桂枝以温暖之性而调畅肝气，芍药味酸而收敛胆经相火；龙骨、牡蛎咸寒质重，镇潜上焦飘扬失根之相火而安心神；百合味甘微苦，微寒，入肺经，乃消肃气分之品，泄热消郁；对于长期失眠的中老年患者，往往郁证日久，此时肝阴亏虚，阴不制阳，病位不仅在肝，常累及心肾，为虚实夹杂，肝为刚脏，切忌攻伐太过，需"以柔克刚"，故用女贞子、墨旱莲滋补肝肾之阴；夜交藤性平，入心、肝经，能养心安神，育肝阴；合欢皮归心、肝经，解肝郁、安心神；远志归心、肾经，养心补肾，起交通阴阳之用；酸枣仁宁心胆而安神魂。诸药合用，培补中气、调畅气机，潜相火而使其根植下焦，则魂静而神安，不寐不作矣。覃龄仪，顾颖敏. 金鼎汤辨治失眠探微［J］. 中国中医药图书情报杂志，2023，47（6）：185–188.

案2：心悸（于军林医案）

患者，男，45岁，2016年8月3日初诊，主诉"间歇性发作心悸、胸闷3个月，加重1周"。患者平素畏寒、多汗、易感冒，3个月前夜间酒后受惊，次日晨起自觉心悸、胸闷、头晕、气短，休息数日后无好转。于外院行心电图检查，诊断为频发室性早搏，给予盐酸胺碘酮口服（具体用量不详），心悸、胸闷症状逐渐好转。2周后复查心电图及24小时动态心电图示，频发室性早搏消失，窦性心律。停药后上述症状阵发，夜间多梦易醒，复又服用盐酸胺碘酮，病情迁延反复。刻下症见：烦躁气急，时有整夜不寐，心悸发作时胸口憋闷，头晕，乏力，劳累后症状加重。患者气色欠佳、精神不振，双手欠温。舌偏红，边有齿痕，苔薄白；脉结略数沉。西医诊断：心律失常，室性期前收缩；中医诊断：心悸，辨为心阳不振、相火虚浮证。治法：温补心阳，安神定悸；予金鼎汤加减。方药组成：茯苓 15g，半夏 15g，桂枝 15g，白芍 15g，龙骨 15g（先煎），牡蛎 15g（先煎），生姜 15g，当归 15g，制附子 15g（先煎），炙甘草 10g，珍珠母 30g（先煎），黄连 5g，肉桂 5g。6 剂，1 剂/天，每剂煎煮 2 遍取汁 800ml，分 3 次餐后温服。嘱饮食清淡，忌生冷、油腻、辛辣食物，调畅情志。

2016 年 8 月 10 日二诊：患者诉药后心悸、胸闷发作次数明显减少，持续时间缩短，烦躁、头晕减轻，睡眠好转，仍感困乏，动则汗出。脉象较前和缓，舌淡苔少。上方加人参 15g，五味子 10g。6 剂，煎服法同前。

2016 年 8 月 17 日三诊：患者症状无，睡眠佳，精神、气色、情绪均好转，略感乏力。效不更方，处方略作调整，坚持治疗 1 个月，半年后随访再无复发。

原按 心悸由于心之气血阴阳亏虚，或痰饮瘀血阻滞，致心神失养或心神受扰，出现心中悸动不安。该患者素体畏寒、多汗、易感冒，说明元阳不足，水寒则土湿，土湿则脾陷，脾陷则肝木不升，心阳无生化之源，故心阳不振；脾湿不升则胃土不降，相火虚浮则易惊怯不宁，如黄元御所言"相火之降，赖乎胃土，胃气右转，阳随土蛰，相火下根，是以胆壮而神谧。相火即君火之佐，相火下秘，则君火根深而不飞动，是以心定而神安"。阳虚水寒加之酒后受惊，心神外弛、神不交精，故生惊悸等症，诊断为心悸之心阳不振证。临床治疗此类心律失常，多用小建中汤、炙甘草汤加减，效果尚佳但易反复，因滋阴有余，扶阳不足。伤寒所致心动悸与内伤神惊奔豚不可混为一谈，该病案处以金鼎汤加味，其中金鼎汤降胃利胆、镇惊安神，加制附子暖脾温肾、补益心阳，加珍珠母安心神、定魂魄，加黄连、肉桂交通心肾、交济水火。诸药相合，标本兼治，既能取效当下，亦可稳定远期疗效。正如黄元御《四圣心源》所言："如小建中、炙甘草两证，乃少阳伤寒将传阳明，故以芍药、生地，泻胆胃之燥热，内伤中此证颇少也。"于军林. 金鼎汤加味治疗心身疾病验案 3 则［J］. 北京中医药，2022，41（7）：822-824.

案 3：不寐（于军林医案）

患者，女，45 岁，2019 年 3 月 25 日初诊，主诉"失眠、多梦、心悸、乏力 3 年，加重伴烦躁 2 周"。患者 3 年前因工作压力大，情绪不稳定，睡眠状况不断恶化，由初起多梦到入睡困难、早醒，甚至彻夜难眠，逐渐出现心悸、气短、乏力、盗汗、健忘等症，时有腹胀、嗳气，严重时自觉精力不济、神志恍惚。行相关检查均无异常，曾采用口服中西药及针灸、按摩治疗，症状反复。2周前夫妻争吵后失眠再度加重，每晚约睡4小时，且噩梦不断，白天头晕乏力、烦躁易怒。刻下症见：面色暗黄，毛发光泽欠佳，眼神飘忽，懒言低语但问答切题，月经量少色淡，偶有痛经及腰酸，食欲欠佳，大便时溏。舌淡，苔薄，脉弦数细。西医诊断：失眠；中医诊断：不寐，辨为心肾不交证。治法：枢转中焦，和济水火；予金鼎汤加减。方药组成：茯苓15g，桂枝15g，白芍15g，半夏15g，牡蛎15g（先煎），龙骨15g（先煎），夏枯草15g，炙甘草10g，珍珠母30g（先煎），夜交藤45g，黄连5g，肉桂5g。6剂，1剂/天，每剂煎煮2遍取汁1000ml，分4次，三餐后及睡前1小时温服。嘱饮食清淡，忌生冷、油腻食物，调畅情志，少思虑，勿过劳，尝试练习站桩及八段锦。

2019年4月1日二诊：患者诉睡眠有所改善，仍多梦，半夜易醒，醒后可再寐，睡眠时间延长至约6小时，偶有心悸，精神好转，仍有纳差、乏力，大便不规律。上方加党参15g，白术10g。6剂，煎服法同前。

2019年4月8日三诊：患者精神、气色、情绪明显好转，夜间少梦，早醒，烦躁、心悸基本消失，饮食、排便趋于正常。守方继服6剂，此后处方微调，坚持治疗15天后睡眠如常，诸症皆消，精神佳，嘱坚持练习站桩和八段锦，养心守神，至今再未复发。

原按　不寐是临床最常见的疾病之一，治疗颇为棘手。黄元御认为不寐病机为"胃土不降，相火失根，虚浮惊怯，神宇不宁"。胃不和则卧不安，故可从健运中气着手治疗。叶天士《临证指南医案》曰："不寐之故，虽非一种，总是阳不交阴所致。"此案患者失眠的主要原因是劳心劳力，压力过大，思虑过度，忧思伤脾，脾陷不升则胃土不降，腹胀和嗳气即是佐证。相火炎于上，肾水寒于下，水火不济则心烦不寐、心悸多梦，是为阳不交阴也。治疗不寐效果差强人意，多因过用滋阴清热、养血安神之品，忽略阳虚不寐、脾胃失司所致心肾不交。黄元御言："庸工不解，以为心血不足，乃以归脾、补心之方，清凉滋润，助阴伐阳，百不一生，最可伤也。"此案患者为失眠多梦困扰，辨证当属不寐之心肾不交证，遵从"土枢四象"理论，从胃土不降的角度去思辨治疗，用金鼎汤斡旋中焦、和济水火，并借鉴朱良春大师应用金鼎汤治疗不寐的经验，加珍珠母、夏枯草、夜交藤，合以交泰丸之黄连、肉桂，共奏降相火、温肾水、蛰阳根、开肝郁、安心神之功。于军林. 金鼎汤加味治疗心身疾病验案3则［J］. 北京中医药，2022，41（7）：822-824.

案 4：绝经前后诸症（于军林医案）

患者，女，53 岁，2017 年 9 月 4 日初诊，主诉"潮热、多汗、心悸、失眠、烦躁 3 年"。患者 3 年前月经周期出现紊乱，逐渐现潮热，以午后及夜间为甚，面部烘热潮红，上半身汗多。半年后绝经，潮热、出汗的频率及程度均加重，渐出现失眠、烦躁、心悸、易怒、腰酸困、健忘等症。间断服用中药，症状时轻时重，而阵发性心悸、胸闷逐渐加重，心中惶惶烦躁不能自控。望之两颧潮红油亮，头面部多汗，精神亢奋，多言，语速快。舌红，少苔，脉弦数。西医诊断：更年期综合征；中医诊断：绝经前后诸症，心悸，辨为阴虚火旺证。治法：降胃利胆，滋阴清火；予金鼎汤加减。方药组成：茯苓 15g，桂枝 15g，白芍 15g，半夏 15g，牡丹皮 15g，牡蛎 15g（先煎），龙骨 15g（先煎），五味子 15g，夜交藤 45g，珍珠母 30g（先煎），龟甲 10g（先煎），桃仁 10g，炙甘草 10g。6 剂，1 剂 / 天，每剂煎煮 2 遍取汁 1000ml，分 3 次，餐后温服。嘱饮食清淡，忌生冷、辛辣食物，调畅情志，适量运动，练习静坐。

2017 年 9 月 10 日二诊：患者诉心悸发作时间、程度均减少，可入睡但易醒，烦躁易怒有所改善，潮热多汗略减轻。上方加当归 15g、黄连 5g、酸枣仁 30g。6 剂，煎服法同前。

2017 年 9 月 17 日三诊：患者诉药后心悸基本平复，情绪较前和畅，潮热多汗明显减轻。上方去牡丹皮、桃仁，加干姜 10g。6 剂，煎服法同前。此后一月余，患者继续加减服药，诸症皆消，睡眠良好，心情舒畅。嘱坚持练习静坐，养心守神，至今再未复发。

原按　绝经前后诸症即更年期综合征，属中医学"百合病""脏躁""心悸""不寐"等范畴，临床辨证多依据患者主症结合舌脉象。本案患者主诉症状是阵发性心悸和莫名烦躁，属心悸阴虚火旺证，若循滋阴清火、疏肝补肾、养心安神的治疗思路，仅能短期取效，远期无以为继。《四圣心源》之"阳生阴长、阳杀阴藏"，提示阴阳协同作用，阴虚火旺多由胃土不降，相火不藏，浮越于上、于外所致。此案患者心悸烦躁难以自持即相火失位、扰动心神的表现，诚如黄元御所云"内伤虚劳，惊悸不寐，俱缘水寒土湿，神魂不藏"。治疗依"一气周流"理论，于中气着力，用金鼎汤化脾湿、降胃土、秘相火、安心神，加牡丹皮、桃仁组成桂枝茯苓丸调和气血，加夜交藤、珍珠母泻心火、潜肝阳，加龟甲滋阴潜降，加五味子降摄肺胃之逆，可迅速改善睡眠，为解决其他症状提供支撑。诸药配伍，使浮越于上的相火敛藏于下，"则魂谧神安，惊悸不作矣"。于军林. 金鼎汤加味治疗心身疾病验案 3 则［J］．北京中医药，2022，41（7）：822-824．

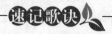

桂芍疏通胆火宜，苓甘半夏善扶脾。

固精龙牡须兼用，病见神惊大可医。

荆芥连翘汤 17

【来源】

荆芥连翘汤，源于明·龚廷贤《万病回春·卷五》。

【组成】

荆芥　连翘　防风　当归　川芎　白芍　柴胡　枳壳　黄芩　山栀　白芷
桔梗各等份　甘草减半

【用法】

上锉一剂，水煎，食后服。

【功效】

疏风清热，解毒消肿。

【主治】

治两耳肿痛者，肾经有风热也。

【方解】

方中荆芥辛温，疏风解表，善入血分，能解血中风热；连翘苦而微寒，轻清
而浮，能透达表里，清热解毒，散火消肿，寒温合用共为君药，共创疏风清热、
消肿散结之功。防风、白芷、川芎性辛而温，助荆芥疏风解表，上行头目；柴胡、
黄芩入肝胆经，和解清热；栀子苦寒，清热泻火，助连翘清热消肿；当归、白芍
养血活血和络；桔梗苦辛平，引药上行，又善排脓消肿；枳壳理气行滞，升清降
浊；甘草调和诸药。

【名医心得】

全国老中医药专家学术经验继承工作指导老师蒋健认为荆芥连翘汤全方蕴含了疏风散邪、清热解毒、活血止痛、化痰利咽、理气通窍诸般治疗原则，适用于多种病因病机所引起的耳肿痛。正因为荆芥连翘汤药物配伍体现了"复杂干预"的精神，故可用于多种病机同中有异的耳痛，即能够治疗多种病因病机所致的实证耳痛是荆芥连翘汤最大的特点。本方原治肾经风热，其实凡风热上扰致两耳肿痛者，皆可用之。本方无疑可用于治疗外感风热所致的耳痛，但临床事实证明本方也可治疗内伤耳痛。蒋教授认为，在按中医理论正确辨证论治的前提下，荆芥连翘汤对部分原发性外耳道疾病、中耳疾病所致耳痛，对继发于鼻、口腔、咽喉、腮腺等器官疾病，甚至对部分神经性耳痛，都能发挥一定的治疗作用。蒋健．荆芥连翘汤治疗耳痛验案 6 则［J］．江苏中医药，2014，46（11）：47-49．

广东省名中医梁宏正认为，《万病回春》荆芥连翘汤用于青春期腺病体质引起的诸症多有良效，尤其适用于女性月经周期间易发痤疮者。根据梁宏正临床经验，年轻女性痤疮于月经期间症状明显，应责之肝肺两经之风、热、瘀、毒并存，此时应用该方可取得较好疗效。梁宏正．梁宏正临证经验撷英［M］．北京：中国中医药出版社，2019：353-355．

【验案精选】

案 1：耳痛并颌下淋巴结肿痛（蒋健医案）

赵某，女，53 岁。初诊（2006-11-24）：主诉两耳疼痛月余。1 年前因乳腺癌接受手术和化疗以来，颌下淋巴结肿大疼痛，头痛，易自汗，经中药调理后已愈。刻下两耳疼痛已有月余，右上腹刺痛，大便欠通畅。舌淡红、苔薄黄，脉细弦。素有原发性胆汁性肝硬化。诊断：耳痛（风热阻窍、瘀毒内蕴）。治以清疏风热、活血止痛，予荆芥连翘汤加减。处方：荆芥 12g，连翘 12g，防风 12g，当归 30g，川芎 15g，白芍 30g，柴胡 12g，枳壳 12g，黄芩 12g，山栀 12g，白芷 12g，桔梗 10g，甘草 10g，延胡索 30g，瓜蒌皮 40g，虎杖 30g，桑叶 30g。7 剂。

二诊（2006-12-01）：耳痛昨日止，右上腹不痛，大便较为通畅，舌脉同前。再予原方 10 剂以资巩固。后随访再无耳痛发生。

原按 本案耳痛伴颌下淋巴结肿大疼痛，此乃瘀毒内蕴，痹阻络窍，复感风热，壅滞耳窍，不通则痛。方中荆芥、防风、白芷疏风散邪；柴胡、枳壳理气通窍；桔梗引药上行；连翘、黄芩、山栀清热解毒；当归、川芎、延胡索活血止痛；瓜蒌皮、虎杖、桑叶一则疏风泄热，二则能通大便，使热下泄有道。全方集疏风、清热、解毒、活血、理气、通窍为一体，证治相合，诸症悉平。蒋健.荆芥连翘汤治疗耳痛验案6则［J］.江苏中医药，2014，46（11）：47-49.

案2：耳带状疱疹（蒋健医案）

金某，女，58岁。初诊（2013-12-13）：主诉右耳疼痛将近4个月。3年前曾罹患带状疱疹，发于右侧面部三叉神经处，带状疱疹愈后遗留神经痛至今，疼痛逐渐由面部向耳后转移，并逐渐出现明显的右侧耳后颈动脉搏动声（听诊器）。曾于沪上某知名医院神经内科就诊，行血管造影及颈动脉超声检查，均无异常发现。曾服用过各类止痛西药、中药及藏药，皆告罔效。刻下自觉右耳刺痛明显，伴有明显耳后颈动脉搏动声（听诊器），疼痛严重，影响睡眠，需服用止痛药方能入睡。舌淡红、苔薄，舌下静脉迂曲，脉细弦。诊断：耳带状疱疹，耳痛（瘀毒内蕴）。治以解毒、化瘀，予荆芥连翘汤加减。处方：荆芥12g，连翘30g，防风12g，当归15g，川芎40g，白芍15g，柴胡12g，枳壳12g，黄芩12g，山栀12g，白芷12g，桔梗12g，甘草9g，炙乳没各15g，五灵脂15g，全蝎粉2g（吞服），蜈蚣粉2g（吞服），水蛭粉2g（吞服），7剂。

二诊（2013-12-20）：服上药后，右侧耳痛几止，耳后颈动脉搏动声减弱，服中药期间未服用止痛西药。舌脉同上。续原方14剂。

随访（2013-12-31）：诉二诊药后诸症改善明显，右耳痛已止，耳后颈动脉搏动声亦减轻六七成左右。

原按 本案为耳带状疱疹，其病机一般为瘀毒内蕴。荆芥连翘汤既能清热解毒又能活血化瘀，甚为对证。因患者病势顽固，且耳痛程度严重，故在原方基础上加大连翘、川芎用量，另配炙乳没、五灵脂、全蝎粉、蜈蚣粉、水蛭粉，意图加强活血化瘀、通络止痛之效。区区7剂，三年顽疾，十去八九。蒋健.荆芥连翘汤治疗耳痛验案6则［J］.江苏中医药，2014，46（11）：47-49.

案3：耳痛并咽痛、舌痛（蒋健医案）

李某，女，64岁。初诊（2014-01-18）：主诉两耳疼痛月余。耳痛多为刺痛，呈持续性发作，伴有满舌痛、咽喉红肿疼痛、口干、头冷痛。平素睡眠欠佳。舌淡红、苔薄，脉细弦。诊断：耳痛（热毒、瘀血阻窍）。治以清热解毒、活血化瘀，予荆芥连翘汤加减。处方：荆芥12g，连翘15g，防风12g，当归12g，川芎15g，柴胡 12g，枳壳 12g，黄芩 12g，山栀 12g，白芷 15g，桔梗 12g，甘草 9g，黄连 9g，夜交藤 30g。14 剂。

二诊（2014-03-04）：因春节停诊，迟至今日复诊。诉服上药后耳痛即止，舌痛、咽痛有所减轻。舌淡红、苔薄黄，脉细弦。处方：金银花 30g，连翘 30g，黄连 9g。7 剂。

随访（2014-03-11）：耳痛未再复发，舌痛大减，咽痛减而未尽。

原按 耳为七窍之一，七窍内在相通，耳咽通过咽鼓管相通，故耳痛与咽痛常可相兼而病。本案患者耳痛为刺痛，提示瘀血内阻；又咽喉红肿疼痛、满舌痛、口干，提示热毒内侵。瘀血热毒互结，羁留耳咽。荆芥连翘汤清热解毒、活血化瘀，方证对应，药到病除。蒋健.荆芥连翘汤治疗耳痛验案 6 则[J].江苏中医药,2014,46(11):47-49.

案 4：耳痛并咳嗽咳痰（蒋健医案）

薛某，女，68 岁。初诊（2012-01-13）：主诉咳嗽咯痰两耳疼痛 2 个月。慢性咳嗽 2 年余，近 2 个月来，咽痒咳嗽连及两耳疼痛，咯痰色黄，时而口苦。舌淡红有齿痕、苔薄，脉细弦。诊断：咳嗽，耳痛（痰热阻窍）。治以疏风清热、止咳化痰，予荆芥连翘汤加减。处方：荆芥 12g，连翘 12g，防风 12g，当归 12g，川芎 12g，枳壳 12g，黄芩 30g，山栀 12g，白芷 12g，桔梗 12g，甘草 12g，百部 15g，白前 12g，紫菀 30g，款冬 30g，鱼腥草 30g，蒲公英 30g。7 剂。

二诊（2012-01-20）：服药数剂耳痛即止，咳嗽减半，唯仍咽痒有痰，舌脉同上。原方续服 14 剂。之后耳痛未再作。

原按 本案患者有长期慢性咽痒咳嗽病史，耳咽相连，或为咽病波及耳窍发为耳痛。从其咯痰色黄，时伴口苦可知，本病病机当属痰热内蕴。荆芥连翘汤疏风通窍、清热解毒，唯恐其清热化痰止咳之力有所不逮，故加蒲公英、鱼腥草、百部、白前、紫菀、款冬。全方紧扣痰热内蕴之病机，再加清热解毒止咳之品，药仅数剂，耳痛即愈。蒋健.荆芥连翘汤治疗耳痛验案 6 则[J].江苏中医药,2014,46(11):47-49.

案 5：耳痛外感后复发加重（蒋健医案）

王某，女，57 岁。初诊（2013-04-12）：主诉右侧耳内疼痛 2 个月余，加重 3 周。近 2 个月来右侧耳内疼痛，3 周前感冒后，右耳痛加重并伴有肿胀感。刻下查体见右耳内红肿，无渗出液及流脓。平素自汗较甚，多集中于面部、胸背部及大腿根部。舌淡红、苔薄腻，脉细弦。诊断：耳痛（风热阻窍）。治以疏风清热，予荆芥连翘汤。处方：荆芥12g，连翘15g，防风12g，当归12g，川芎12g，柴胡12g，枳壳12g，黄芩12g，山栀12g，白芷12g，桔梗12g，甘草12g。7剂。

二诊（2013-04-26）：上药服数剂耳痛即止，自行停药。唯自汗未见明显改善，调治自汗。

三诊（2013-06-07）：近日不慎外感后，右侧耳痛又起，但诊查耳内无明显肿胀。自汗，时有胸骨后疼痛，气短，舌淡红、苔薄，脉细弦。再予荆芥连翘汤加减，4月12日方加白芍12g、蒲公英30g、金银花30g、麻黄根12g、桂枝12g、丹参30g，14剂。

随访（2013-06-28）：耳痛止，气短、胸痛、自汗减而未尽。

原按 本案患者素有耳痛，两次于外感后加重。荆芥连翘汤本有疏散风热之功且其力较强，投之即效，再投再效，足可见荆芥连翘汤之神。原方以外药物均为随证所加。蒋健.荆芥连翘汤治疗耳痛验案6则［J］.江苏中医药，2014，46（11）：47-49.

案6：耳痛并头痛（蒋健医案）

冯某，女，64岁，初诊（2013-06-04）：主诉左侧后脑勺及太阳穴处疼痛1年余，近3个月头痛牵连及左耳疼痛。伴有口干、口苦、口臭。舌淡红、苔薄，脉细弦。诊断：头痛，耳痛（火热上炎）。治以疏散风热、清泻胃火，予荆芥连翘汤合清胃散加减，处方：荆芥12g，连翘15g，防风12g，当归12g，川芎50g，柴胡12g，枳壳12g，黄芩12g，山栀12g，白芷12g，桔梗12g，石膏15g，黄连12g，生地黄12g，丹皮12g，升麻12g，全蝎粉2g（吞服）。7剂。

二诊（2013-06-18）：上周因事未及时复诊，故停药1周。今诉药后耳痛即止，左侧后脑勺及太阳穴疼痛减轻，唯口干苦仍未减。舌淡红、苔黄腻，舌下静脉迂曲，脉细弦。处方：川芎50g，全蝎粉2g（吞服），龙胆草12g，山栀12g，黄芩12g，当归12g，生地黄12g，泽泻12g，车前子15g，柴胡12g，桃仁12g，红花12g，川牛膝12g，青蒿12g，竹叶10g。7剂。

随访（2013-07-02）：耳痛不再。左侧后脑勺及太阳穴疼痛止，口干、口苦大减。

原按 本案为头痛连及耳痛，并伴有口干苦、口臭，此多因风热入里，加之胃火上炎，热毒炽盛，阻滞耳窍所致。方用荆芥连翘汤疏风散邪、清热解毒，合用清胃散清泻胃火，另加全蝎粉通络以治其头痛。上药仅服7剂，耳痛戛然而止，头痛亦随而止。蒋健．荆芥连翘汤治疗耳痛验案 6 则［J］．江苏中医药，2014，46（11）：47-49．

案 7：粉刺（梁宏正医案）

徐某，女，24 岁。初诊（2015-12-04）：主诉反复面部痤疮 2 年。现病史：患者自诉近 2 年来月经前后易出现面部痤疮，平素月经周期正常，量少，色黑，末次月经 2015 年 11 月 28 日，时有会阴部瘙痒，口干口苦，小便黄，大便干结。体格检查：两颊、前额、鼻翼旁见多个暗红色结节，高突于皮肤，面部油亮。舌红，苔薄黄，脉弦数。中医诊断：粉刺。证候诊断：肺经风热。西医诊断：面部痤疮。治法：疏风清热，解毒止痒。处方：荆芥连翘汤加减。荆芥 12g，连翘 20g，防风 10g，桔梗 10g，薄荷 5g，白芷 10g，炒枳实 10g，当归 6g，川芎 10g，赤芍 10g，柴胡 12g，黄芩 10g，栀子 10g，生甘草 6g，生地黄 15g，皂角刺 10g，桃仁 10g，红花 6g，牡丹皮 12g，7 剂，每日 1 剂，水煎服。

二诊（2015-12-11）：药后患者面部痤疮较前减退，他症如前，仍口干口苦，小便黄，大便可，舌红，苔薄黄，脉弦。处方：在上方基础上加黄连 5g、黄柏 10g，7 剂。

三诊（2015-12-21）：患者诉面部痤疮基本消退，自觉乳房胀痛，无口干苦，舌淡红，苔薄，脉弦。目前患者正处于经前期，恐痤疮再发故来复诊。处方：丹栀逍遥散加味。牡丹皮 12g，栀子 12g，柴胡 10g，茯苓 15g，白术 15g，当归 6g，白芍 15g，薄荷 10g，皂角刺 10g，生地黄 15g，甘草 6g，水牛角 20g，香附 15g，郁金 15g，7 剂，每日 1 剂，水煎服。嘱患者月经后再来复诊。

四诊（2016-01-06）：末次月经 2016 年 12 月 27 日。本次月经前后，患者前额部及鼻翼旁只见 2 个淡红色结节，舌红，苔薄黄，脉弦细。处方：荆芥连翘汤加味。荆芥 12g，连翘 20g，防风 10g，桔梗 10g，薄荷 5g，白芷 10g，炒枳实 10g，当归 6g，川芎 10g，赤芍 10g，柴胡 12g，黄芩 10g，生甘草 6g，生地黄 15g，栀子 10g，皂角刺 10g，桃仁 10g，红花 6g，牡丹皮 12g，5 剂，每日 1 剂，水煎服。

原按 本例患者面部痤疮反复发作 2 年，月经前尤甚，疮色暗红有结节，以面颊、额头部位为好发之部位。其症见口干口苦、溲黄阴痒、大便干结、舌红苔黄、脉弦数，辨证为肺经风热，兼肝经湿热，治以疏风清热、解毒止痒，方从荆芥连翘汤（《万病回春》方）合桃红四物汤化裁。方中荆芥、防风散皮毛、肌肉中风邪；

连翘清热散风，解心肺热毒；柴胡辛凉疏肝；黄芩清火毒、除湿热；白芷辛温芳香，散寒消疮；四物汤养血分，散血瘀；生地黄凉血；桃仁、红花活血；皂角刺拔毒祛风；桔梗、枳壳升清气，降浊气；甘草调和诸药。诸药共用，功能散风清热、解毒止痒平痤。二诊时患者面部痤疮减退，他症如前，舌红脉弦，故在上方基础上加黄连、黄柏以加强清热解毒之功效。三诊时患者面部痤疮已消退，因时届经前，故改以丹栀逍遥散以疏肝解郁。因为患者面部皮疹与月经周期有关，故在疏肝解郁的基础上合上犀角地黄汤加味治疗，取得了较好的远期疗效。此后1年中患者痤疮基本平复，除月经前后偶发一两颗外，已无明显再发之象。梁宏正. 梁宏正临证经验撷英［M］. 北京：中国中医药出版社，2019：353-355.

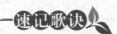

荆芥连翘耳痛方，疏风清热散毒良。

防风白芷山栀草，柴芩枳桔归芎芍。

蠲饮六神汤 18

【来源】

蠲饮六神汤，源于清·沈尧封《女科辑要·卷下》。

【组成】

半夏曲—钱　橘红—钱　胆星—钱　石菖蒲—钱　茯神—钱　旋覆花—钱

【用法】

水煎，滤清服。

【功效】

涤痰开窍，醒神宁心。

【主治】

恶露仍通者是痰迷，宜六神汤。

【方解】

方中半夏、胆南星燥湿祛痰；橘红芳香醒脾，既可调理气机升降，又能与半夏相须为用而化痰浊；旋覆花下气消痰；茯神利水渗湿，令脾运健、心神安；痰阻其窍，治宜开窍，故用石菖蒲开窍豁痰，醒神益智。六药合用，功专祛除痰浊，醒神宁心，故以蠲饮六神名方。

【名医心得】

国医大师张志远教授强调辨治产后期癫病应分清标本缓急。本病虽以气血不足为本，肝郁痰阻为标，但产后癫病发作时，本缓标急，应"急则治其标"，从痰论治，待标实证缓解后，再论治其本，方达目的。方选沈尧封《女科辑要》所载蠲饮六神汤，从痰邪入侵神明的角度治疗调理妇女产后恶露未断、神昏谵语。若出现郁久化热的症状时，应配合使用礞石滚痰丸，以开达郁结之痰热，通达清窍之痰阻。许坤，刘桂荣. 张志远辨治女性情志病经验探析［J］. 中国中医基础医学杂志，2023，29（4）：646-647.

全国名中医曾绍裘教授认为百病多因痰生，故治疗不语证时以此方蠲痰饮，再配以甘麦大枣汤益心气，定志丸安神通窍，三方合作，疗效甚佳。曾绍裘，曾景奇，曾松吟. 剑胆琴心录·全国名老中医曾绍裘六十年临床医案精华［M］. 长沙：湖南科学技术出版社，2022：22.

【验案精选】

案1：产后期癫病（张志远医案）

患者沈某，女，31岁，1994年9月3日首诊，患者家属代诉。主诉：患者于3个月前顺产一女婴，其后逐渐出现精神抑郁。现症：喜独处一室，且厌恶与他人接触，有时喃喃自语，发出格格笑声，目光呆滞，举止失常。痰多质黏，挑起成丝，形如胶饴。纳差，眠一般，二便调。舌暗红，苔白厚而黏，脉弦滑。西医诊断：产后抑郁症、精神分裂症。中医诊断：产后癫病（痰蒙神窍证）。处方：蠲饮六神汤。药物组成：半夏曲10g，茯神15g，旋覆花9g（包煎），橘红15g，胆南星15g，石菖蒲15g。水煎日1剂，早晚分2次服，并嘱患者每次用药时同时送服礞石滚痰丸9g。

1994年9月5日二诊：患者服药1剂后，大便稍溏，食欲增加，精神好转。效不更方，服用本方3个月，诸症消失，精神恢复正常。病情痊愈后，又服补益气血之剂，以巩固疗效。随访2年，未再复发。

原按 产后癫病临床表现较为复杂，但总以情绪低落、神志恍惚、胡言乱语为主要特征，观本案患者舌脉，苔白厚而黏，脉弦滑，痰浊阻滞表现较为突出，故张志远诊断本病属产后恶露未尽，浊气痰邪扰乱心神、蒙闭清窍所致。因此应首重治标，治宜涤痰开窍，方选蠲饮六神汤，以降气祛痰药为主，并辅以礞石滚痰丸以助化痰，防止郁久化热。痰浊涤除，机窍不为所阻，神明不为所蔽，理智自然恢复。待标实证缓解后，再增添治本之品方可取得良效。许坤，刘桂荣. 张志远辨治女性情志病经验探析［J］. 中国中医基础医学杂志，2023，29（4）：646-647.

案 2：精神分裂症失眠（何任医案）

章某，男，35 岁。初诊：1971 年 12 月 1 日。1966 年曾患精神分裂症住院治疗，现通宵不寐，烦躁，大便坚结，痰多，脉细，苔黄白相兼而厚腻。以化痰浊、安心神为治。陈胆星 4.5g，石菖蒲 6g，姜半夏 9g，陈皮 4.5g，郁金 6g，藿香 9g，丹参 12g，珍珠母 30g，姜竹茹 9g，朱灯心 1.5g，琥珀 1.8g，5 剂。

12 月 6 日复诊：药后睡眠可 5 小时，较前为安，大便较畅，痰多，脉细，舌质暗而苔厚。再予化浊安神为治。陈胆星 4.5g，石菖蒲 6g，姜半夏 9g，丹参 9g，郁金 9g，姜竹茹 9g，朱灯心 1.5g，制首乌 9g，琥珀 1.8g，4 剂。

原按 本案由于痰浊内滞，胸阳不展，故失眠程度重，伴烦躁、多痰、便结，舌苔厚腻；此证如果阴阳发生偏盛偏衰，极易转入"重阴者癫，重阳者狂"的恶候。案中治法，抓住痰浊内滞的主因，兼顾到心气不足，方用温胆汤加胆星、菖蒲以导痰涤浊，藿香、郁金芳香化浊，丹参养心活血，珍珠母、琥珀宁心镇静。全方仿"蠲饮六神汤"方法，对痰浊内蕴而出现精神不安症状的有一定疗效。何任.何任医案选［M］.杭州：浙江科学技术出版社，1981：47-48.

案 3：心虚痰滞不语（曾绍裘医案）

曾某某，女，59 岁，1974 年 3 月 15 日门诊。患者临诊时表情淡漠，泪水盈眶，呆坐如木鸡，缄默不语。其夫代诉：病起年余，往往入夜无故掩泣，不能言语。神志尚清，精力倦怠，全身骨节酸痛，软弱无力，痰涎壅盛，当劳动过度或情绪激动时，易于发作，曾经中西医治疗，病仍然不解。脉象弦滑，舌质淡，白苔。脉症合参，证属心神虚弱，痰饮阻滞心窍所致。治法：祛痰蠲饮，安神通窍。方用蠲饮六神汤、甘麦大枣汤及定志丸合剂化裁：建菖蒲 5g，法半夏 9g，赤茯苓 10g，陈橘皮 6g，胆南星 6g，旋覆花 6g，潞党参 12g，远志肉 5g，广郁金 6g，南红枣 7g，浮小麦 30g，生甘草 6g。

3 月 20 日二诊：上方连服 5 剂，颇获捷效，流泪、不语诸症已蠲，孑然来诊，不需陪人。但仍多痰。续用温胆汤加减再投，积年沉疴，遂获痊愈。

原按 本例为心神虚弱，痰饮阻滞心窍。言为心声，心气虚故不语；百病多因痰生，痰阻心窍亦不语，痰滞经络则身痛。治疗：用六神汤以蠲痰饮，甘麦大枣汤以益心气，定志丸以安神通窍。三方分工合作，竟获显效。曾绍裘，曾景奇，曾松吟.剑胆琴心录·全国名老中医曾绍裘六十年临床医案精华［M］.长沙：湖南科学技术出版社，2022：22.

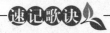

蠲饮六神用覆花，胆星陈夏茯菖加。

产后痰升机窍阻，涤痰开窍效堪夸。

来复汤 19

【来源】

来复汤，源于清·张锡纯《医学衷中参西录·治阴虚劳热方》。

【组成】

萸肉（去净核）二两　生龙骨（捣细）一两　生牡蛎（捣细）一两　生杭芍六钱　野台参四钱　甘草（蜜炙）二钱

【用法】

水煎服。

【功效】

益气养阴，收涩固脱。

【主治】

寒温外感诸症，大病瘥后不能自复，寒热往来，虚汗淋漓；或但热不寒，汗出而热解，须臾又热又汗，目睛上窜，势危欲脱，或喘逆，或怔忡，或气虚不足以息，诸症若见一端，即宜急服。

【方解】

大病瘥后，气阴皆虚，故见虚汗淋漓、目睛上窜、喘逆、怔忡、气虚不足以息等症。以上诸症，暗含气血阴阳将脱之势，故治疗急当收敛固脱。张锡纯先生认为："萸肉救脱之功，较参、术更胜。盖萸肉之性，不独补肝也，凡人身之阴阳气血将散者，皆能敛之。"因此，本方以山茱萸为君药收敛固脱、速复人身生生之气。张锡纯先生亦言："故人虚极者，其肝风必先动，肝风动，即元气欲脱之兆也。"故此病多见目睛上窜等肝风妄动之症，龙骨、牡蛎以镇风木、息肝风为长，故合用之以潜降肝风，并辅以白芍加强柔肝息风之力。大病之后，气血皆虚，故加野台参、蜜炙甘草以大补元气，气足则血自生，气血足则诸症渐消，病情渐复。诸药合用，共奏益气养阴、收涩固脱之功。

【名医心得】

首批全国老中医药专家学术经验继承工作指导老师俞慎初在来复汤基础上有所发挥，并组成加味来复汤。俞师认为虚汗淋漓欲脱者，必有阴津亏损之候，尤其是体虚之人，暴汗易致阴液衰竭，如阴液骤竭，能使阳气暴脱，致阴阳离决。俞师指出，临床上应及时补虚救偏，预防变生他证，在治以益气敛汗固脱的同时，应顾及养阴生津。因此他在张锡纯的原方中加入润肺养阴生津的麦门冬和敛肺滋肾生津的五味子，组成加味来复汤。临床治疗汗出欲脱、气虚津亏者，有较好的治疗效果。且使用本方时，俞师每先投 60g 山茱萸速敛其脱，而后乃处来复汤以收功。刘德荣，罗邦水，赫建斌. 俞慎初加味来复汤临证经验［J］. 实用中医内科杂志，2023，37（2）：70-71.

名老中医李可盛赞本方"确是扶危救脱神剂""暴痢致脱危证，临床并不少见，余以此法治愈者，不可胜记"。李老运用本方，常以红参易党参，同时，山茱萸每加至90g。李可. 李可老中医急危重症疑难病经验专辑［M］. 太原：山西科学技术出版社，2005：147.

广东省名中医叶穗林教授认为，慢性心力衰竭之病机有三要：一在元气之脱；二在厥阴之患；三在少阳之乱。而张锡纯之来复汤，恰兼顾此三要。所谓"来复"，回归"复卦"之意也，复者，坤上震下。坤，土也；震，雷龙之火，少阳相火也，五行又属木。故来复者，厚土而敛浮火也。叶穗林教授临床用来复汤"厚土潜阳"治疗慢性心力衰竭，疗效满意。方奕芬，何皓颐，叶玺. 叶穗林运用来复汤治疗慢性心力衰竭机理探讨及验案举隅［J］. 辽宁中医杂志，2019，46（1）：29-31.

〔验案精选〕

案 1：喘脱（俞慎初医案）

叶某，男，16 岁。患者体质素弱，得虚喘证。春病大发，卫松烘热，暴汗淋漓，声低息短，虚里动甚，口干唇燥，精神疲乏，脉浮而无力。证属肝肾两亏，阳气不固，致喘息暴汗，四肢厥冷，几将虚脱之势。山茱萸既可温补肝肾，平定喘息，又能滋阴益阳，敛汗固脱。故急用独味山茱萸60g，浓煎予服。稍顷，汗止喘定，肢厥回复。继以来复汤收功：山茱萸60g，龙骨30g，牡蛎30g，生杭芍18g，潞党参12g，炙甘草6g，3剂而安。王邦彦，俞慎初. 张锡纯敛脱法的临床意义浅探［J］. 福建中医学院学报，1992（2）：74-75.

案2：肺心病、心力衰竭（俞慎初医案）

陈某，63岁。患者得气喘病30余年，此次发病暴急，气喘抬肩，神识不清，喉间痰鸣如锯，口干唇燥，舌苔紫黑，脉浮大无根。某医院诊断为肺心病、心力衰竭。辨证属肝肾两亏，而有阴耗将脱之象。急令病家速购山茱萸60g，浓煎与服，并与来复汤加味：太极参6g，山茱萸60g，龙骨30g，牡蛎30g，麦冬10g，五味子3g，白芍18g，苏子10g，炙甘草6g。次诊：是夜服药后，喘息渐平，苔黑转浅，脉亦转为沉细。继进参赭镇气汤加味：太极参6g，代赭石15g，山茱萸15g，龙骨15g，牡蛎15g，怀山药15g，麦冬10g，五味子3g，牛蒡子10g。后并用生脉散、泻白散等以滋阴补气，化痰平喘，调治3个月，显著好转。王邦彦，俞慎初. 张锡纯敛脱法的临床意义浅探［J］. 福建中医学院学报，1992（2）：74-75.

案3：暴喘发作欲脱（俞慎初医案）

某女，48岁。初诊（1993-12-21）：素有哮喘病，每遇冬季易于发作，时缓时剧。1993年12月以来，因天气寒冷，哮喘病又患，数日来气喘加剧，且胸闷汗出，声低息短，心悸动甚，口干唇燥，精神疲乏，四肢欠温，自觉面部烘热，脉象细数无力。俞师指出，此乃肝肾两亏，阳气不固致暴喘欲脱。考参附同用，虽可救脱，但患者口唇干燥，内有伤阴之象，非附子所宜，俞师认为用山茱萸既可补益肝肾、纳气平喘，且能滋阴敛阳、止汗固脱，故嘱其用山茱萸（去核）60g浓煎顿服，待气喘稍缓后，继以益气滋阴、纳气平喘法，运用加味来复汤治之。处方：山茱萸（去核）60g，生龙骨（先煎）30g，生牡蛎（先煎）30g，生杭芍18g，潞党参12g，麦门冬15g，五味子6g，紫苏子10g，炙甘草3g。水煎服，5剂。

复诊（1993-12-28）：药后精神好转，气喘明显减轻，仍按前方加味。处方：生黄芪15g，山茱萸30g（去核），生龙骨（先煎）30g，生牡蛎（先煎）30g，生杭芍18g，潞党参12g，麦门冬15g，五味子6g，紫苏子10g，炙甘草3g。水煎，连服5剂。

原按 本例患者哮喘多年，肺气久虚，近日气喘加剧，又见汗出声低，神乏脉细，而知阳气不固致暴喘欲脱，故俞师方中重用山茱萸以敛汗纳气固脱。重用萸肉能峻补肝体而碍肝之疏泄以阻元气欲脱之路；且据现代药理研究，认为山茱萸所含的没食子酸、苹果酸、酒石酸等，具有抗炎、抗氧化、保护心肌、保护神经元等多种药理作用，在临床急症的应用中发挥多重有益效果。龙骨、牡蛎、五味子亦善于收敛固脱，且牡蛎又能滋阴潜阳；杭白芍、麦门冬柔肝养阴；苏子降气平喘；党参、炙甘草补脾益气，诸药相伍，其救脱之力更为显著，疗效较好。

刘德荣，罗邦水，赫建斌.俞慎初加味来复汤临证经验［J］.实用中医内科杂志，2023，37（2）：70-71.

案 4：气阴耗损欲脱（俞慎初医案）

某女，63 岁。初诊（1973-11-12）：患者得肺源性心脏病 30 多年，此次病发暴急。望患者仰卧床上，神识不清，气喘抬肩，喉间痰鸣如锯。按其脉大无根，舌苔紫黑，口干唇燥。某医院诊断：肺源性心脏病、心力衰竭，中医辨证为肺肾两亏，而有气损阴耗欲脱之象。急促病家速购山茱萸（去核）60g，浓煎予服。山茱萸性味酸微温，既能滋补肝肾，又能敛气固脱，平定喘息。又予加味来复汤治之。处方：太子参 6g，龙骨（先煎）30g，牡蛎（先煎）30g，白芍 18g，炙甘草 6g，山茱萸 60g，紫苏子 10g，麦门冬 10g，五味子 3g，水煎服。

二诊（1973-11-13）：翌日病家复来邀诊，并云是夜将山茱萸浓煎服后，喘息渐平。诊视舌苔紫黑转浅，脉象亦为沉数。嘱病家给配服西洋参，继进参赭镇气汤加减。处方：太子参 6g，代赭石 15g，怀山药 15g，龙骨 15g，牡蛎 15g，麦门冬 10g，五味子 3g，紫苏子 10g。水煎服。而后又以滋阴补气、化痰平喘的汤方调治 3 个月，身体恢复健康。

原按 本例患者气阴耗损现象明显，故俞教授先用大剂量山茱萸滋肾益精、敛气固脱，后进汤药加味来复汤以益气滋阴、纳气平喘。二诊时服加味来复汤的同时又配服单味西洋参增强益气功效，并续进加减参赭镇气汤（党参、代赭石、白芍、生山药、生芡实、山茱萸、龙骨、牡蛎、炒苏子）以健脾益气，补虚平喘，诸法配合，使危重险症得以化险为夷。刘德荣，罗邦水，赫建斌.俞慎初加味来复汤临证经验［J］.实用中医内科杂志，2023，37（2）：70-71.

案 5：气阴亏虚盗汗（俞慎初医案）

某女，46 岁。初诊（1990-05-16）：3 个月来经常夜间盗汗，夜寐梦多，醒后内衣胸背尽湿，汗出淋漓，几乎每夜均此。日间困倦乏力，精神疲惫，声低息短，腰膝酸软。平时素体羸弱，动则汗出，胸闷心悸，纳食不多，入夜口干，大便干结，每日 1 次。舌淡红苔薄白，脉细。此乃盗汗日久，因量出较多，有气阴亏虚欲脱之象，治宜益气敛阴固脱，拟加味来复汤治之。处方：山萸萸（去核）60g，生龙骨 30g（先煎），生牡蛎（先煎）30g，生杭芍 15g，潞党参 12g，生黄芪 15g，麦门冬 15g，五味子 6g，麻黄根 10g，浮小麦 30g，炙甘草 3g。水煎服，7 剂。

二诊（1990-05-23）：神疲乏力稍改善，盗汗量已明显减少，口干改善。前方加麦谷芽各 15g，再服 7 剂。

三诊（1990-05-30）：盗汗已收，精神好转。前方山萸萸改为 30g，浮小麦改为 20g，又嘱续服 7 剂，以资巩固。

原按 中医学上传统观点认为自汗者多阳虚、气虚；盗汗者多阴虚。《素问·脏气法时论篇》有"肾病者……寝汗出"之说，《素问·宣明五气篇》云"五脏化液：心为汗"，故以阴虚论盗汗者，临床以肾阴、心阴之虚为多见。但病久则有气阴两虚、阴阳两虚及虚实错杂之证。本例患者素体较差，又盗汗日久，反复汗出，气阴耗伤较甚，症见疲惫乏力之象。因而俞师以加味来复汤益气敛汗救脱，又加入黄芪益气固表；麻黄根、浮小麦收敛止汗。全方配合相宜，故三诊后盗汗已收，精神好转。俞师又嘱其常服山萸萸为主，其意在敛汗固脱。刘德荣，罗邦水，赫建斌. 俞慎初加味来复汤临证经验［J］. 实用中医内科杂志，2023，37（2）：70–71.

案 6：痢疾脱证（李可医案）

温某，女，50 岁。1975 年 8 月 7 日发病，起病即噤口，饥不能食，渴不能饮，水米不入，频频呕逆。痢下赤白相杂，腹痛后重，日夜不休，约 10 分钟 1 次，喘汗如油，脱肛不收，面赤如妆，心悸躁扰不宁，热势方张（39.5℃），声低神萎，舌胖齿痕，中有黄腻苔，脉大如波涛汹涌，重按则似有似无。询知患者已病休 10 年，素有晨泻之疾，时时昏眩倾倒，稍触风寒即感冒缠绵病榻，显系脾肾元气大亏，暴感时邪作痢，起病正气先溃，已见脱象。古人谓"痢疾脉大身热者死"，盖即邪毒盘踞，精血下夺，正气不能内守而外越，油尽焰高，倏忽将灭，确是危候，亟亟固脱为要。山萸萸 90g，生龙牡粉 30g，芍药 30g，生山药 120g，当归 30g，生山楂 30g，红参（另炖）、石莲子、黄连、肉桂、炙甘草各 10g，三七粉 6g（冲），红糖、白糖各 30g（冲入），姜汁 1 小盏（兑入），2 剂。第 1 剂两煎混匀，浓缩至 300ml，小量多次频服，至呕止时，1 小时 50ml，连续服用。第 2 剂两煎混匀，分 3 次服，2 小时 1 次。末服前先点刺舌下金津、玉液，双尺泽放血，以泄其毒，呕势已平，服药安然入胃，至夜半子时，脉敛痢止，安然入睡，次晨全好。

原按 此病例发生于当年灵石疫痢流行高峰期，凡病皆然，殊少不同，"辟秽解毒汤"投治辄效。但本例病情蹊跷，从体质禀赋，察知同中有异。气化之理，总是以人为本，以病为标。正胜则邪从热化、实化，即为疫痢，但攻其邪，正气自复。正虚则邪从寒化、虚化，正气无力与外邪抗争，初病即正气先溃，生命垂危。乃断然打破古人"痢无补法"之禁律，破格用补且用大补。不仅用山药、红参（与石莲子为"开噤散"）之甘平益气滋液，且用山茱萸、龙牡之酸涩固脱。去邪仅黄连、三七、山楂（加红白糖为民间治痢效方），犹恐黄连苦寒伤胃，更辅以肉桂。余守护病榻，观察机变，幸得投剂无误，得挽危亡。所拟方即张锡纯氏"来复汤"（山茱萸 60g，生龙牡粉各 30g，白芍 18g，党参 12g，炙甘草 6g）加味，并以红参易党参，山茱萸加至 90g。此方扶危救脱之功甚著，原方论云"寒温外感，虚汗淋漓，势危欲脱，或喘逆……诸症若见一端，即宜急服"。张氏盛赞"萸肉救脱之功，较参术芪更胜。凡人身之阴阳气血将散者，皆能敛之。故救脱之药当推萸肉为第一"。暴痢致脱危证，临床并不少见，余以此法治愈者，不可胜记。李可. 李可老中医急危重症疑难病经验专辑［M］. 太原：山西科学技术出版社，2005：145-147.

案 7：气阴亏虚盗汗（叶穗林医案）

患者，女，61 岁，于 2017 年 8 月 11 日就诊。主诉：反复胸闷气促 10 年余，再发加重伴双下肢水肿 1 周。曾在外院诊断"风湿性心脏病风湿性二尖瓣狭窄"，反复多家医院就诊治疗。刻诊：胸闷、心悸、气促，咳嗽咯痰，痰稀色白，腹胀无腹痛，纳眠差，大便调，小便少。查体：神清、精神疲，多汗，呼吸稍促，节律规整，双肺可闻及干湿啰音，心前区无隆起，心率 100 次 / 分，心律不齐，二尖瓣可闻及 2/6 级吹风样杂音，双下肢轻度水肿。舌暗，苔白腻，脉浮细。西医诊断：①慢性心力衰竭；②风湿性心脏病风湿性二尖瓣狭窄心功能Ⅲ级；中医诊断：喘证（元气虚脱）。治疗以收敛元阳、补益中气为法，予来复汤加减。药用：山茱萸 30g，生龙骨（先煎）30g，生牡蛎（先煎）30g，白芍 15g，红参 6g，炙甘草 10g，茯苓 30g，桂枝 10g，白术 15g，4 剂，水煎服，1 剂 / 天，早晚温服。服药后患者胸闷、气促及双下肢浮肿明显减轻，无多汗，无腹胀，纳眠较前改善。效不更方，续进 5 剂而恢复如常。

原按 元气虚脱，故见胸闷气促；而元气之脱，不离乎厥阴，厥阴为病，土木郁迫，故见腹满、纳差；厥阴之标本中气，从乎少阳中气，少阳者，相火也，雷龙也，坎水之真阳也，亦是元气之根也，雷龙之火浮越，夹痰上扰，故见大汗出，咳嗽咯痰，双肺干湿啰音。故治以来复汤收敛元阳，补益中气，加茯苓以为人参之使，合白术健脾以运化水湿。亦如复卦，地雷曰复，厚土伏火也。然患者下肢水肿明显，虚阳浮越，心悸，小便少，经曰"膀胱者，州都之官，津液藏焉，气化则能出矣"，故加桂枝以温阳化气、助气行水。方奕芬，何皓颐，叶玺．叶穗林运用来复汤治疗慢性心力衰竭机理探讨及验案举隅［J］．辽宁中医杂志，2019，46（1）：29-31．

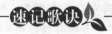

速记歌诀

　　　来复汤能起沉疴，二两萸肉敛汗脱。
　　　龙牡参芍炙甘草，急服此方莫蹉跎。

理冲汤 20

【来源】

理冲汤，源于清·张锡纯《医学衷中参西录·治女科方》。

【组成】

生黄芪三钱　党参二钱　於术二钱　生山药五钱　天花粉四钱　知母四钱　三棱三钱 莪术三钱　生鸡内金（黄者）三钱

【用法】

用水三盅，煎至将成，加好醋少许，滚数沸服。

【功效】

益气养阴，活血理冲。

【主治】

主治妇人经闭不行，或产后恶露不尽，结为癥瘕，以致阴虚作热，阳虚作冷，食少劳嗽，虚证沓来，室女月闭血枯，男子劳瘵，一切脏腑癥瘕、积聚、气郁、脾弱、满闷、痞胀，不能饮食。

【方解】

生黄芪、党参、白术、生山药补气健脾；三棱、莪术活血破瘀；生鸡内金消癥散结；天花粉滋阴、知母凉润，二者合用，既防参芪之热，又滋肾水之枯。张氏解释此方时言："用三棱、莪术以消冲中瘀血，而即用参、芪诸药，以保护气血，则瘀血去而气血不至伤损。且参、芪能补气，得三棱、莪术以流通之，则补而不滞，而元气愈旺。元气既旺，愈能鼓舞三棱、莪术之力以消癥瘕。其所以效也。"

全方配伍严谨，扶正驱邪，攻补兼施，共奏益气养阴、活血理冲之功。

【名医心得】

国医大师朱良春教授指出："不能一见女子闭经，即用通经破血之品，亦不可认为经水不行便是血枯，妄用滋补之药。"朱老效法近代临床大家张锡纯治疗妇科杂病的经验，以善调冲脉为特色。朱良春教授认为，张氏所拟"理冲汤"有通补奇经、扶羸起衰之功，为理血调气补虚之良方，亦即养正为通之良方，故善用此方加减治疗气血阴阳诸虚所致之月水不通，屡获佳效。邱志济，朱建平，马璇卿. 朱良春融各家之长治疗闭经经验选析——著名老中医学家朱良春教授临床经验（34）[J]. 辽宁中医杂志，2002，（10）：583-584.

全国名中医王耀廷教授运用理冲汤治疗慢性盆腔炎，多获良效。其基本处方为：黄芪、党参、三棱、莪术、鸡内金各15g，白术、山药、知母各10g，天花粉20g。若腹痛畏寒者加干姜、桂枝各10g；胸胁少腹胀痛者加延胡索15g、郁金20g；腹泻者减知母，加白芍20g；发热、带下量多色黄气臭者，加白蔹、败酱草各50g；病程长，包块坚硬者加䗪虫15g、水蛭10g，或以䗪虫、水蛭各2.5g，共为细末，汤剂冲服；加药后觉口干内热者，加生地黄25g、天冬20g。王耀廷. 理冲汤治疗慢性盆腔炎51例小结[J]. 浙江中医学院学报，1980（3）：14-15.

全国老中医药专家学术经验继承工作指导老师周士源教授根据女性"以血为本，以血为用"的生理功能特点，认为任何原因引起冲任气血不畅、血脉瘀阻胞宫，皆可出现妇科诸多疾患。针对以上情况，周老每选用理冲汤进行治疗，取其扶正驱邪、攻补兼施以及驱邪不伤正、补虚而不滞的功效。周老认为，本方黄芪配合当归能健脾益气、扶正补虚，三棱、莪术破癥瘕、行气消瘀，鸡内金、焦山楂消痞散结。临床使用本方时，周老每根据脏腑气血的虚损及瘀血证的轻重程度进行加减，联合桂枝茯苓丸、当归补血汤、五苓散、己椒苈黄丸、生化汤等一同治疗，疗效颇佳。张季林. 周士源教授理冲汤妇科医案举隅[J]. 光明中医，2017，32（18）：2627-2629.

【验案精选】

案1：闭经（朱良春医案）

李姓少妇，月经先后无定期3年，人流后因流血较多致高热滴注青霉素、甲硝唑等，热退后月水不潮，闭经 4 个月，靠黄体酮周期疗法维持。刻诊：身体虚弱，肢体倦怠，气短懒言，头晕目眩，心悸失眠，纳差便溏，面白无华，舌淡苔白，脉细，诊为气血亏虚，冲任失调，治以调冲补虚，方用理冲汤加减。药用：生黄芪 30g，炒白术、党参、鸡内金、怀山药各 15g，三棱、莪术、当归各 5g，肉桂、鹿角胶各 10g，紫河车粉（药液送吞）2g。服 10 剂复诊，月水已潮。再投原方 10 剂，1 剂服 2 天调理而愈，追访 1 年，月水一直正常来潮。邱志济，朱建平，马璇卿．朱良春融各家之长治疗闭经经验选析——著名老中医学家朱良春教授临床经验（34）［J］．辽宁中医杂志，2002，（10）：583-584．

案2：慢性盆腔炎（王耀廷医案）

刘某，28 岁，工人，1974 年 10 月 15 日初诊。3 年前第一胎足月产后 20 天开始发热、腹痛，经某医院诊为"盆腔炎"住院，经用抗生素治疗好转出院。其后常感腰酸，下腹疼痛，连及少腹胸胁胀痛。月经周期提前、量多、色红有块，经前及经期腰腹疼痛加重，不能坚持工作。平时带下量多，色黄气臭。纳差，口干而苦，渴不多饮，心烦易怒，小便色黄，大便不爽。末次月经 10 月 4 日来潮，周期 23 天，持续 9 天净。体检：形体较弱，面色萎黄，舌质暗红，边尖有瘀斑，苔黄腻，脉弦滑略数。妇检：宫颈充血，分泌物黄色量多，子宫后倾大小正常，活动不良，宫旁组织肥厚，左侧附件可扪及鹅卵大肿物，软硬不匀，压痛明显，活动不良，右侧附件对合良好。诊断为慢性盆腔炎，继发性痛经。中医辨证：产后气血不足，邪毒内侵，损伤冲任，瘀血停留，气滞血瘀，积久成癥，而为痛经、癥瘕之证，治当活血化瘀，兼以清热解毒。药用党参、黄芪、三棱、鸡内金各 15g，知母、天花粉、莪术各 20g，败酱草、白蔹、薏苡仁各 50g。8 剂后纳谷转香，气力增加，腹痛减轻，带下量减，二便正常，舌质暗红，边尖仍有瘀斑，黄腻苔已退，脉弦滑不数。妇检：附件肿块略缩小，宫颈光滑，分泌物白色中等量。湿热虽清，瘀血未化，宜集中力量益气化瘀，前方减败酱草、白蔹、薏苡仁，加夏枯草 25g，䗪虫、白术各 15g，莪术改为 30g，进 6 剂后，月经于 10 月 31 日来潮，经前及经期疼痛减轻，经量减少，持续 7 天净，经期及经后，照常服药。

12 月 4 日二诊：自述 11 月 29 日月经来潮，周期 28 天，量、色、质均正常，持续 6 天净，经前及经期，除轻度腰酸外，余无所苦，面色已转红润，舌红，边尖瘀斑已消，苔薄白，脉缓滑平和。妇科检查正常。先后服药 38 剂而愈，此后月经未潮而孕。王耀廷．理冲汤治疗慢性盆腔炎 51 例小结［J］．浙江中医学院学报，1980，（3）：14-15．

案 3：子宫肌瘤、腺肌症（周士源医案）

曾某某，女，30 岁，已婚，公司职员，2013 年 7 月 23 日前来就诊。主诉：经行腹痛 4 年余，逐渐加剧。最近一次月经为 7 月 8 日～14 日，量少，色暗红，见有血块。伴头晕、乏力、恶心、纳差、面色萎黄，睡眠及大小便正常。B 超提示：肌瘤、腺肌症。舌质淡暗，苔薄白，脉弦细。中医辨证属脾虚气弱，气滞血瘀，宜用益气补血、活血消癥之法。方用理冲汤合桂枝茯苓丸化裁：黄芪、三棱、莪术、鸡内金、桂枝、茯苓、牡丹皮、桃仁、焦山楂、当归、没药、龙血竭、琥珀末、蒲黄、五灵脂、延胡索、小茴香。7 剂。

二诊：痛经较前减轻。效不更方，仍采用益气补血、活血消癥，在原方基础上去桂枝、小茴香。14 剂。

三诊：痛经消失，舌脉同前。守二诊方 16 剂，巩固治疗。

原按 子宫肌瘤、腺肌症与瘀血内阻有关，属中医学"癥积""石瘕症"等范畴。血瘀的形成与气滞、痰湿、寒凝等致病因素及人体气血盛衰有关，因人体正气不足，脏腑功能失调，或情志所伤，或脾失健运，或六淫为害，导致肝气郁结，气滞血瘀；脾失健运，痰湿内生，痰瘀互结；寒凝致瘀等；瘀血停积胞宫，久积成癥，形成子宫肌瘤、腺肌症，"本虚标实"是其病机关键。治疗上根据人体气血之盛衰和瘀血的形成，以扶正益气、祛瘀消癥为主，采用补益气血、行气止痛、温经化瘀、活血消癥等法。周师用黄芪健脾益气，少佐当归养血和营，使气盛血旺以促血运，三棱、莪术、没药、鸡内金化瘀散结；两组配合使补而不滞，瘀去而正不伤。桂枝、小茴香温经散寒止痛；茯苓、五灵脂渗水通利；辅以牡丹皮、桃仁、蒲黄、焦山楂、琥珀末、龙血竭、延胡索加强活血散瘀止痛之效。全方共奏益气养血、化瘀消癥止痛之功。张季林. 周士源教授理冲汤妇科医案举隅 [J]. 光明中医，2017，32（18）：2627-2629.

案 4：卵巢过度刺激症（周士源医案）

赵某某，女，33 岁，已婚，公司职员，2013 年 12 月 21 日初诊。述婚后一年半正常性生活未孕，在当地西医诊治。超声提示：双卵巢内小卵泡数目多于 10 个，诊断为多囊卵巢综合征。使用来曲唑、戊酸雌二醇片、尿促性腺激素、人绒毛膜促性腺激素等按周期促排卵治疗 1 年。就诊时为月经第 19 天，B 超示子宫内膜厚 8mm，左卵巢 73mm×59mm，左卵泡 37mm×25mm，右卵巢 87mm×69mm，右卵泡 42mm×39mm，盆腔积液 73mm×37mm。提示卵巢过度刺激，患者述下腹部明显胀痛，沉重感伴腰酸。舌淡暗，苔微腻，脉弦。辨证属瘀浊内结，宜利水化浊、活血散瘀为治。予以理冲汤合五皮饮、五苓散、己椒苈黄丸化裁：黄芪、白术、三棱、莪术、鸡内金、焦山楂、陈皮、茯苓皮、大腹皮、桂枝、猪苓、泽泻、木防己、椒目、葶苈子、五加皮、怀牛膝、红曲。3 剂。

二诊：月经第 21 天。B 超示：子宫内膜 6mm，左卵巢约 70mm×55mm，左卵泡 20mm×17mm，右卵巢 78mm×60mm，右卵泡 28mm×25mm。盆腔内可见 37mm×28mm 不规则液暗区。下腹部胀痛明显减轻，呈隐隐胀痛感，伴腰酸乏力。舌质淡暗，苔稍腻，脉弦。证属气虚血瘀，瘀浊内结。治以益气养血、利水化瘀、软坚散结。予以理冲汤加减：黄芪、三棱、莪术、焦山楂、鸡内金、当归、天花粉、知母、丹参、海藻、昆布、夏枯草、猫爪草、泽泻、木防己、红景天。5 剂。

三诊：月经第 25 天。B 超示：左卵巢约 38mm×22mm；左卵泡 10mm×8mm，右卵巢约 25mm×18mm；右卵泡 9mm×7mm，下腹部胀痛沉重乏力感消失，舌脉同前。继续给予益气活血利水化瘀。用理冲汤合五苓散 7 剂。巩固治疗。

原按 近年来卵巢过度刺激综合征的发生率呈上升趋势，本案患者，经长期周期性促卵泡治疗后，引起卵巢过度刺激，导致卵泡异常生长，出现下腹部胀痛，沉重感伴腰酸乏力。B 超可见增大的卵巢和超大卵泡以及盆腔积液。患者超大卵泡不能排出，必然留为瘀浊。中医辨证多属瘀浊内结。临床在辨证的基础上给予健脾益气、活血化瘀、利水消浊、软坚散结等治疗，可促使超大卵泡缩小，盆腔积液消散，较快地缓解小腹胀痛症状，从而达到治疗效果。张季林.周士源教授理冲汤妇科医案举隅 [J].光明中医，2017, 32（18）：2627-2629.

案 5：慢性盆腔炎（周士源医案）

郭某某，女，29 岁，已婚，农民。2013 年 12 月 13 日初诊：主诉盆腔积液伴经期小腹坠胀疼痛感半年。平素乏力易倦，饮食睡眠尚可，现月经第 8 天，有经前乳胀、腰骶酸痛及经期小腹坠胀感，月经量中等色红，有小血块，彩超示子宫内膜 7mm，左卵泡 6mm×6mm，右卵泡 13mm×11mm，盆腔积液约 40mm×25mm。舌质淡暗苔薄，脉弦细。中医辨证属气虚血瘀，水湿内停。宜用益气活血、祛湿逐瘀之法，给予理冲汤合五苓散、己椒苈黄丸加减。黄芪、白术、三棱、莪术、鸡内金、当归、桂枝、茯苓、猪苓、泽泻、木防己、椒目、葶苈子、焦山楂、丹参。14 剂。

复诊：月经第 10 天，月经已尽，述经期小腹胀痛较前好转，经量适中色红，舌淡苔薄脉细。B 超示子宫内膜 6mm，左卵泡 10mm×9mm，右卵泡

8mm×7mm，盆腔积液17mm×13mm。给予益气活血祛瘀，清热利湿。药用：赤芍、牡丹皮、香附、乌药、桂枝、丹参、葛根、泽泻、红藤、桃仁、当归、鸡血藤、怀牛膝、薏苡仁、车前子、茯苓、猪苓、木防己、椒目、葶苈子、黄芪。10剂。

3个月后回访，复查彩超未见盆腔积液，述未出现经前乳胀腰酸及小腹坠胀等不适。

原按 慢性盆腔炎为妇科常见病之一，属中医学"带下病""妇人腹痛"等病的范畴。由经期或产后胞宫空虚，摄生不慎，湿热虫毒等秽浊之邪乘虚内侵，邪入胞宫，瘀阻脉络，故"虚中夹瘀浊"为其主要发病机制。可出现下腹坠胀疼痛，腰骶酸痛，白带量多，月经不调等一系列不适，严重者可导致不孕。盆腔积液亦多由盆腔炎而引发，本案采用益气活血、祛湿逐瘀、消癥散结止痛之法，方用理冲汤合五苓散、己椒苈黄丸加减，能改善盆腔血液循环，减少纤维组织增生，消除局部充血水肿，使盆腔瘀血、渗液快速吸收、消散，从而达到消炎止痛的目的。

张季林. 周士源教授理冲汤妇科医案举隅［J］. 光明中医，2017，32（18）：2627−2629.

案6：不全流产（周士源医案）

杨某，女，23岁，已婚，服务员。2014年8月16日初诊：主诉阴道少量出血不尽半月余。既往有胎产史：孕3产1人流1胎停1。述孕47天时彩超示宫内早孕，考虑胚胎停育可能，当即行无痛人流术，术间因发生大出血而取消清宫处理。因阴道出血不止，4天前复查彩超示宫内见大小20mm×12mm的稍高回声，考虑残留。患者述其阴道一直有少量出血，初起色红，色渐加深到近一周为暗褐色，伴腹痛，疲倦乏力，少气懒言，面色萎黄，食欲不振。头晕头痛畏风腰酸，舌红苔薄脉细。中医辨证为恶露不绝，属气虚血瘀，宜用益气活血、化瘀止崩之法。理冲汤合生化汤加减。药用：黄芪、三棱、莪术、鸡内金、当归、川芎、桃仁、益母草、炮姜、炙甘草、马齿苋、枳壳、丹参、焦山楂、红景天。10剂。

二诊：述服上药7剂，出血颜色淡暗，量较前减少，头痛畏风减轻。现服完10剂未见阴道出血。仍感头晕神疲，四肢乏力，口淡乏味，不寐，大便干结，小便平，舌淡红苔薄白，脉细弱，用理冲汤合归脾丸调理善后。

原按 不全流产属中医学"产后恶露不绝""胞衣残留""坠胎"之范畴。病机的关健为阴血骤虚，气不摄血。流产后（虚），瘀血未去（瘀），血室正开，邪毒（热）侵入阴中、胞中，表现出"虚、热、瘀"三方面，故立法上活血化瘀是关键，补益气血是基础，清热凉血是防止本病传变的手段。周老用黄芪、当归补益气血，以保护气血为君。三棱、莪术活血破瘀，消癥散结，鸡内金消痞散结为臣。使瘀血去而气血不至受损。佐以桃仁、益母草、川芎、丹参、焦山楂等活血化瘀药物，使破气消癥之效更强，且桃仁兼通便、益母草兼利水，可使二便通畅，则胞宫血运畅通；红景天活血益气；枳壳行气以助活血而止痛；"瘀血不去，新血不生"，故用炮姜温经散寒，去瘀生新；马齿苋清热解毒、利水消肿，防邪毒内袭。使以炙甘草和中缓急，调和诸药。此方攻补兼施，补而不滞，祛瘀不伤正，止血不留瘀，温清并用，使瘀去生新，清热而无寒凝之弊。诸药合用，以达益气活血、化瘀止崩之效。张季林.周士源教授理冲汤妇科医案举隅［J］.光明中医，2017，32（18）：2627-2629.

案 7：大肠癌（张霄峰医案）

宫某某，男，70 岁。患者 1 年前出现大便次数增多，大便不成形，鲜血便，与大便不相混，后于本溪市中心医院行肠镜及病理检查示直肠腺癌，2021年 2 月 2 日在腹腔镜下行直肠癌根治术。术后病理示（直肠）中分化腺癌，PT2N0M0。术后患者鲜血便消失，但大便次数多，便量少，为求进一步治疗，2021 年 6 月 17 日来诊。刻下症见：倦怠乏力，五更泄泻，大便稀，10 次/天，形寒肢冷，倦怠乏力，无腹胀，无腹痛，口干，无口苦，无气短，无腰痛，饮食尚可，睡眠可。舌淡暗，有齿痕，苔薄白腻，脉细涩。中医辨证属脾肾亏虚兼血瘀证，宜采用补益脾肾、化瘀抗癌之法，方选理冲汤合四神丸加减治疗。具体处方如下：黄芪 30g，党参 15g，炒白术 15g，山药 30g，三棱 15g，莪术 15g，天花粉 30g，知母 15g，炒鸡内金 15g，制五味子 15g，肉豆蔻 15g，补骨脂 15g，仙鹤草 30g，淫羊藿 30g，炒白扁豆 15g，砂仁 9g，乌梅 15g，蛇莓 15g，全蝎6g，炙甘草 15g，大枣 15g。10 剂，每日 1 剂，水煎服。

2021 年 7 月 2 日二诊：服药后患者倦怠乏力、形寒肢冷有减轻，大便不成形，次数多，5～6 次/天，五更泄泻改善，口干，饮食可，睡眠可。舌淡、有齿痕，苔薄黄略腻，脉细涩。患者形寒肢冷有减轻，五更泄泻改善，上方减淫羊藿、炙五味子、肉豆蔻、补骨脂、砂仁以减温热之品生湿化热之弊端，加入茯苓 15g、陈皮 9g、莲子 15g。取参苓白术散之意以健脾益气止泻。10 剂水煎服。

2021 年 7 月 23 日三诊：服药后患者倦怠乏力进一步减轻，大便略成形，2～3次/天，便不尽感，胸闷气短，无口干，饮食、睡眠可，舌淡暗、有齿痕，苔薄，脉沉细。患者现大便略成形，大便次数明显减少，形寒肢冷改善，舌苔由薄黄腻转为薄苔，上方减炒白扁豆、莲子、茯苓、陈皮；患者脾气亏虚，加之癌症日久，耗伤正气，故方中三棱、莪术各减至 9g，天花粉减至 15g 以减活血伤正之弊端；

患者胸闷气短，上方加入瓜蒌 15g、薤白 15g、川芎 15g 以宽胸散结、活血行气。10 剂水煎服。服上方后症状改善明显，此后患者一直坚持口服中药汤剂，老师一直以理冲汤为基础方，辨证辨病加减治疗此患者，患者末次就诊时间为 10 月 15 日，患者现精神状态佳，无乏力，大便成形、1～2 次/天，饮食、睡眠正常。

　　原按　该患系年老体虚，正气不足，久病及肾，加之术后耗伤气血，脾肾虚弱，气血化生乏源，且患者平素嗜食肥甘厚味，损伤脾胃，脾虚失运，湿热内蕴，络脉不通，日久成瘀，结于肠腑，形成"正虚与邪实"并存之脾肾亏虚兼血瘀之证候。患者年老体虚，脾失健运，气血化生乏源，肢体筋脉失于濡养，故见倦怠乏力；正气亏虚，肾阳不足，五脏六腑失于温养，故见形寒肢冷；脾虚失运，湿邪内生，下注大肠，大肠传导失司，加之肾虚固摄失司，脾失温煦，故见大便次数多，大便黏滞；湿邪内蕴，津液输布障碍，故见口干；舌淡暗，有齿痕，苔薄白腻，脉细涩为脾肾亏虚兼血瘀之证。治疗上以补益脾肾、化瘀抗癌为治疗原则，方选理冲汤合四神丸，再结合患者实际情况，结合气血阴阳虚损程度、瘀血证的轻重，遵循《伤寒杂病论》中"观其脉证，知犯何逆，随证治之"原则加减治疗。

赵书阁，张霄峰.张霄峰主任医师理冲汤治疗大肠癌经验总结[J].光明中医，2022，37（15）：2718-2721.

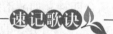

　　　　理冲汤用术芪参，莪术三棱鸡内金。

　　　　山药花粉知母醋，癥瘕经闭此方斟。

理饮汤 21

【来源】

理饮汤，源于清·张锡纯《医学衷中参西录·治痰饮方》。

【组成】

於术四钱　干姜五钱　桂枝尖一钱　炙甘草一钱　茯苓片一钱　生杭芍一钱　橘红钱半　炙川厚朴钱半

【用法】

水煎服。

【功效】

补益心肺，温阳化饮。

【主治】

因心肺阳虚，致脾湿不升，胃郁不降，饮食不能运化，精微变为饮邪。停于胃口为满闷，溢于膈上为短气，渍满肺窍为喘促，滞腻咽喉为咳吐黏涎。甚或阴霾布满上焦，心肺之阳不能畅舒，转郁而作热。或阴气逼阳外出为身热，迫阳气上浮为耳聋。然必诊其脉，确乎弦迟细弱者。

【方解】

方中用桂枝、干姜，以助心肺之阳，而宣通之。白术、茯苓、甘草，以理脾胃之湿，而淡渗之（茯苓、甘草同用最泻湿满）。用浓朴者，叶天士谓"浓朴多用则破气，少用则通阳"，欲借温通之性，使胃中阳通气降，运水谷速于下行也。用橘红者，助白术、茯苓、甘草以利痰饮也。至白芍，若取其苦平之性，可防热药之上僭（平者主降），若取其酸敛之性，可制虚火之浮游（《神农本草经》谓芍药苦平，后世谓芍药酸敛，其味实苦而微酸）。且药之热者，宜于脾胃，恐不宜于肝胆，又取其凉润之性，善滋肝胆之阴，即预防肝胆之热也。况其善利小便，小便利而痰饮自减乎。张锡纯.重订医学衷中参西录合订本［M］.北京：人民卫生出版社，2011：252.

【名医心得】

高伟主任擅长运用理饮汤治疗内科疑难杂病。高主任认为，理饮汤中干姜、桂枝为君，助"心肺阳气而宣通"；茯苓、白术为臣，"理脾胃之湿而淡渗"；并合陈皮理气、厚朴燥湿、白芍平肝，共为佐药；炙甘草为使，与茯苓同用可泻湿满，与芍药同用善缓肝急。此方为治痰饮而设，故仍遵仲景"病痰饮者，当以温药和之"的原则，药少量精，方义明确。理饮汤可看作苓桂术甘汤的变方，在温阳化饮的基础上，加入温中燥湿行气之品，可助气化，祛饮邪，善于调节人体水液代谢。此方以"理饮"为名，长于温化寒饮，具体使用时，在理饮汤基础上合方，可祛寒痰，可温水饮，亦可化水湿，临床应用范围很广。高主任认为，临床应用此方时应重视对舌脉的判断，张锡纯明确提出此方所对应的脉象为弦迟细弱。此类患者或因阳虚饮停，不能鼓动脉道，而现细弱之脉；或因寒饮内停，血液凝滞迟缓，而现弦迟之脉。如见弦滑或洪大等脉，则需慎用此方，用后恐助热伤阴，病反加重。高伟主任根据临床体会，认为适用本方的舌象常表现为胖大水滑或白厚腻苔，前者偏于阳气不足，而后者则偏于寒饮内停，两者均可使用理饮汤，但方中温通阳气与利水化饮药物之间的比例需做相应调整，不可过于拘泥原方，应善于变通。饮证病机复杂，症状多样，有时很难识别。高伟建议可借鉴张锡纯经验，以干姜五钱试服，服后胸中舒爽者可予此方。高伟.应用张锡纯理饮汤治疗内科疑难杂病思路及临证体会［J］.环球中医药，2021，14（8）：1500-1503.

【验案精选】

案1：难治性哮喘（高伟医案）

患者，女，45岁，2019年8月6日初诊。主诉：咳嗽喘息4年余，加重6日。4年前因咳喘反复发作，于外院行肺功能激发试验确诊支气管哮喘，平时使用信必可（布地奈德福莫特罗粉吸入剂）160μg/45μg每天两次控制，症状略有缓解。6天前因外感后发热，咳嗽，活动喘息，于社区口服抗生素3天，发热已退，但咳嗽夜甚，故转投中医治疗。刻下症：咳嗽、喘息，活动加重，痰少质黏，不易咯出，鼻塞流涕，乏力背紧，腿沉，小便清长，大便不成形。舌暗胖大，苔薄略水滑，脉沉弦略弱。西医诊断：哮喘。中医诊断：哮病。证属：外寒内饮。治宜：散寒化饮。方宗小青龙汤加减。处方：炙麻黄 5g，桂枝 4g，细辛 3g，五味子 9g，赤芍 10g，干姜 6g，清半夏 6g，浙贝母 10g，杏仁 10g。7 剂，中药免煎颗粒，早晚餐后服用。

8月13日二诊：药后背紧、流涕减轻，咳嗽减少，痰可咯出，仍觉胸闷、气短，舌脉同前。上方加厚朴 3g、苏梗 5g，继服 7 剂。

8月20日三诊：咳嗽明显减轻，喘憋略有改善，外感症状已无，仍觉乏力腿沉，畏寒纳少。外感已除，改为理饮汤温阳化饮，巩固疗效。处方：干姜 9g，桂枝 4g，白术 9g，茯苓 6g，白芍 6g，陈皮 3g，厚朴 3g，炙甘草 4g。7 剂，中药免煎颗粒，早晚餐后服用，并嘱禁食生冷之品。

8月27日四诊：胸闷、喘憋好转，腿沉、纳差亦有改善，时觉乏力。干姜减至 5g，加生黄芪 16g、知母 8g 仿升陷汤补胸中大气，继服 14 剂。

9月11日五诊：咳嗽已无，胸闷乏力减轻，纳食改善，大便成形。上方加减又服近两月，症状平稳，自觉身体轻松，抵抗力增强。2019 年 10 月已将信必可改为每日 1 次，未复发。

原按 使用吸入糖皮质激素仍不能完全控制的哮喘，属于难治性哮喘范畴。此患者确诊哮喘 4 年，虽使用吸入激素，但症状控制不佳，平素喜食生冷，遇寒易发咳喘。鼻塞流涕示外邪未除，乏力背紧、二便不调示阳虚不化，而咳嗽夜甚、活动喘息则为寒饮内停之象。综合舌脉表现，考虑外寒内饮，予小青龙汤化裁，效果明显。次诊外寒既除，阳虚饮停之象尽显，故予理饮汤加减治疗，后合生黄芪补胸中大气，并加用黄芪半量之知母以防助热。因上焦阳虚饮停，本可出现胸闷甚则喘憋之象，但临床应注意判断是否有外邪的存在，如外感诱发或外邪未尽，仍应注意宣解外邪，以防闭门留寇。高伟. 应用张锡纯理饮汤治疗内科疑难杂病思路及临证体会［J］. 环球中医药，2021，14（8）：1500-1503.

案 2：更年期燥热（高伟医案）

患者，女，51 岁，2019 年 12 月 6 日初诊。主诉：烦热汗出半年余。患者半年前无明显诱因开始燥热，心烦，阵发汗出，白天为主，于外院妇科诊断为更年期综合征（改良 kupperman 评分为 25 分），间断服用更年安、乌鸡白凤丸、知柏地黄丸等药，疗效不佳，自觉燥热更甚。刻下症：燥热汗出，乏力腿沉，颈部发僵，口干喜热饮，纳差，食后腹胀，大便略溏。舌暗胖大，苔腻微黄，脉沉弦滑。

西医诊断：更年期综合征。中医诊断：绝经前后诸症。证属：寒饮内停，郁热在里。治宜：温化寒饮，透解郁热。方宗理饮汤化裁。处方：干姜 6g，桂枝 3g，白术 9g，茯苓 6g，赤芍 6g，陈皮 6g，厚朴 4g，炙甘草 4g，青蒿 4g，知母 10g，7 剂，中药免煎颗粒，早晚餐后服用。嘱禁食生冷及水果。

2019 年 12 月 20 日二诊：燥热感减轻两分，乏力、腹胀、便溏均有明显改善，时有口干，舌苔较前变薄。上方桂枝加至 6g，干姜加至 9g，青蒿加至 6g，知母加至 15g，14 剂。

2020 年 1 月 4 日三诊：热已减近半，汗出亦明显减少，后背紧僵感消失，饮食改善，大便已成形，已无口干。舌体胖大，边有齿痕，苔薄白，脉沉弦。上方青蒿加至 8g，厚朴减至 2g，陈皮改为 5g，继服 28 剂。

2022 年 2 月 1 日四诊：燥热仅余两分，无明显汗出，自觉"身体清爽"。舌胖大，边有齿痕，苔薄白，脉沉弦。上方桂枝减至 3g，干姜减至 4g，青蒿减至 4g，继服 28 剂。

2020 年 4 月电话随访，已停药 1 个月，现无燥热、汗出，亦无其他不适。

原按 《素问·阴阳应象大论篇》言"年四十而阴气自半也"，阴虚火旺是更年期女性较为常见的体质，常以养阴清热为法。但此患者久用养阴清热之品无效，故不能将思维局限在阴虚火旺之上。通过分析不难发现，患者虽自觉燥热，汗出，但其颈僵畏寒，腹胀纳差，舌苔白腻，一片阳虚湿困，阳气不能伸展之象。故仍可以理饮汤为基础，助气化，散寒饮，加用青蒿以透解郁热，并合知母防温补助热，寓"甘温除大热"之义。方中初诊对于阳药（干姜、桂枝）的使用较为谨慎，服后症减，反可加量，放手而用。湿气渐去，舌苔变薄，则减化湿之品，增青蒿之量，以防郁热不能尽解。此案体现了临床辨证论治的重要性，四诊合参，综合分辨阴阳寒热，才能直中病机，提高疗效。高伟. 应用张锡纯理饮汤治疗内科疑难杂病思路及临证体会［J］. 环球中医药，2021，14（8）：1500–1503.

案 3：神经性耳鸣（高伟医案）

患者，男，42 岁，2018 年 6 月 8 日初诊。主诉：间断耳鸣半年余，加重半月。患者半年前开始出现耳鸣，自诉无明显诱因，耳鸣声大，听力下降，曾于外院专科诊为神经性耳鸣，予静脉滴注改善循环药、高压氧等治疗，症状改善不明显。近半月来，耳鸣加重。刻下症：耳鸣耳聋，口苦心烦，腹胀易饥，头身困重，寐差，阴囊潮湿，小便发黄，大便不爽。舌暗胖大，苔黄厚，脉弦滑，略数。西医诊断：神经性耳鸣。中医诊断：耳鸣。证属：湿热熏蒸。治宜：清热利湿。方宗甘露消毒丹加味。处方：黄芩 10g，滑石 6g，炒薏苡仁 15g，茵陈 6g，郁金 6g，石菖蒲 10g，川贝母 6g，藿香 6g，白豆蔻 5g，柴胡 6g，清半夏 6g，通草 5g。14 剂，中药免煎颗粒，早晚餐后服用。

6 月 22 日二诊：耳鸣较前略有减轻，口苦及心烦好转，易饥感明显减轻，大便较前通畅。舌胖大，苔腻，略黄，脉弦滑。上方郁金改为 9g，石菖蒲改为 15g，滑石改为 9g，继服 14 剂。

7 月 6 日三诊：耳鸣虽觉改善，但堵闷明显，已无燥热，时有乏力、颈僵、畏寒、腹胀，大便黏稠，舌体胖大，边有齿痕，苔腻脉沉。改为理饮汤加减。处方：干姜 5g，桂枝 2g，茯苓 6g，赤芍 6g，厚朴 4g，陈皮 6g，炒薏苡仁 12g，青蒿 6g，远志 6g，石菖蒲 10g，柴胡 6g，清半夏 6g，黄芩 10g，白豆蔻 4g。7 剂，中药免煎颗粒，早晚餐后服用。

7 月 13 日四诊：自诉服用上方 2 天后，耳部堵塞感突然减轻，腹胀明显改善，颈部僵硬消失，大便已成形，仍时有头晕。舌胖，苔薄腻，脉沉细滑。上方厚朴减至 2g，去白豆蔻，加荷叶 6g，继服 14 剂。

9 月电话随访，上方服用后效果明显，于社区医院抄方又服 1 个月，耳鸣及耳堵感均已消失。

原按 此患者耳鸣由湿热熏蒸所致，予清热化湿治疗后，耳鸣有所减轻。但随及又出现耳部堵塞感，考虑热象已去，但虚象尽显，故改用理饮汤合远志、石菖蒲开窍。前后两方均合小柴胡汤（柴胡、黄芩、清半夏）以畅达少阳枢机。阳虚饮停，蕴久化热。经治热虽退而湿邪仍重，并现阳虚之象，此证正为理饮汤所长。临床中，根据水湿痰饮之邪的病理变化过程，清化与温化之法常需配合使用，临床我们常以脉象作为辨证的重要标准，脉弦滑数常提示湿与热结，湿热熏蒸；而脉象沉弦则提示以湿为主，阳气不足，不足以振奋，此时如仍有郁热，在温阳化饮或芳香化湿的基础上稍加透解郁热之品即可。高伟. 应用张锡纯理饮汤治疗内科疑难杂病思路及临证体会［J］. 环球中医药，2021，14（8）：1500-1503.

案 4：不稳定型心绞痛（高伟医案）

患者，男，58 岁，2019 年 9 月 12 日初诊。主诉：胸闷憋气反复发作 10 年余，加重 1 周。患者 10 年前活动中出现胸闷憋气，于门诊诊断为不稳定型心绞痛，长期服用阿司匹林肠溶片、富马酸比索洛尔片、阿托伐他汀片等药物治疗。1 年前因胸痛持续不能缓解，于外院确诊 ST 段抬高心肌梗死，置入支架 2 枚。术后规范使用西药治疗，但仍时有胸闷，活动加重，未予重视。1 周前，胸闷憋气较前加重，无胸痛，无汗出，背部发紧，查心电图及心肌标志物均无动态变化，考虑不稳定型心绞痛，患者坚持应用中医治疗。刻下症：时有胸闷，无胸痛，无放射，活动明显，畏寒，背部发紧，腿沉，乏力，纳差，易食后腹胀，大便稀。舌胖大，苔薄白腻，脉沉弦。西医诊断：冠心病不稳定型心绞痛。中医诊断：胸痹。证属：胸阳不振。治宜：温阳化饮，宽胸理气。方宗理饮汤与瓜蒌薤白白酒汤合方加减。处方：干姜6g，桂枝4g，炒白术12g，茯苓6g，赤芍8g，厚朴6g，陈皮6g，瓜蒌12g，薤白3g，清半夏6g，生甘草5g，7剂，中药免煎颗粒，早晚餐后服用。

9月19日二诊：胸闷症状有所改善，仍时有气短，小便不利，畏寒、腿沉、腹胀仍较明显。舌胖大，苔白腻，脉沉弦。上方加附子2g、生黄芪9g，继服14剂。

10月10日三诊：胸闷症状明显好转，乏力减轻，活动耐量增加，大便成形，畏寒、腿沉、腹胀基本消失，时有口干、燥热。舌胖大，苔薄白，脉沉，略弦。上方去附子，加知母15g，继服28剂。

11月8日四诊：胸闷症状已除，乏力气短明显好转，食欲与睡眠均有改善，上方继服28剂。

2020年1月电话随访，停药后，病情较为稳定，未发作胸闷憋气症状。

原按 此患者反复胸闷憋气发作，虽行冠状动脉支架术后，但症状仍未完全缓解。郭士魁老师总结冠心病心绞痛的核心病机为"阳微阴弦"和"气虚血瘀"，而瓜蒌薤白半夏汤为宣痹通阳的代表方，临床十分常用。此患者除胸阳不振外，中焦运化力弱，水湿停于中焦故腹胀，留于下焦则腿沉。三焦寒湿弥漫，瓜蒌薤白半夏汤力显不足，故合理饮汤之干姜、桂枝以助上中焦阳气，厚朴、陈皮以助瓜蒌宣痹通阳，二诊更加入附子、黄芪，"大气一转，其气乃散"，湿邪得散。但方中对炮附子的使用需注意，其用量少，使用时间亦短，取"少火生气"之义，温暖肾阳，以助阳气的敷布。当气化功能恢复后，则去附子，而加知母，以防过于燥热伤阴。高伟.应用张锡纯理饮汤治疗内科疑难杂病思路及临证体会[J].环球中医药，2021，14（8）：1500-1503.

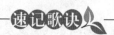

速记歌诀

理饮苓术与炙草，干姜橘红朴桂芍。

阳虚湿蕴变饮邪，离照当空阴霾消。

木香流气饮 22

【来源】

木香流气饮，源于宋·太平惠民和剂局《太平惠民和剂局方·卷三》。

【组成】

半夏（汤洗七次）二两　陈皮（去白）一斤　厚朴（去粗皮姜制，炒）　青皮（去白）
甘草（爁）　香附（炒，去毛）　紫苏叶（去枝、梗）各一斤　人参　赤茯苓（去黑皮）
干木瓜　石菖蒲　白术　白芷　麦门冬各四两　草果仁　肉桂（去粗皮，不见火）
蓬莪术（煨，切）　大腹皮　丁香皮　槟榔　木香（不见火）　藿香叶各六两　木
通（去节）八两

【用法】

上粗末，每四钱，水盏半，姜三片，枣二枚，煎七分，去滓热服。如伤寒头
痛，才觉得疾，入连根葱白三寸煎，升降阴阳，汗出立愈。脏腑自利，入粳米煎。
妇人血气癥瘕，入艾，醋煎。并不拘时。

【功效】

调顺营卫，通流血脉，快利三焦，安和五脏。

【主治】

治诸气痞滞不通，胸膈膨胀，口苦咽干，呕吐少食，肩背腹胁走注刺痛，及
喘急痰嗽，面目虚浮，四肢肿满，大便秘结，水道赤涩。又治忧思太过，怔忪郁
积，脚气风热，聚结肿痛，喘满胀急。

【方解】

气为人身之本，内至五脏六腑，外达皮肉筋脉，上中下三焦，无一不由气所

充斥与通行。故一旦气滞，则表里内外上下一应皆病矣。上焦有滞，宜宣肺达表而通畅其气，故选紫苏叶、藿香、白芷、石菖蒲之品走上焦而宣降肺气、疏通腠理；中焦有滞，宜升降脾胃、疏达肝胆而调畅其枢，故选白术、木香以健脾升阳，半夏、陈皮、木瓜、草果、莪术、槟榔以养胃降浊，青皮、香附以疏肝利胆；下焦有滞，宜泄浊通窍而顺畅其气，故选厚朴、大腹皮、丁香、肉桂以降气泄浊，木通以利尿通窍。理气之药性皆通散，恐有耗气之虞，故佐以人参、甘草、茯苓三药以补气；理气之药性多温燥，故佐以麦冬而润燥养阴，使理气之中而无伤阴之弊。诸药合用，可使全身之气机流行，三焦之气机通畅，故名"流气饮"。

【名医心得】

全国老中医药专家学术经验继承工作指导老师王德光善用此方调理气机。《太平惠民和剂局方》谓本方可治诸气痞塞，胸膈鼓胀，面浮肢肿等症，《医宗金鉴》言其"调治一切诸气为病"，王老师正是抓住本方"调治一切诸气为病"之旨，灵活变通于临床，对某些急、重、疑难病证的治疗每收到满意的疗效。王老师认为，人身之要曰气曰血，气病中有虚有滞，血病中有虚有瘀，气病调气，血病则于理血剂中亦必兼以调气，即补气、理气、养血、化瘀是调治气血为病的大法。他主张：为人气血调合，三焦通利，何病之有？木香流气饮本为理气峻剂，方中虽有参、术、苓、草、麦冬之辈为防止气药耗伤气阴而设，但综观全方在组成用量上并无益气养阴之意。然而，临床中纯属邪实而正不虚者颇为少见，尤其急、重证中往往虚实夹杂，气血兼病，阴阳两伤。因此，王老师师古而不泥古，常把本方中之参、术等品加大剂量，使纯属理气之方一变而为攻补兼施之剂，用之临床，辄应手而愈。王老师还认为，该方中大黄一味应用尤妙，其能通腑泄浊，快利三焦，有参、术佐之则无伤正之虞，临床应用时须随证增减用量及煎煮时间。此外，王老师认为方中大腹皮一味是利水消肿除胀之要药，严重肿胀时用量须大，有时甚至在 50～100g 之间，亦可用大腹皮煎汤代水，再煎群药，若用量过少则效果不显，证之临床果是如此。总之该方临床应用广泛，只要着眼于气机不利这一要点，辨证得当，有兼证适当加减药味，常显效于须臾。张启文，李致重. 杏林真传：全国五百名老中医药专家独特经验精华［M］. 北京：华夏出版社，1994：342.

谢桂香主任多将此方用于治疗肤胀。谢主任认为木香流气饮不仅可治感受外邪、卫气郁遏、三焦壅滞而致之肤胀，亦可治七情、饮食、劳役所伤致三焦气郁凝滞于外之肤胀者。谢主任认为木香流气饮既可调顺营卫，宣散焦膜腠理郁遏之卫气，又能通流血脉，荡涤三焦一切陈莝，对于外感或内伤所致之肤胀均能取得

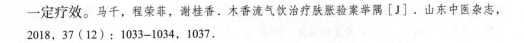

一定疗效。马千，程荣菲，谢桂香. 木香流气饮治疗肤胀验案举隅［J］. 山东中医杂志，2018，37（12）：1033–1034，1037.

【验案精选】

案 1：不寐（王德光医案）

郑某，男，20 岁。初诊（1991-08-21）：两年前因致力于高考日夜攻读，疲劳过度而渐失寐，后高考落第，失眠更加严重，虽经中西药治疗仍无好转，每夜入睡困难，多梦易醒，只睡两三小时，此外尚有纳呆，胸胁胀满，记忆力减退。诊见该患者善太息，舌淡红，苔薄白，脉弦细。中医诊断：不寐（肝郁气滞）；西医诊断：神经衰弱。治以疏肝理气，安心宁神。木香流气饮加夜交藤化裁：木香 10g，党参 30g，白术 20g，半夏 20g，陈皮 15g，桂枝 30g，白芷 15g，香附 15g，草豆蔻 20g，青皮 15g，枳壳 20g，莪术 10g，槟榔 10g，大黄 5g，夜交藤 40g。7 剂。

二诊（1991-08-28）：药后纳食增，腹胀减，每晚可得三至四小时睡眠，梦扰亦少。继用前方加生龙骨、生牡蛎各 40g，7 剂。

三诊（1991-09-28）：诸症明显好转，可酣睡 6 小时，后又用逍遥汤化裁服 20 余剂痊愈。张启文，李致重. 杏林真传：全国五百名老中医药专家独特经验精华［M］. 北京：华夏出版社，1994：342.

案 2：腹痛（王德光医案）

丛某，男，58 岁。初诊（1992-05-21）：患者于 5 月 20 日中午因公外出途中突然上腹部不适，继而出现持续性钝痛并逐渐加剧，时伴恶心呕吐，经对症治疗未见缓解。刻见：腹痛以上腹为主伴腹胀，拒按，时恶心，呕吐，不欲食，大便 2 日未行，无矢气，小便黄赤，口苦而干，舌尖红赤；苔薄黄少津，脉弦数有力。血常规白细胞总数：11.6×10^9/L，尿淀粉酶 512 单位，血淀粉酶 64 单位，B 超提示急性胰腺炎。血压：150/90mmHg。中医诊断：腹痛（气滞血瘀，腑气不通）。西医诊断：急性胰腺炎。治拟理气、消胀、通腑化瘀，木香流气饮化裁。木香 5g，党参 30g，云苓 20g，半夏 30g，香附 20g，青皮 15g，枳壳 15g，川厚朴 20g，槟榔 20g，莪术 20g，柴胡 20g，大腹皮 50g，大黄 15g（后下）。药后腑气得通，矢气频频，后大便二次，腹痛、腹胀相继减轻，恶心呕吐缓解。次日起大黄改为 10g 同煎以缓泻下之势，两剂后，痛、胀俱解，仅遗上腹不适并仍有轻度压痛，仍按原方加减而愈。张启文，李致重．杏林真传：全国五百名老中医药专家独特经验精华［M］．北京：华夏出版社，1994：341．

案 3：胁痛（王德光医案）

房某，女，47 岁。初诊（1991-08-05）：患者 3 天前突然出现右胁疼痛并向后背部放散，腹胀腹痛入食后更甚，伴发热恶心呕吐。B 超提示：胆囊增大，壁厚 0.3cm，水肿，胆汁郁积。结论：急性胆囊炎。经抗炎利胆治疗不见好转。刻见：发热，右胁疼痛，拒按，胸闷腹胀，口干而苦，恶心呕吐，溲黄便秘，舌质红，苔根黄腻，脉弦数。中医诊断：胁痛（气滞肝胆湿热）。西医诊断：急性胆囊炎。治以理气疏肝、清热利湿：木香 10g，党参 30g，白术 30g，云苓 20g，生甘草 10g，陈皮 15g，半夏 30g，柴胡 20g，大腹皮 30g，莪术 20g，槟榔 15g，川厚朴 20g，大黄 10g（后下），龙胆草 20g，白花蛇舌草 50g，鱼腥草 30g。药后腹中雷鸣，连连矢气，腹胀腹痛均减轻，药进两剂大便得通，胁痛大减，恶心呕吐消失，可进食。后以柴胡疏肝汤调理而愈。张启文，李致重．杏林真传：全国五百名老中医药专家独特经验精华［M］．北京：华夏出版社，1994：341．

案 4：水肿（王德光医案）

张某，女，33 岁。初诊（1992-03-24）：1 年半前患急性肾炎经治疗症状缓解，半年后反复出现下肢浮肿，尿常规化验蛋白波动于（＋）～（＋＋），近半月来下肢及颜面浮肿复发。刻见：胸闷，气短，腹胀，颜面及下肢浮肿，食欲不振，舌苔白腻质略暗，脉弦细。尿常规：蛋白（＋＋），红细胞 2～3 个／高倍视野，颗粒管型 2～3 个，尿素氮 4.1mmol/L，二氧化碳结合力 23.8mmol/L，血常规：红细胞 3.5×10^{12}/L，血压：150/90mmHg。中医诊断；水肿（气滞血瘀、脾肾阳虚）。西医诊断：慢性肾炎。治以行气滞，化血瘀，补脾肾。木香流气饮化裁：黄芪 50g，白术 30g，党参 30g，云苓 20g，陈皮 15g，半夏 20g，三棱 20g，莪术 20g，大腹皮 50g，肉桂 10g，草果 20g，川厚朴 20g，枳壳 20g，青皮 20g，附子 10g，大黄 5g，大小蓟各 5g，服 1 剂尿量明显增多，腹胀减轻，3 剂后胸腹胀闷及水肿皆消，食欲亦增，精神大振，后于原方加生地黄、山茱萸、何首乌、仙灵脾、仙茅等补肾之品，共服 40 余剂，尿常规化验正常，病情稳定。张启文，李致重．杏林真传：全国五百名老中医药专家独特经验精华［M］．北京：华夏出版社，1994：341．

案 5：肺胀（王德光医案）

肖某，男，58 岁。初诊（1992-04-29）：患者有慢性咳喘史 20 余年，每遇冬季或感冒加重，10年前诊为肺源性心脏病。半月前因感冒而咳喘加重，咳痰白黏时而兼黄色，经多种抗生素治疗无效，逐渐出现心悸、胸闷、气短、下肢浮肿等症，加用强心、利尿、吸氧亦无明显好转。刻见：患者胸高胀满，喘促，气短，动则尤甚，时咳吐白沫痰，口唇及舌发绀，颊面虚浮，下肢呈指凹性浮肿，小便短黄，大便三日未行，苔白腻，脉弦滑细数。血常规：白细胞总数 11.4×10^9/L，中性粒细胞 0.72，胸透及胸片见肺内感染、肺气肿、肺心病征象。心电图：呈现肺性 P 波，右室肥厚，低电压等。中医诊断：肺胀（气滞血瘀、痰热、肺肾两虚）。西医诊断：慢性支气管炎、肺气肿、肺源性心脏病、心力衰竭Ⅲ级、肺内感染。治以理气化瘀，清痰热，补肺肾。木香流气饮化裁：半夏 30g，陈皮 20g，党参 30g，白术 20g，云苓 20g，炙甘草 15g，枳壳 20g，大黄 5g，川厚朴 20g，槟榔 15g，莪术 20g，桂枝 30g，附子 10g。3 剂，水煎服，每日 1 剂。

二诊（1992-05-02）：服前方 3 剂，大便通，喘促平，小便增多，颜面下肢浮肿渐消，以后又从气阴两虚调治病情平稳。张启文，李致重．杏林真传：全国五百名老中医药专家独特经验精华［M］．北京：华夏出版社，1994：342．

案 6：鼓胀（雷泽霖医案）

陈某，男，75 岁，农民。

初诊（1985-07-02）：住院腹胀满半月余。半月前因患感冒，自服"去痛片"后汗大出，又因家事不和，情志抑郁，不思饮食，嗳气频频，神疲肢倦。症见：面色萎黄，四肢轻度浮肿，腹胀大，按之不坚，胁下胀满，小便短少舌质红绛，苔白腻，舌边有瘀点，脉弦滞。辨证：过汗伤阳，气郁伤肝，肝失疏泄，则气滞血瘀，脾失运化，则水湿与瘀血交结，痞塞中焦，发为鼓胀。治法：健脾理气，化瘀消肿。方药：木香流气饮。半夏 10g，陈皮 10g，姜厚朴 10g，青皮 10g，甘草 3g，香附 10g，苏叶 10g，党参 20g，茯苓 30g，木瓜 10g，菖蒲 10g，白术 10g，白芷 8g，麦冬 8g，草果仁 6g，肉桂 3g，莪术 10g，大腹皮 15g，丁香皮 5g，槟榔 15g，木香 8g，藿香 6g，木通 8g，生姜 10g，大枣 3 枚。水煎服，3 剂。

二诊（1985-07-04）：服上方 3 剂，大便每日 1 次，小便量稍增，腹皮见松，嗳气爽。药虽中病，但恐药力尚轻，于前方中加丹参 20g、桃仁 20g、莱菔子 20g，以增活血化瘀除胀之功。水煎服，5 剂。

三诊（1985-07-12）：服上方 5 剂后大便下泻，小便增多，腹胀大减，腹皮松弛，脉细弦。再投汤剂恐其耗伤正气，不利病情，故以丸者缓治之。香砂六君子丸 10 丸，金匮肾气丸 10 丸，早晚各服 1 丸，温水送下。

四诊（1985-07-17）：服以上丸药后，二便如常，腹稍胀，饮食增加。舌质红，苔白，脉弦细。继用二诊方5剂。

五诊（1985-07-24）：服上药后，诸症消失。为巩固疗效，嘱患者继续服香砂六君子丸及金匮肾气丸。后访痊愈。

原按 胀由气滞血瘀水停，病在肝脾两脏，故始终以健脾理气、化湿消瘀为法，选用木香流气饮既切病证而又有力，适值正气未馁，鼓胀刚成，故一击而溃，收功较速。然细玩此案之三至五诊，其变虽小，而在审证握机、攻补进退方面，也可得出一定的经验教训。郭冠英.榆林百年医粹［M］.北京：中国中医药出版社，2014：453-454.

案7：丹毒致肤胀（谢桂香医案）

某，男，92岁。

初诊（2016-10-17）：主诉双手背部肿胀4月余。患者4个月前无明显诱因出现双手手腕至手指处肿胀不适，皮肤发红，自诉皮肤温度稍高，按之疼痛，自行按摩后症状未见缓解，反而加重。1个月前曾于外院住院治疗，诊断为丹毒，住院后予金黄散外敷，因青霉素皮试阳性，故用亚胺培南抗感染等对症治疗，治疗后皮肤发红、皮温升高，症状缓解，但肿胀一直未消。出院后口服多种健脾利水、祛风除湿药物，并配合针灸治疗，未见缓解。经朋友介绍，至我处就诊。患者来诊时双手背部肿胀，右侧尤甚，肤色如常，按之不凹陷，平素不易出汗，偶有胸闷、心悸，纳少，夜寐欠佳，二便尚调。舌质淡红，苔薄白，脉弦细略浮。此为外夹风寒，卫气郁遏所致，治宜调顺荣卫，宣散郁遏之卫气，畅利三焦，方选木香流气饮加减。药物组成：木香10g，陈皮10g，白芷15g，香附10g，紫苏叶10g，枳壳10g，厚朴10g，莪术10g，炒白术10g，茯苓15g，柴胡10g，大腹皮15g，白豆蔻6g（后下），荆芥6g，桑枝15g，炙甘草6g。共3剂，日1剂，水煎分早、晚两次温服。

二诊（2016-10-21）：患者双手背部肿胀明显缓解，自诉病已去六七成，因睡眠欠佳，守上方加酸枣仁20g，再进7剂痊愈。

原按 本案患者治疗过程曲折，关键原因在于未明病因病机。该病初为风、热、毒邪侵袭肌表腠理，卫分郁遏，日久化火，火与热毒壅遏上焦气机，滞留上肢肌腠，故局部红肿热痛，发为丹毒。抗菌药物苦寒之性较清热解毒之剂更甚，故患者治疗后虽红、痛症状缓解，但表邪不除，加之气候转冷，风寒束表，上焦卫分郁遏更重，从不易出汗、脉弦略浮、双手肿胀可知。少阳三焦与厥阴心包互为表里，三焦气机郁遏，内传心包，故有胸闷、心悸。处方中木香、陈皮、香附、厚朴、枳壳、大腹皮、白豆蔻通利三焦气机；白芷、紫苏叶、柴胡、荆芥宣散表邪，解除卫分郁遏；炒白术、茯苓、炙甘草健脾益气，有助于驱邪外出；桑枝利水、祛湿、通络，更兼以引经；莪术破血行气，治疗一切血凝气滞之证，理气作用尤著，可荡涤三焦一切陈莝。西医学认为丹毒多由链球菌感染所致，现代药理研究发现木香挥发油能抑制链球菌、金黄色葡萄球菌、白色葡萄球菌的生长。香附根茎提取物可以通过抑制诱生型一氧化氮合酶和蛋白表达而减少一氧化氮的生成起到抗炎镇痛作用。白芷对铜绿假单胞菌、革兰阳性菌等具有明显的抗菌作用。三药合用，抗菌消炎作用明显增强。病机明确，方药对症，故效如桴鼓。马千，程荣菲，谢桂香. 木香流气饮治疗肤胀验案举隅［J］. 山东中医杂志，2018，37（12）：1033–1034，1037.

案8：甲状腺功能减退致肤胀（谢桂香医案）

某，男，39岁。

初诊（2017-09-07）：主诉肌肤肿胀1年余，腹泻3个月。患者近1年来体质量较前增加，伴颜面部、四肢肌肤肿胀，3个月前无明显诱因出现腹泻，平均每日4～5次。曾口服枫蓼肠胃康颗粒、复合乳酸菌胶囊等药物，效果欠佳。2017年8月于外院住院治疗，诊断为结肠息肉、甲状腺功能减退，行内镜下息肉切除术、补充甲状腺素等对症治疗，住院期间予以健脾渗湿止泻之剂，症状未见缓解。患者来诊时四肢肌肤肿胀难忍，自诉有肿胀欲裂之感，颜面部虚浮，肿胀之处按之即起、有弹性，伴胸胁胀闷不适，纳寐尚可，大便每日4～5次，质稀，无里急后重感，小便量可。舌质淡暗，苔白厚腻，脉沉弦细。此为寒气束表，卫气郁遏，三焦气机壅滞，久而不散，内攻肠胃所致。治以调顺荣卫，宣散郁遏之卫气，畅利三焦，方选木香流气饮加减。药物组成：木香10g，党参15g，苍术10g，草果10g，陈皮10g，白芷10g，香附10g，紫苏叶10g，枳壳10g，瓜蒌皮15g，莪术10g，炒白术10g，茯苓15g，柴胡10g，大腹皮15g，荆芥6g，炙甘草6g。共5剂，日1剂，水煎分早、晚两次温服。

二诊（2017-09-14）：诉肤胀症状明显缓解，自觉全身轻松许多，双上肢内尺侧皮肤有脱皮现象，胸胁胀闷不适感基本消失，大便每日1～2次，开始时成形，后仍溏。舌质淡，苔白腻，脉仍沉弦细。继续守原方再进7剂，后加减调理，1个月后症状消失。

原按　本案患者肌肤肿胀从西医学考虑为甲状腺功能减退所致，从中医角度分析，起初肤胀为卫气郁遏所致，日久病邪入里，内攻肠胃，故腹胀腹泻，属中医学内伤病范畴。前医予健脾渗湿之剂无效，乃因患者肤胀按之即起、不凹陷，为气肿，而非水肿，故健脾渗湿之剂无效。治当调畅三焦气机，宣散卫分郁遏。《重订通俗伤寒论》曰："手少阳经，外主腠理，内主三焦膜原。"《伤寒指掌》曰："膜原者，脾与胃以膜相连……附近于胃。"腠理者，三焦之外应。患者起病之初肌表感受外邪，卫气郁遏，而后三焦气机壅滞，故肌肤肿胀、胸胁胀闷不适；壅滞之气内攻肠胃，故腹胀、腹泻。病久脾胃虚弱，湿邪内生，更加重三焦气机壅滞，凝滞于外，故肿胀加重，疼痛难忍。病机明确，方选木香流气饮加减以快利三焦，调顺荣卫。李用粹言："此方药味太多，似难执定，用者因时制宜可也。"本案处方中君药木香为三焦气分之要药，能调诸气，现代药理研究显示木香有止泻作用；陈皮、瓜蒌皮、大腹皮、香附、草果、枳壳畅利三焦气机；白芷、紫苏叶、荆芥、柴胡外散在表郁遏之卫气，亦体现逆流挽舟之意；党参、苍术、茯苓、白术、炙甘草仿四君子汤之效，健运中焦，调畅气机，使泄泻自止，现代药理研究发现四君子汤有保护胃肠道黏膜、调节胃肠活动、增强肠道黏膜免疫功能等作用。诸药合用，契合病机，故取得良好疗效。马千，程荣菲，谢桂香. 木香流气饮治疗肤胀验案举隅［J］. 山东中医杂志，2018，37（12）：1033-1034，1037.

案9：慢性心功能不全（韩秀苓医案）

李某，女，72岁。

初诊：胸闷、心悸、气短2年余，加重伴腹胀、浮肿半个月。患者有糖尿病病史，长期服用"达美康"等降糖药物。近2年来，经常出现胸闷、心悸、气短，呈发作性，自服"复方丹参滴丸"等药物，症状时缓时作。近半个月以来上症状加重，伴腹胀、浮肿。面色灰暗，眼睑浮肿，呼吸迫促，心率108次/分，律不齐，心音低钝，两肺底可闻及较多湿啰音，腹部膨隆饱满，双下肢胫前中度指凹性浮肿。胸片示心影增大。心电图：偶发室性早搏，ST-T改变。空腹血糖7.2mmol/L、肌酐188mmol/L、尿素氮8.4mmol/L。诊断：慢性心功能不全。建议住院治疗，但患者拒绝住院，要求中药治疗。刻诊：心悸气促，面浮肢肿，食欲不振，腹胀明显，大便数日未行，小便短赤，口干，眠差，舌体胖大，舌苔黄厚而燥，脉沉。中医辨证：脾虚气滞，水饮内停。予木香流气饮化裁：生晒参15g（另煎兑入），生白术15g，茯苓30g，半夏10g，陈皮15g，丁香5g，沉香10g，木香10g，白芷5g，香附15g，草果10g，苏叶10g，青皮10g，大黄10g（后下），枳实10g，厚朴10g，槟榔10g，莪术10g，麦冬

15g，大腹皮 10g，木瓜 10g，通草 10g，猪苓 50g，炙甘草 5g。7 剂，每日 1 剂，水煎服。

二诊：诸症明显减轻，水肿已消大半，食欲增加，大便已通，继以上方，大黄减为 5g，7 剂。服后腹胀、水肿基本缓解，二便通畅，饮食、睡眠好转，舌苔转润，脉较前有力。复查血糖、肌酐、尿素氮恢复正常，心电图也有改善。继以此方出入，又调治半个月痊愈。半年后随访无复发。

原按 木香流气饮虽药味繁多，可谓大方，但其配伍严谨，力专效宏。方中以参、术、苓、草、夏、陈六君子补气健脾化痰除湿；丁香、白芷、草果、苏叶助其醒脾开胃；木香、沉香、香附、青皮、枳实、厚朴、槟榔、大腹皮、莪术大队行气开郁，意在气流水行，湿化痰散；大黄、通草通利二便，使郁热得泄；麦冬、木瓜养阴敛阴，防辛燥泄利伤阴。此患者水肿较重，故重用茯苓30g，再加猪苓50g，以增加利水渗湿的作用。此方药中病机，收效甚捷。韩秀苓，王胜. 木香流气饮临证治验［J］. 中医药学报，2006（2）：10-11.

案 10：胃肠功能紊乱（韩秀苓医案）

何某，女，46 岁。

主诉：腹胀 2 个月。2 个月前与他人闹矛盾后，心情抑郁，恼怒心烦，口苦纳呆，虽勉强进食，食后腹胀，嗳气连连，自服"多潘立酮"及消食健胃药物无好转，前来就诊。腹部超声检查：肝胆胰脾肾未见占位性病变，上消化道钡餐造影检查未见异常，化验肝功能正常。诊断：胃肠功能紊乱。现症：胸胁胀满，胃脘痞闷，嗳气有声，食欲不振，大便秘结，小溲短赤，舌体胖大，有齿痕，边红，舌苔微黄，脉弦。证属肝郁脾虚，气滞气逆。以木香流气饮加减，开郁健脾，行气降逆为治：党参 15g，生白术 15g，茯苓 30g，半夏 10g，陈皮 15g，丁香 5g，沉香 10g，木香 10g，香附 15g，柴胡 10g，苏叶 10g，青皮 10g，大黄（后下）5g，枳实 10g，厚朴 10g，槟榔 10g，莪术 10g，麦冬 15g，木瓜 10g，通草 10g，炙甘草 5g。7 剂，每日 1 剂，水煎 2 次早晚分服。

二诊：服药后患者腹中肠鸣，排便排气，腹胀减轻，自觉胸胁胀满感消失，食欲渐增。再以上方去大黄、枳实、厚朴、槟榔、莪术，加佛手10g、合欢皮10g，5 剂调理善后而愈。

原按 本例患者有情绪抑郁，肝郁则心烦、胁胀；郁久化火则口苦、便秘；肝郁乘脾，脾虚则纳呆、舌胖、腹胀、痞闷；气逆则嗳气连连。木香流气饮中以木香、香附、枳实、厚朴、槟榔、莪术、青皮理气泄肝，加柴胡疏肝，丁香、沉香降气，大黄、通草通利二便，六君子益气健脾，使大剂行气而不伤气，泄利而不伤脾。气郁得开，气滞得行，气逆得降，郁火得清，脾虚得健，病焉有不愈哉？

韩秀苓，王胜. 木香流气饮临证治验［J］. 中医药学报，2006（2）：10-11.

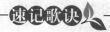

速记歌诀

半夏陈皮青四香，厚朴苏草木瓜菖。

二白参苓草果冬，芪肉腹皮槟榔通。

清肠饮 23

【来源】

清肠饮，源于清·陈士铎《辨证录·卷之十三》。

【组成】

金银花三两　当归二两　地榆一两　麦冬一两　玄参一两　生甘草三钱　薏苡仁五钱 黄芩二钱

【用法】

水煎服。一剂而痛少止，二剂而足可伸，再二剂而毒尽消矣。

【功效】

活血解毒，滋阴泻火。

【主治】

人有腹中痛甚，手不可按，而右足屈而不伸，人以为腹中火盛而存食也，谁知是大肠生痈耳。大凡腹痛而足不能伸者，俱是肠内生痈耳。唯大肠生痈，亦实有其故，无不成于火，火盛而不散，则郁结而成痈矣。然而火之有余，实本于水之不足，水衰则火旺，火旺而无制，乃养成其毒而不可解。然则治之法，又何必治火哉。壮水以治火，则毒气自消。方用清肠饮。

【方解】

本方中金银花、黄芩清热解毒，玄参清热凉血、泻火解毒、散结软坚；当归养血活血、化瘀通脉而止痛；地榆凉血解毒；麦冬养阴清热；薏苡仁清肠利湿、排脓散结；生甘草清热解毒、调和诸药。诸药合用，共奏活血解毒、滋阴泻火之功。陈士铎曰："此方纯阴之物，而又是活血解毒之品，虽泻火，实滋阴也。所以相济而相成，取效故神耳。倘不益阴以润肠，而唯攻毒以降火，则大肠先损，又何胜火毒之凌烁哉。毋怪愈治而愈不能效也。"

【名医心得】

著名老中医潘养之先生常以清肠饮用于治疗肠痈之气滞血瘀、湿热蕴结证，方以清肠饮加牡丹皮、栀子、冬瓜仁、桔梗，临床取效甚佳，后每续以芍药甘草汤调治。除肠痈外，本方还可用于治疗湿热蕴结、气滞血瘀之腹痛，对伴见肝郁者，可辅以芍药甘草汤合金铃子合剂以疏肝、泄热，使肝气通达。潘星宇，王小宁. 潘养之医术经验集［M］. 兰州：甘肃科学技术出版社，2013：68.

【验案精选】

案1：肠痈（潘养之医案）

阎某，男，35岁。1960年6月20日初诊。患者发病前，右腿不能伸直，呕吐，大便干结，脉象滑数，舌苔黄厚。此由饮食不慎，气血壅滞，运化痞塞，化热酿毒而成痈肿。治宜活血化瘀、清热解毒为主。处方：玄参18g，黄芩12g，地榆18g，麦冬18g，当归18g，金银花60g，牡丹皮10g，栀子10g，冬瓜仁30g，甘草9g，桔梗10g。

6月22日二诊：经服上药二剂后，剧痛一阵，大便泻下数次，所泻之物尽系黏液，臭不可嗅，右下腹疼痛稍缓。仍将上药加重再服。处方：玄参30g，麦冬30g，地榆30g，当归30g，金银花60g，冬瓜仁50g，牡丹皮12g，桃仁10g，黄芩10g，乳香9g，没药9g，桔梗9g，甘草9g。2剂。

6月24日三诊：右下腹突起肿块已消失，痛已大减，食欲亦增，脉象和缓。继服上药，2剂。

6月26日四诊：有时仍有隐痛，脉象现弦。继服加味芍药甘草汤。处方：赤白芍各15g，延胡索12g，川楝子9g，甘草9g，乳香10g，没药10g。2剂。

6月28日五诊：药后颇觉舒服，痛已全消，食欲倍增，睡眠亦好，身体复原。

原按 肠痈是临床常见的急腹症。由于饮食不节，寒温失调，劳伤过度，虫积阻滞，使肠道传导失职，气滞血瘀，湿热蕴结，则形成肠痈。本例因开始热毒较盛，气阻血瘀，用清肠饮加味而见效，后继以芍药甘草汤调治，痊愈出院。潘星宇，王小宁．潘养之医术经验集［M］．兰州：甘肃科学技术出版社，2013：68．

案2：肠痈（潘养之医案）

张某，男，23岁。1960年7月18日初诊。患者饭后参加剧烈运动，突感胃腹胀痛，继以右下腹部剧痛、拒按，有时恶心呕吐，右下腹突起如鸡卵，压痛明显，右腿不能伸直，伸则痛不可忍，脉沉弦数，舌腻不甚渴。此由饭后剧烈运动，使肠胃劳累过度，而影响了肠的正常传导功能，因而导致气滞血瘀，湿热蕴结，聚而成痈。治宜加味芍药甘草汤。处方：赤白芍各15g，延胡索12g，川楝子9g，乳香9g，没药9g，甘草9g。

7月20日二诊：服上药2剂后，脉象弦数，疼痛微减，余症如前。继进加味清肠饮。处方：金银花90g，当归40g，地榆30g，黄芩9g，麦冬30g，甘草9g，玄参30g，桔梗12g，冬瓜仁30g，丹皮10g，桃仁9g。2剂。

7月22日三诊：疼痛大减，无恶心呕吐，右下腹突起之肿块也逐渐消失，脉有缓和之象，仍为病邪将退之兆。将上药再进3剂，即痊愈出院。翌日后来门诊云：腹中胀。脉象稍迟，舌质淡苔薄白。此由邪去而正气未复，拟进益气健胃消胀之剂。处方：生黄芪15g，白术9g，干姜6g，厚朴9g，砂仁3g，蔻仁3g，广木香3g，大腹皮9g，鸡内金9g，建曲9g。3剂。药后胀除，消化恢复正常。

原按 肠痈一症，早在春秋时期的《内经》中就有记载，汉代医学家张仲景，在所著《伤寒杂病论》中，对肠痈的症状、诊断和治疗，作了详细的论述，创立大黄牡丹皮汤、薏苡附子败酱散等方。以后的历代医家，有的对肠痈作了专题论述，如《辨证录》中的清肠饮，专治肠痈，腹痛拒按，右腿屈而不伸之症，更为本病积累了丰富的经验。本例肠痈是由于饭后剧烈运动，使肠胃劳累过度，影响了肠的正常生理功能，导致气滞血瘀，湿热蕴结，聚而成痈。开始用加味芍药甘草汤，疗效不佳。继改服加味消肠饮而收显效，后用益气健胃收功，亦扶正以善后也。

潘星宇，王小宁．潘养之医术经验集［M］．兰州：甘肃科学技术出版社，2013：69．

案3：阑尾炎（潘养之医案）

何某，男，35岁，中学教师。1960年7月4日初诊。患者于去年11月间，因食生冷不洁之物，突然腹痛，诊为阑尾结核，治疗多次未效。患者右腹侧回盲部不时疼痛，在走路稍快时，该部亦有刺痛，大便多日秘结，寝则有时彻夜不眠，脉象沉弦而硬，舌质红。此由误食生冷不洁之物，使肠胃功能失运，经长期治疗，效不显著形成慢性阑尾炎。大便秘结，右下腹刺痛，仍为湿热阻滞，气血不运，治宜加味清汤饮。处方：玄参 30g，麦冬 24g，黄芩 9g，地榆 24g，金银花 60g，当归 24g，冬瓜仁 30g，丹皮 9g，桃仁 9g，桔梗 12g。

7月5日二诊：服上药 2 剂后觉舒服，仍服原方 2 剂。

7月7日三诊：右下腹痛减轻，大便虽硬而易解。仍将原方再服 2 剂。

7月10日四诊：诸症俱减，夜卧不寐，脉象沉数而弦，拟进甘草芍药汤及金铃子合剂。处方：赤白芍各 15g，延胡索 12g，川楝子 9g，乳香 9g，没药 9g，甘草 9g。2 剂。

7月14日五诊：睡眠亦佳，唯右下腹时有隐痛。透视后，肠道无任何病变，亦非结核，再进解毒汤 2 剂。处方：杭白菊 15g，金银花 30g，蒲公英 18g，冬瓜仁 30g，京石斛 18g。2 剂。服解毒汤 2 剂后诸症消失，病愈。

原按 本例阑尾炎，因发病前误食生冷不洁之物，而使脾胃失运，湿热停滞肠失传导之能，因而导致腹痛。经多次检查治疗，效仍不显，久而湿郁热结，气滞血瘀，则右下腹剧痛，大便秘结，诊为慢性阑尾炎，用清肠饮加减，乃奏效。但因夜间不寐，而用芍药甘汤合金铃子合剂以疏肝、泄热，则肝得宣达夜卧安矣。后经肠道透视，亦非结核，终用解毒汤 2 剂，各症随之消失痊愈。可见，中医治病要分清主次，即标本缓急，运用不同的治疗方法，能得到很好的疗效。潘星宇，王小宁. 潘养之医术经验集［M］. 兰州：甘肃科学技术出版社，2013：70.

案4：妊娠期肠痈（潘养之医案）

王某，女，27 岁，城市居民。

1976 年 3 月 8 日初诊：妊娠已 3 个月余，阵发性右下腹痛。开始时痛不甚剧，发热恶寒，3 小时后，痛势剧烈，右腿不能伸直，脉象弦数，舌苔黄腻。治宜清利湿热，行气止痛。方用清肠饮：当归 9g，金银花 20g，黄芩 9g，甘草 3g，生地黄 15g，蒲公英 18g，枳壳 6g，连翘 12g，杭菊 18g，栀子 9g，木香 6g，香附 18g。

3 月 10 日二诊：服药 2 剂后，腹痛稍缓，胃纳不好。原方加鸡内金 9g，2 剂。

3 月 13 日三诊：腹痛消失，食欲较好，再以下药调理：当归 9g，白芍 12g，生地黄 12g，白术 9g，香附 9g，甘草 3g，鸡内金 9g。服药后，病转痊愈。
王海鸥. 陈士铎外科集验良方［M］. 北京：中国中医药出版社，2016：102.

案5：肠痈（李今庸医案）

患者，男，70 岁，1972 年 4 月某日就诊。患者宿有吐血病史，形体消瘦。

昨日突然发生恶寒，右少腹近腹股沟处疼痛、拒按，恶心、呕吐，右腿不能伸直，脉浮数。乃血凝气滞，蓄结发痈，是所谓"肠痈"也。治宜清热解毒、凉血化瘀，佐以排脓，拟用清肠饮加减。处方：金银花30g，玄参10g，地榆20g，麦冬10g，当归15g，黄芩10g，薏苡仁10g，生甘草10g。水煎服，每天1剂，分2次服。药服3剂而愈。

原按　《金匮要略·疮痈肠痈浸淫病脉证并治》说："诸浮数脉，应当发热，而反洒淅恶寒，若有痛处，当发其痈。"病者脉浮数而恶寒，右少腹疼痛不可按，是乃为肠痈之病。其血凝气滞，蓄结发肠痈，治之本宜下其结血以消痈，奈病者年高体弱，不耐攻下，故拟清肠饮之方，用金银花、生甘草、玄参解毒清热，地榆、当归凉血活血；麦门冬除烦止呕；黄芩清泄肠中之火以治痈疽疮疡；薏苡仁舒筋、排脓。共奏清热解毒、凉血化瘀之功。病者热清毒解瘀除而肠痈自消，其方实为体弱而患肠痈之良剂。李今庸.经典理论指导下的临床治验（十三）——辨治肺痈、肠痈验案［J］.中医药通报，2016，15（4）：6-7.

案6：妊娠期肠痈（沈经宇医案）

王某，女，28岁，1985年7月5日初诊。妊娠7个月余，半月前脐周疼痛伴恶心，因痛势尚轻，未曾就诊。翌日脐腹痛移于右下腹，呈阵发性剧痛，赴某医院急诊，诊断为妊娠合并阑尾炎，经外科保守疗法后好转。近2天来右下腹痛又加剧，腑通，体温正常。脉滑数，舌尖红，边青紫，苔薄腻中剥。白细胞计数12.8×10^9/L，中性粒细胞0.80。妊娠7月，值太阴司胎之际，肺热下移大肠，营卫不从，瘀滞成痈。素体阴血不足，胎热内炽。姑拟养阴以顾正，清热以败毒，和营以散结。处方：玄参10g，生地榆30g，麦冬10g，金银花10g，连翘10g，炒黄芩10g，当归10g，赤白芍各10g，紫苏梗10g，煨川楝子6g，象贝母10g，炙僵蚕10g，生甘草3g。水煎服。

二诊：上方服3剂后，右下腹痛减轻，诊脉滑数，舌边尖红苔少。再予清肠饮加减：原方去连翘、赤芍、川楝子，加生槐花10g，生地黄12g。续服3剂。半年后患者因感冒就诊，述服药后腹痛瘥，届月顺产一女，母女皆健。

原按　妊娠病的治疗，用药以治病与安胎并举为法。怀孕期患肠痈，则当以去病为主，稍顾及胎气可也。《内经》本有"无殒"之训，见症治症，绝不必因胎而忌之，唯当选稳妥之品用之，处方时凡峻下、滑利、行血、破血、耗气、重坠之剂均要慎用。清肠饮方中，地榆其性沉降，善入下焦理血。《本经》谓主除恶肉、疗金疮者，以其能和血也。复诊再加生槐花泄热凉血解毒，其凉血之功独

在大肠。本案用清肠饮加减，服后腹痛消失，又不伤胎孕，确系佳方。沈经宇．清
肠饮治愈妊娠期肠痈［J］．上海中医药杂志，1997（4）：22．

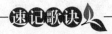

　　　　　　清肠饮清大肠痈，银归苡芩草麦冬。

　　　　　　地榆玄参共加入，活血解毒此方中。

曲直汤 24

【来源】

曲直汤，源于清·张锡纯《医学衷中参西录·治气血郁滞肢体疼痛方》。

【组成】

山茱萸（去净核）一两　知母六钱　生明乳香三钱　生明没药三钱　当归三钱
丹参三钱

【用法】

水煎服。服药数剂后，左脉仍不起者，可加续断三钱，或更加生黄芪三钱，
以助气分亦可。觉凉者，可减知母。

【功效】

补肝清热，通络止痛。

【主治】

肝虚腿疼，左部脉微弱者。

【方解】

肝虚可令人腿疼，方书罕言，即深于医学者亦恒不知。山茱萸得木气最厚，
酸收之中，大具开通之力，以木性喜条达故也。《神农本草经》谓主寒湿痹，诸
家本草，多谓其能通利九窍，其性不但补肝，而兼能利通气血可知，若但视为收
涩之品，则浅之乎视山茱萸矣。特是其核与肉之性相反，用者须加审慎，千万将
核去净。以知母泄热，更以当归、乳香诸流通血气之药佐治。乳香、没药不但流
通经络之气血，诸凡脏腑中，有气血凝滞，二药皆能流通之，医者但知其善入经

络，用之以消疮疡，或外敷疮疡，而不知用之以调脏腑之气血，斯岂知乳香、没药者哉。张锡纯.重订医学衷中参西录合订本［M］.北京：人民卫生出版社，2011：283.

【名医心得】

国医大师李士懋认为曲直汤可治疗腿部痹痛，其功在山茱萸，如《神农本草经》谓其"逐寒湿痹"，张锡纯谓其"得木气最厚，收涩之中兼具条畅之性"，即山茱萸功擅收敛元气、补肝肾，正复而邪去，故痹得通。因此，李先生认为曲直汤重用山茱萸可治疗肝肾虚、阴不足所致之痹痛。李士懋，田淑霄.李士懋田淑霄医学全集（下卷）［M］.北京：中国中医药出版社，2015：553.

全国老中医药专家学术经验继承工作指导老师朱进忠教授认为曲直汤属活血理筋方，可用于肝阴不足、瘀血阻滞的患者，症见筋脉拘挛，肢体瘫痪，舌质红少苔，脉弦细数，或肝虚腿痛，左脉微弱者。朱进忠教授认为，患者若见脉弱而怕冷者，可去知母；而若见臂痛而热者，可加黄芪、赤芍。朱进忠.朱进忠老中医难病奇治经验［M］.山西：山西科学技术出版社，2016：102.

江苏省名中医王培民教授遵张锡纯立方之旨，常以曲直汤治疗腰腿部伤科疾患。王培民教授发现，伤科疾患虽多为实证，但不可不察久病致虚之候，不论是直接损伤，或是慢性劳损，均应整体审查之。对于肝血亏虚，瘀血阻络的伤科患者，治当以养血活血、柔肝舒筋，方用曲直汤，肝血有充养之益，肝气获条达之机；诸筋得濡养之功，瘢疾有舒缓之效。时孝晴，王培民.曲直汤合芍药甘草汤治疗腰椎术后下肢弹跳症一例［J］.环球中医药，2019，12（5）：757-758.

高景华教授擅长运用曲直汤治疗各类脊柱、关节退行性病变。高教授认为，曲直汤主治肝虚作痛，其临床表现较为复杂，张锡纯医案中有腿疼、臂痛、胁痛等，但均强调左部脉微弱为主要依据。"肝虚证"确有其证，区别于其他脏腑虚证，在于肝经循行部位出现症状和相应的情志改变。杨伟，王宝剑，高景华，等.高景华运用曲直汤加减治疗脊柱与关节退行性疾病经验［J］.中医药导报，2021，27（6）：167-169.

【验案精选】

案1：痹证（李士懋医案）

蔡某，男，58岁，邻居岳丈，农民，素腰病。1982年6月3日，冒小雨关鸡窝，渐腿痛日重，服保泰松等罔效。强挨旬余，步履维艰，至夜尤剧，卧则骨如锤击，终夜扶炕沿呻吟。6月27日用车推至家中求诊。诊其脉弦大有力，又因冒雨而发，故予疏风散寒、除湿通痹之剂治之。四诊共服15剂，疼痛如故。冥思苦索，忽悟及从阴求阳、从阳求阴之训。此脉之弦大强劲，乃阳盛有余之象。阳盛者，必阴不能制也。且平素腰痛，知为肝肾不足，骨失养、筋失柔而剧痛。忆张锡纯先生有山茱萸治腿痛之先例，余仿效之，宗曲直汤加味。药用：山茱萸30g，知母6g，乳香9g，没药9g，当归10g，丹参15g，白芍15g，山药20g，怀牛膝9g。

2剂而痛减可忍，5剂痛竟大减，可自己骑车来诊。共服9剂，痛除。嘱服六味地黄1个月，至今劳作如常。

原按 痹者闭也，气血经脉不通而痛。何以不通？不外虚实两大类。实者乃邪阻经脉，气血不通，其邪当包括六淫、气血痰食；虚者，包括气血阴阳之虚，运行无力而不通。欲分清痹证之病机，首要在于分其虚实。欲分虚实，首重于脉。脉之沉取有力者为实，沉而无力者为虚，此乃脉诊最吃紧处。若脉过大强劲搏指，反是胃气衰、真气外泄之象，是大虚之脉，而非实脉，此等脉象最易误人。如脉如刀刃、弹石、薏苡仁等真脏脉，皆因胃气败，失其冲和条达之象而弹指，不可误为邪实之脉。诊脉之道，不仅要正看，且要反看，从阳求阴，从阴求阳。弦大搏指为阳有余，反面恰为阴不足，故据此断为肝肾虚，重用补肝肾、收敛真气之山茱萸而愈。李士懋，田淑霄. 李士懋田淑霄医学全集（下卷）[M]. 北京：中国中医药出版社，2015：553.

案2：中风后瘫痪（朱进忠医案）

苏某，男，58岁。脑血栓形成1年多，经过西药、中药、针灸治疗后，神志已完全恢复正常，偏瘫亦有所改善，但左上肢仍然仅能高抬至头，肘关节只能伸至130°，屈至45°，指挛缩如紧握拳头状不能伸展，膝关节仅能伸至160°，踝关节内收不能放平，趾挛缩不能伸展，手不能握物，足不能走远路，在别人搀扶下走路几十步后即感疼痛难于继续行走。审其脉证：除以上诸症外，舌苔薄白，脉弦涩不调。审其前用诸药大多为通络之品。综合脉症，诊为肝阴不足，血络瘀滞，筋脉失于濡养。故拟养阴清热，活血舒筋。方用曲直汤加减。处方：山茱萸30g，知母10g，生乳香10g，生没药10g，当归15g，丹参15g，川续断15g，黄芪20g。服药连续达3个月，肢体活动恢复正常。

原按 肝主筋，肝藏血，肝阴亏损，肝血不足，瘀血阻滞筋脉者，均可致筋脉挛缩瘫痪，故此方以活血养血补血而挛缩瘫痪得愈。朱进忠. 朱进忠老中医难病奇治经验[M]. 山西：山西科学技术出版社，2016：102.

案3：腰椎术后下肢抽搐症（王培民医案）

患者，男，54岁。患者2年前于南京某院行腰椎后路腰4/5全椎板减压，椎间植骨融合内固定术。后出现下肢莫名弹跳，高度可达30cm，左侧为甚（术前无此类症状存在），睡梦中亦见此症。查体：双下肢疼痛、麻木，会阴区感觉减退，左下肢肌力5级弱，右下肢肌力4级，双下肢肌张力增高，大便秘结，小便不能自解。2年间间断口服甲钴胺等营养神经类药物，然症状未缓解，患者痛苦异常，叩医无门，后求诊于王培民教授。

2017年9月16日初诊：主诉双下肢不自主抽搐2年余。患者腰痛2年，双下肢关节疼痛，双下肢肌力减退、不自主弹跳。刻下：双下肢不自主弹跳，二便不畅，纳可，寐差，舌质淡红质暗，苔燥，脉弦涩。中医诊断：瘈疭。治则：柔肝缓急，通络止痛，肝肾并调。处方：曲直汤合芍药甘草汤加减。当归20g，丹参15g，没药10g，乳香10g，山茱萸30g，知母18g，赤芍30g，川芎20g，牛膝10g，桃仁15g，独活20g，白术10g，地龙10g，黄芪40g，威灵仙10g，甘草3g。7剂，日1剂，水煎服。

2017年9月23日二诊：服药7剂后，左下肢不自主抽搐较之前稍减轻，大便已通，日行3次，小便仍不甚顺畅，舌质淡红稍暗，苔有紫气，病史同前，前方加三棱10g、太子参10g、六神曲15g，去知母、桃仁、地龙、当归，7剂，日1剂，水煎服。

2017年9月30日三诊：服药7剂后，夜间抽动较前明显减少，双下肢弹跳较前好转，大便日行1～2次，小便通，色微黄。继守方加黄柏10g，14剂，日1剂，水煎服。

2017年10月14日四诊：服药14剂，夜间抽搐基本已消失，继守前方加枳壳15g、青皮10g，14剂，日1剂，水煎服。

2017年11月10日五诊：继服药14剂。刻下夜间仅偶有抽搐，便秘已除，小便自解。继守前方以固后效。

2017年11月24日六诊：考虑口服中药时间较长，遂查肝肾功能，结果示无明显异常。今日来诊患者面色红润，精神可，双下肢已抽搐，二便可，寐安，舌质淡红，苔薄白，继服7剂以固效应。其后随访半年余，症状鲜有发焉。

原按 查本例患者，中年男性，肝、肾渐亏，又经手术，气、血乃伤。术后下肢肌张力高，夜间抽搐明显。以CT、核磁共振等现代检查虽无器质性病理，然症状存焉，善断案者必善察其本末，善医药者必善求其病机。主从肝虚、血瘀、气滞论治。其一，患者术后，元气大伤，后未扶正，以致血虚气弱。肝藏血，主疏泄，血不足则无以载气，气不充则无以行血，血不行则为瘀，阻滞气机流通。其二，肝主筋，肾主骨，痼疾日久，肝血不足，伤及真阴，阴伤可致血脉涩而不利，邪气积聚有处，即阴伤已在，筋脉无以濡养。其三，风为百病之长，善行而数变。《素问·阴阳应象大论篇》曰："风胜则动。"风邪侵袭人体，走经窜络，行于全身，郁于下肢则动。《杂病证治准绳》亦曰："风痹者，游行上下，随其虚邪与血气相搏，聚于关节，筋脉弛纵而不收。"其四，下肢诸筋，有府曰膝。膝主在筋，其本溯肝。肝血亏耗，诸筋难荣；肝气蹇郁，其性难舒。肝者，乃五脏先天调理气机而储藏气血之所，其体虽阴，其用属阳。暗合五行，其性乃木。木曰曲直，性喜条达；木性难伸，必致瘰疬。肺肝气枢、肝左肺右；下肢抽搐，左侧甚焉。至其二便不通利，概因肾为二便之关，肝气既损，气机自结，肾无以行气。以上病因病机综而合之，故苦主此证亦不奇矣。

故治以柔肝，尚需养血；阴血既养，津液乃充。血、液虽满，犹需推动；肝气非虚，以疏代补。舌质晦暗，求其血源；脉象弦涩，亦指肝本。故治以养血活血、柔肝舒筋为法，方以曲直汤加减。昔诸医家有言"肝无虚证，以通为补"，察其木性，顺情怡然。故遵古训而察良方，肝血有充养之益，肝气获条达之机；诸筋得濡养之功，瘰疬有舒缓之效。

对于黄芪而言，凡有机体气血亏虚者，无论跌打损伤还是陈伤劳损，均可配伍使用。此方重用黄芪一可扶助正气，气旺则血行，二可同牛膝相辅统领诸药直达病所。赤芍、川芎、桃仁、地龙协同当归以养血之源、活血之用。上药组方亦取补阳还五汤之意。张锡纯在《医学衷中参西录》中写道："至清中叶王勋臣出……谓人之元气，全体原十分，有时损去五分，所余五分，虽不能充体，犹可支持全身。而气虚者，经络必虚，有时气从经络处透过，并于一边……即成偏枯。"此方虽用于偏枯之症，但不可拘泥于此，补气活血通络之法应活用之。独活，性善下行，下肢之病用之善。山茱萸，医家多用于收涩，然不知其能通利九窍，调畅气血。威灵仙在《药品化义》曰："灵仙，性猛急，善走而不守，宣通十二经络，主治风湿、痰壅滞经络中。"对于游走性关节病的治疗，其效可喜。此外，对于芍药、甘草二味药，用此二药，其意不仅在于下肢抽搐之症，亦在病家二便不通之苦。统看全方，虽通便通淋之药甚少，然二便之解，以此可释。时孝晴，王培民. 曲直汤合芍药甘草汤治疗腰椎术后下肢弹跳症一例［J］. 环球中医药，2019，12（5）：757-758.

案 4：膝骨关节炎（高景华医案）

患者，男，57 岁，2019 年 7 月 9 日初诊。主诉：右膝关节时感酸痛 1 年余，加重1个月。现症见：右膝肿胀，晨僵，皮温稍高，不耐久行，爬楼梯时症状加重，纳眠可，二便正常。查体：双膝活动度可，右膝内侧间隙压痛（+），右膝麦氏征（+），舌质暗淡，苔薄白，舌下脉络迂曲色赤，脉沉涩，左脉弱于右脉。辅助检查：MRI示右膝关节退变，少量积液，内侧半月板后角损伤。西医诊断：右膝骨关节炎，右膝内侧半月板损伤。中医诊断：膝痹，肝肾不足、气虚血瘀证。予曲直汤加味中药颗粒以补益肝肾、活血化瘀，处方：山茱萸30g，知母18g，炙乳香6g，炙没药6g，当归9g，丹参9g，牛膝9g。7剂，水冲服，1剂/天，早晚分服。

2019年7月30日二诊：服上方后右膝胀痛明显改善，右膝内侧间隙压痛（±），晨僵症状仍存，胃纳欠安，舌质暗，苔薄白，舌下脉络迂曲，脉沉微涩。处方：上方加焦神曲10g、焦麦芽10g、僵蚕10g、牛蒡子6g。14剂，水冲服，1剂/天，早晚分服。

2019年8月27日三诊：服上方后右膝关节胀痛感消失，右膝内侧间隙压痛（−），行走距离较前延长，偶有右大腿外侧麻木，食纳可，舌质暗，苔薄白，舌下脉络正常，脉沉。嘱患者加强股四头肌功能锻炼，予藤黄健骨胶囊（4粒/次，3次/天）口服，饭后0.5小时服用。

原按 膝骨关节炎多发生于中老年患者，乃本虚标实之证，本例患者年近六旬，肝肾渐亏，筋骨失养，平素劳损，气虚运血无力，血行缓慢，终致瘀阻络脉，结合舌脉，故辨证为肝肾亏虚、气虚血瘀证。遂以曲直汤加味，方中山茱萸酸、涩、微温，入肝、肾经，为君药，张锡纯认为山茱萸得木气最厚，酸性之中大具开通之力，以木性喜条达也。乳香、没药具有活血止痛作用，且现代药理学研究表明两者具有镇痛、抑菌、抗氧化等作用。当归补血行血，丹参活血祛瘀，一温一凉，相须为用，具有活血化瘀、通脉止痛功效。佐以知母泄肝经郁热。二诊时，药已明显见效，但患者胃纳欠安，故加入焦神曲、焦麦芽健胃和中。服药后右膝关节胀痛感消失，行走距离较前延长，食纳可。杨伟，王宝剑，高景华，等. 高景华运用曲直汤加减治疗脊柱与关节退行性疾病经验［J］. 中医药导报，2021，27（6）：167–169.

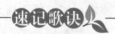

　　　　　曲直汤用萸知母，乳没当归丹参辅。

　　　　　肝虚腿疼左脉弱，仍需黄芪续断扶。

取渊汤 25

【来源】

取渊汤，源于清·陈士铎《辨证录·卷之三》。

【组成】

辛夷二钱　当归二两　柴胡一钱　栀子（炒）三钱　玄参一两　贝母一钱

【用法】

水煎服。

【功效】

舒胆郁，清胆火，补脑气，止浊涕。

【主治】

治人有无端鼻流清水者，久则流涕，又久则流黄浊之物，如脓如髓，腥臭不堪闻者，流至十年，而人死矣。

【方解】

辛夷最能入胆，引当归以补脑之气，引玄参以解脑之火，加柴胡、栀子以舒胆中之郁热，则胆不来助火，而自受补气之益也。然不去止鼻中之涕者，清脑中之火，益脑中之气，正所以止之也。盖鼻中原无涕，遏抑上游出涕之源，何必截下流之水乎。此治法之神耳。陈士铎. 辨证录［M］. 北京：中国中医药出版社，2007：93-94.

【名医心得】

全国老中医药专家学术经验继承工作指导老师张士卿教授每将本方应用于胆

腑郁热型小儿鼻渊，临床表现鼻塞严重，流涕色黄绿，或带血迹，质稠气味浓重，舌红苔黄，并伴有烦躁易怒，头晕口苦。张教授认为鼻渊可致脑液尽出，不大补则脑气不生，又因脑液直流，髓不化精，精少则不能分布大肠而干燥，故遵循原方重用当归，治小儿时用至20g。临证加减：如鼻渊由感冒引发，伴有头痛者加羌活、川芎、白芷疏风止痛，并加桔梗开宣肺气，兼以排脓；肝胆湿热重者，合龙胆泻肝汤以清泄胆热；鼻涕黄浊而量多者，加藿香、鱼腥草以芳香化浊，清热止涕；鼻塞不通者，加细辛、苍耳子、薄荷以上行巅顶，宣散疏通；头痛明显者，加蔓荆子、川芎、葛根、菊花以疏风止痛；大便干者，加生大黄以清腑泄热。张教授亦常抓住风、热、痰、瘀的病机特点，将取渊汤用于治疗小儿腺样体肥大。在取渊汤基础上加桔梗、牛蒡子增强清宣肺热之效，桔梗可引其他清热消痰散瘀之药入肺，牛蒡子"破血去积气，消积聚痰涎"，针对腺样体肥大"痰""热"的因素可谓一石二鸟；加川芎、苍耳子、白芷宣通鼻窍；加僵蚕、蝉蜕、夏枯草、皂角刺、赤芍增强消肿散结之效。路军锋，吴丽萍，马鹏程，等．张士卿教授治疗小儿鼻渊经验［J］．中医儿科杂志，2016，12（1）：6-8．李伟伟，史正刚．张士卿治疗儿童腺样体肥大临床经验［J］．中医药临床杂志，2018，30（12）：2238-2240．

张笑芳主任擅长运用取渊汤治副鼻窦引流不畅及其炎症性后鼻漏，以此根治儿童副鼻窦支气管炎。其临证遇气虚者加党参12g，病久者加丝瓜络10g，胃弱者加生薏苡仁20g，对比阿奇霉素治疗显效明显。张笑芳，解礼杰．取渊汤治疗儿童副鼻窦支气管炎疗效分析［J］．四川中医，2006（10）：80-81．

【验案精选】

案1：小儿鼻渊（张士卿医案）

张某，男，7岁，2015年3月12日因鼻流浊涕1周就诊。患儿1周前因感冒、流涕就诊于某西医院，给予口服药物治疗后，感冒痊愈，但仍流鼻涕，后转为浊涕，经治疗，效果欠佳。现症见：鼻流浊涕，色黄，有腥臭味，鼻塞，伴有头痛，口苦，纳差，寐少梦多，小便黄赤，大便干，舌质红、苔黄，脉弦数。此乃胆腑蕴热，循经上犯鼻窍，燔灼气血，熏蒸黏膜而为病。治以清泄胆热、利湿通窍。方用取渊汤加味：柴胡10g，玄参10g，当归10g，浙贝母10g，山栀子6g，辛夷6g，薄荷6g，炒苍耳子10g，桔梗6g，黄芩10g，羌活6g，川芎6g，白芷6g，焦三仙各10g，甘草6g。6剂，水煎服，每日1剂，分3次口服。2剂症减，6剂后诸症悉愈，随访再未复发。

原按 《灵枢·五阅五使》曰："鼻者，肺之官也。"肺气通于鼻，肺气充沛，则肺鼻相互协调，完成其正常生理功能。小儿肺常不足，肺脏娇嫩，卫外不固，感邪之后，多从口鼻而入，鼻为肺之门户，更易受病。又小儿为"纯阳"之体，感邪之后，邪气易于鸱张，从热而化，故临床以热证多见。张教授认为该患儿系感冒引发鼻渊，伴有头痛明显等症状，属外邪阻遏，经脉不通，故在取渊汤的基础上加羌活、川芎、白芷取其疏风止痛之效，加苍耳子以宣通鼻窍，加黄芩以清泄胆热，加桔梗开宣肺气，兼以排脓。全方共奏清泄胆热、宣通鼻窍之功效。路军锋，吴丽萍，马鹏程，等.张士卿教授治疗小儿鼻渊经验[J].中医儿科杂志，2016，12（1）：6-8.

案2：小儿鼻渊（张士卿医案）

李某，男，3岁，2002年11月3日就诊。大便干结、鼻塞、流浊涕数日，涕中有血丝，烦躁喜哭，鼻黏膜红赤肿胀，舌红、苔黄。证属胆经热盛，上移于脑，肺失清肃，鼻窍不通。治宜清肺泻胆、通窍止涕。处方：柴胡10g；当归15g，玄参15g，贝母10g，山栀子6g，辛夷10g，胆南星6g，苍耳子10g，生石膏15g，黄芩10g，藿香6g，薄荷6g，茜草10g，炙甘草3g。6剂水煎服，2剂后涕中无血丝，3剂后，涕减，4剂后鼻黏膜红肿消，6剂后，鼻腔通畅涕消痊愈。

原按 《素问·气厥论篇》："胆移热于脑，则辛颏鼻渊。鼻渊者，浊涕下不止也。"此后历代许多医家均宗此看法，认为胆经郁热，郁久化火，上犯于鼻，蒸灼头脑，遂成鼻渊。儿童生理发育及鼻腔解剖结构有其特殊之处，使小儿鼻腔较成人更易受外邪侵袭，加之小儿为纯阳之体，外感之邪，极易从阳化热而入里，所以胆经郁热在小儿鼻渊中较为多见。若因感冒引发，伴有头晕头痛，乃系外邪遏阻，经脉不通，可于取渊汤方加荆芥、羌活、蔓荆子诸药散风止痛。本案涕中有血丝，烦躁喜哭，鼻黏膜红赤肿胀，显系热盛上壅，胆肺不清，故加生石膏、黄芩以清肺泻胆，通窍止涕。可见，取渊汤具有清泄胆热、清宣肺窍之功，其组方精巧，药效卓著，随症加减，每能应手。潘塈塈，张士卿.张士卿教授应用取渊汤治疗小儿鼻渊经验[J].甘肃中医，2004（4）：22-23.

案3：儿童腺样体肥大（张士卿医案）

患儿，赵某，女，7岁。

2018年4月2日首次就诊：因感冒出现鼻塞，流浊涕，夜间打鼾，张口呼吸，纳差，大便溏。查体：咽红，腭扁桃体Ⅱ～Ⅲ度肿大，舌暗红，苔薄黄，脉浮数。家长代诉患儿腺样体肥大病史2年余。辅助检查：电子鼻内镜示腺样体肥大堵塞后鼻孔2/3，建议手术治疗。因患儿家长不愿接受手术治疗，故选择中医就诊。西医诊断：腺样体肥大。中医诊断：乳蛾。辨证：痰瘀互结证。治法：化痰散结，活血化瘀。方以取渊汤加减。处方：柴胡10g，玄参10g，当归10g，浙贝母10g，栀子6g，辛夷6g，川芎6g，苍耳子10g，僵蚕6g，蝉蜕6g，桔梗6g，炒牛蒡子10g，赤芍10g，白芷6g，夏枯草10g，皂角刺10g，乌梅10g，细辛3g，甘草6g，焦麦芽10g，焦山楂10g，焦神曲10g。中药免煎颗粒7剂，开水冲服，早晚各1次，每次100ml，嘱谨防感冒、忌食生冷油腻之品、少食辛辣膨化之品。

2018年4月10日二诊：患儿鼻塞、流浊涕消失，呼吸畅，打鼾好转，饮食、夜寐可，二便调，舌淡红、苔黄腻，脉浮数。所谓效不更方，张院长在原方的基础上取乌梅、细辛、焦麦芽、焦山楂，加芦根15g、牡蛎（先煎）15g，中药免煎颗粒7剂，继续原方服法及注意事项。

三诊：患者诸症平，此后在原方基础上随症加减治疗1个月余。随访3个月患儿诸症消失。

原按 因患儿外感风热之邪，外邪袭肺，肺气失司，水液输布失常，结聚为痰，痰热搏结，久病成瘀，痰浊气血凝结，壅遏于鼻咽部，滞而不去，迁延不愈，从而导致腺样体肥大。张教授基于多年经验总结运用取渊汤加减治疗本病疗效满意。散结药如夏枯草、浙贝母等辛温之力不足，单用疗效不佳，应配伍辛温通窍药，一方面可增强散结之力，另一方面可引散结药直达病所。故该例患儿在首次就诊时加入细辛、白芷等。二诊时张教授去细辛，加芦根以清热生津，以防辛味之过散而耗伤正气，加牡蛎软坚散结以进一步回缩肥大的腺样体，临床疗效甚佳。

李伟伟，史正刚.张士卿治疗儿童腺样体肥大临床经验［J］.中医药临床杂志，2018，30（12）：2238-2240.

案4：儿童副鼻窦支气管炎（张笑芳医案）

张某，男，9岁，2002年1月7日就诊。反复流浊涕4年，伴咳嗽有痰2年，1年内咳嗽伴流浊涕可反复发作7次，初服阿莫西林、头孢拉定等多种抗生素有效，渐至无效，严重影响其生活与学习。诊见：鼻塞、流黄白浊涕、咳嗽、咳痰不出、夜间咳甚，食欲较差，舌边尖红、苔薄黄，脉滑。鼻黏膜轻度充血，下鼻甲轻度红肿，中、下鼻道有黏涕。CT检查提示：慢性上颌窦炎。诊为副鼻窦支气管炎。

证属胆热移脑，肺脾气虚。给予取渊汤原方加党参 12g、丝瓜络 10g、生薏苡仁 20g，服法如上述。3 剂后咳嗽减少，鼻塞好转，浊涕消失，食欲好转；续服 3 剂，诸症皆失。又服 8 剂后停药。查：鼻黏膜充血消失，鼻甲无肿胀，鼻腔干净；上颌窦 CT 片显示窦壁清晰、无积脓。随访 1 年无复发。张笑芳，解礼杰. 取渊汤治疗儿童副鼻窦支气管炎疗效分析［J］. 四川中医，2006（10）：80-81.

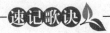

鼻渊原是胆热移，清火舒胆补脑宜。

玄参一两当归倍，栀三辛二柴贝一。

人参乌梅汤 26

【来源】

人参乌梅汤，源于清·吴鞠通《温病条辨·下焦篇》。

【组成】

人参　莲子（炒）　炙甘草　乌梅　木瓜　山药（原书无剂量）

【用法】

水煎服。

【功效】

酸甘敛阴，健脾止痢。

【主治】

久痢伤阴，口渴舌干，微热微咳。

【方解】

本方人参健脾滋阴生津，乌梅性涩收敛，山药、莲子补脾益肾，木瓜和胃祛湿，炙甘草则补虚弱、和诸药。其中人参、炙甘草、山药、莲肉味甘，乌梅、木瓜味酸，两组药物相合，即为"甘酸化阴"法。诸药合用，共奏酸甘敛阴、健脾止痢之功。

【名医心得】

四川省儿科名中医肖正安善用人参乌梅汤治疗儿科杂病。肖教授临床应用本方时，多将人参易为沙参，以增养阴生津之力。凡因久泻伤阴或其他原因而致小儿脾、胃、肝等脏阴虚者皆可用之，如泄泻、呕吐、腹痛、唇疮、眨眼等症偏于阴虚者都可加减应用。患儿若属阴虚泄泻势急者加入固涩之品；若属阴虚胃热者加入清热和胃之品；兼有湿热者，衡其轻重加入除湿清热之品；若阴虚肝旺者，加入平肝潜阴之品；兼风热外感者加入薄荷、桑叶等疏风清热之品；兼乳食停滞者酌加消食导滞之品。肖正安，肖国兴. 人参乌梅汤在儿科临床应用［J］. 成都中医学院学报，1983（4）：29-31.

【验案精选】

案1：泄泻（肖正安医案）

患者徐某某，男，7个月，1982年10月1日诊治。患儿腹泻1周，泻下水样便，色黄如蛋花，一日八九次甚或更多，乳食较少，精神欠佳，倦怠嗜睡，舌质淡红，舌苔少，指纹细。曾用西药呋喃唑酮、盐酸吗啉胍、庆大霉素等未效。中医辨证属脾胃气阴两虚、滑脱不禁之证，治以人参乌梅汤合赤石脂禹余粮丸。方：党参10g，乌梅10g，山药15g，木瓜10g，扁豆15g，赤石脂15g，禹余粮12g，山楂炭9g，生谷芽10g。服2剂泻止，二便饮食正常，继原方去赤石脂、禹余粮，加莲子10g以巩固疗效。

原按 本例患儿初生7个月，肠胃嫩小易于损伤。《幼科发挥》说："食多则饱，饱则伤胃；食少则饥，饥则伤脾。"《素问·痹论篇》亦说："饮食自倍，肠胃乃伤。"清浊不分，合污而下则成泄泻，久泻不止则伤阴耗气，故见倦怠嗜睡、舌苔少、脉细等气阴两虚之候。方中党参、乌梅、山药、扁豆、木瓜养阴益气，酸甘化阴以治本虚，赤石脂、禹余粮涩肠止泻急以治标，山楂、谷芽消食导滞以和胃气，标本兼顾而获良效。肖正安，肖国兴. 人参乌梅汤在儿科临床应用［J］. 成都中医学院学报，1983（4）：29-31.

案2：呕吐（肖正安医案）

患者吴某某，男，10岁，1982年9月13日诊治。患儿发热5天，体温高达40℃，经服西药，以及肌内注射柴胡注射液、青霉素、链霉素，现已不发热，症见口干饮水，恶心呕吐，甚则不能进食，大便干、小便微黄，舌红无苔，脉细数。证系脾胃阴虚，胃气上逆，选用人参乌梅汤化裁。沙参10g，山药15g，莲子15g，麦冬15g，黄连3g，竹茹8g，山楂10g，神曲10g。药进1剂吐止，继服2剂而痊。

原按 《素问·至真要大论篇》云："诸呕吐酸，皆属于热。"该患儿发热5天，热病本伤阴耗液，何况小儿稚阴未长更易伤津，故症见口干饮水、大便干、无苔等阴虚之症。朱凤仪说"胃家有热难留食"，胃中余热未尽，故见呕吐不止、舌红等症。方中沙参、乌梅、麦冬、山药、莲子养阴益胃，酸甘化阴，黄连、竹茹清热止呕，山楂、神曲消食导滞，腑气通则呕吐自上，连服3剂而康。肖正安，肖国兴. 人参乌梅汤在儿科临床应用［J］. 成都中医学院学报，1983（4）：29-31.

案3：唇疮（肖正安医案）

患者罗某某，男，7岁，1982年10月10日诊治。患儿口唇反复溃疡糜烂4年，当地服中药（地黄丸、甘露消毒丹、沆瀣丹等方加减）、西药疗效不显。现口唇糜烂微肿，有少量黄水及血液渗出，夜间潮热无汗，但饮水，食可，二便正常，伴鼻塞，流浊涕，面色精神无异，舌质红，尖边无苔，舌中苔黄，脉细数，证属脾胃阴虚兼湿热内蕴。方用人参乌梅汤合二妙散加减：沙参15g，乌梅10g，山药15g，莲子10g，木瓜10g，苍术9g，黄柏6g，石膏20g，薄荷9g，连翘10g，赤芍12g。服4剂诸症大减，原方加蒲公英20g再进3剂痊愈。

原按 本例患儿唇疮4年，中西医治疗少效，实为脾经之病。《幼幼集成》云："脾气通于口，故口者脾之外候。"湿热蕴结中焦，日久伤阴，形成阴虚夹湿之证，故见潮热无汗、饮水等症，治疗若除湿热则阴更伤，养阴则碍湿，唯养阴与除湿热并举，衡其孰轻孰重而选方用药，方能取效。方中沙参、乌梅、山药、莲子酸甘化阴以治本，石膏、连翘、苍术、黄柏、木瓜泻火解毒，除湿，并佐赤芍凉血，薄荷辛凉宣上，使上浮之积热外散，共服7剂而病愈。肖正安，肖国兴. 人参乌梅汤在儿科临床应用［J］. 成都中医学院学报，1983（4）：29-31.

案4：腹痛（肖正安医案）

谢某某，女，6岁，1982年8月7日诊治。患儿脐周疼痛，睡眠欠佳两月多，经中西医治疗效不显，精神发育正常，食减，面色微黄，唇淡红，舌质淡红，无苔，脉细数。此为阴虚夹食之证，方用人参乌梅汤加减。沙参15g，乌梅10g，山药15g，莲子15g，木瓜10g，生谷芽15g，生麦芽15g，山楂10g，白芍10g，珍珠母10g。服药2剂诸症均减，嘱以原方进2剂告愈。

原按 本例患儿脐腹疼痛，确为肝脾二经之病，因其经脉循脐腹，肝阴不足则肝旺克脾或土虚木贼，况小儿肝常有余，脾常不足，《幼科铁镜》说"肝木气无所泄，故乘脾之衰而作痛也。"面色黄乃土之正色，睡眠欠佳是胃中有积滞之故，古云"胃不和则卧不安"。方中沙参、乌梅、木瓜、白芍酸敛肝阴，山药、莲子甘淡实脾，生谷芽、生麦芽、山楂消食导滞养脾阴和胃气，珍珠母平肝潜阳，柔能济刚，助芍药柔肝止痛，共服 4 剂而获痊。肖正安，肖国兴. 人参乌梅汤在儿科临床应用 [J]. 成都中医学院学报，1983（4）：29-31.

案 5：眨眼（肖正安医案）

患者曾某某，男，7 岁，1982 年 10 月 19 日诊治。患儿眨眼一月多，逐渐加重，甚则眨无休止。西医诊为"结膜炎"，用氯霉素等眼药水滴之无效。伴鼻塞，流浊涕，面色青黄，二便正常，舌淡红无苔，脉弦细，发育良好。证属肝脾阴虚兼外感风邪，以人参乌梅汤加减。沙参 10g，乌梅 10g，山药 12g，莲子 10g，木瓜 10g，甘草 2g，女贞子 12g，麦冬 10g，桑叶 10g，薄荷 8g。服药 3 剂，诸症悉减，但声嘶。原方加诃子 9g，再进 2 剂而痊愈。

原按 眨眼一证，为足厥阴、太阴之病，《灵枢·脉度》云："肝气通于目，肝和则目能辨五色矣。"上下眼胞属脾胃。肝脾阴亏，风热外袭，故除眨眼、无苔等肝脾阴虚症外，伴见鼻塞、流浊涕等风热之候。面青黄乃肝木乘脾之证，亦如《金匮要略》云"见肝之病，知肝传脾"之谓。方中沙参、乌梅、麦冬、玉竹、木瓜、甘草、女贞子酸甘敛阴、缓肝之刚劲，山药、莲子甘淡实脾，桑叶、薄荷祛风清热，服药 3 剂病减，继进 2 剂告愈。肖正安，肖国兴. 人参乌梅汤在儿科临床应用 [J]. 成都中医学院学报，1983（4）：29-31.

案 6：泻后目暗（彭履祥医案）

患者，男，28 岁。因反复腹泻目暗就诊。自述于 1965 年秋，因食生冷，突然泄泻腹痛，里急后重，滞下脓血，经治好转，不愿服药而停治。后饮食稍有不慎，即腹痛大便溏泻，带有白脓。检查大便发现少许脓细胞和红细胞，服黄连素、痢特灵等药，痛泻好转。自恃身体强壮，不愿继续治疗。以后腹痛便溏休作无常。1973 年夏，自觉左眼视物出现圆形阴影，昏蒙不清。1 个月之内视力由 1.5 降至 0.1。至某军队医院检查，诊为"中心性复视"出院。1975 年 7 月，腹泻再作，服药 2 个月，病无好转，请假返成都来我院诊治。检查视力 0.6，诊断同前。10 月 5 日即到成都某军队医院住院医治，给服"养阴清热，活血祛瘀"中药半月，食欲更减，腹痛加剧，腹泻每日 >4 次，并感身软乏力，行动艰难，视物愈模糊。10 月 20 日，某医嘱来我处会诊。察其左目外无异常，面色淡黄，苔白，脉沉缓。综观脉症，认为系腹泻日久，脾胃气阴两伤，气血生化不足，肝失血养，因而目暗不明。酸甘化阴与辛甘化阳之法合用，仿人参乌梅汤：党参 15g，莲子 15g，山药 15g，乌梅 12g，木瓜 12g，炮姜 12g，白芍 12g，生地黄 10g，甘草 6g，黄连 3g，牡蛎 30g。服药 4 剂，腹痛消失，大便恢复正常。虑其病久反复，嘱前方守服 10 剂，视物渐觉清楚。以后每次复诊，均根据病情，在上方中仅加减一二味。如食少脘胀，去山药、甘草，加山楂、建曲、鸡内金以运脾和中；夜寐多梦，加珍珠母、制首乌调肝养血；口渴舌赤去炮姜，加麦冬、石斛益胃生津；头痛目胀，加石决明、菊花清热平肝；尿黄加茯苓、车前草之类。上方共服 30 余剂，医治月余，视力恢复到 1.5 出院。1980 年 3 月随访，腹泻未作，视力保持 1.5。

原按 目暗一证一般常从肝肾精血不足考虑，治疗多侧重补益肝肾，如地黄丸或肾气丸、右归丸等。该患者腹泻反复发作，数年不愈，病情加重后出现目暗，说明腹泻为因，目暗为果。脾胃气虚，水谷失于摄纳，不得化生气血，五脏六腑之精血不能上注于目，因而出现目暗。以人参乌梅汤加减，既可缓中益气，又可调肝养血。故守服此方腹痛泻消失，视力恢复。可见治疗局部病变，必须从整体考虑，方可取效。陈锐. 彭履祥奇证治验 [J]. 中国社区医师，2012，28（19）：18，26.

案 7：肝硬化腹水伴泄泻（李有文医案）

患者徐某某，男性，60 岁，干部，入院时间 1980 年 6 月 24 日。患肝硬化 16 年。昨日因感冒发热，周身酸软不适，服西药及银翘解毒丸未见好转，病情加重入院。患者形体消瘦，慢性病容，唇红颈软，双肺呼吸音粗糙，腹部膨满，未见静脉怒张，肝脾不能叩及，腹部移动性浊音、尿少便溏，双下肢浮肿（++）。体温 37.9℃。诊断：①上呼吸道感染。②肝硬化伴腹水。入院治疗两月余，病情无好转而请会诊。现症：每日腹泻无数次，体温时高时低已一月余，出汗，精神疲惫，面容憔悴灰黑，两颧微红，腹部胀满，青筋满布，口干思饮，小便黄少，下肢浮肿（++++），唇红而干，舌质红紫，舌苔少、中心无苔，脉浮大重按无力。此因长期低热、汗出、腹泻而致阴液亏耗，虚热内生，虚热与水液结于肠道而成腹泻。证属脾胃阴虚腹泻。治当养阴生津，益胃和肝。方用人参乌梅汤加味。红参 9g，乌梅 9g，莲子 12g，木瓜 12g，怀山药 20g，桔梗 10g，麦冬 12g，五味 6g，玉竹 15g，化橘红 9g，甘草 3g。服方 1 剂后，腹泻止，小便通，但自觉腹部仍气胀，低热。两脉细弦，舌质红，苔薄微黄，中心无苔。阴虚未复，上方去化橘红、甘草加知母。服 4 剂后，小便一日量达 2000ml。腹水稍减，仍时有低热。腹泻已止，因患者素有肝硬化症而转入他院。李有文. 人参乌梅汤治阴虚泄泻 [J]. 四川中医，1984（3）：18-19.

案8：小儿急性肠炎（李有文医案）

患者郑某，男性，年龄9个月。腹泻、呕吐3天，每日大便10余次。曾服中西药未见好转，小便量明显减少，急性面容，眼眶明显内陷，口唇红干燥，皮肤弹性欠佳，肠鸣活跃，四肢血循环欠佳。诊断：小儿急性肠炎伴重度失水。曾服中西药治疗，未见好转。邀余会诊时，症见泻蛋花水样便，一日30～40次，烦躁啼哭，口干喜饮，体温36℃，皮肤弹性差，前囟及眼眶内陷，面黄带红，腹部微胀，唇红而干，舌红苔黄，指纹细而色青。此为脾胃阴虚而致腹泻。治当养阴和胃，健脾止泻。方用人参乌梅汤加减。沙参10g，乌梅5g，木瓜6g，怀山药6g，麦冬9g，炒谷芽15g，桔梗5g，化橘红3g，玄参5g，赤石脂9g，防己9g，甘草2g。服上方1剂后，一日大便减少至2次，仍呈蛋花样便，食欲顿开，睡眠转佳，唇舌仍红，苔黄而干，指纹青细。上方去桔梗、玄参，加木通5g。1剂后泻止，痊愈出院。李有文．人参乌梅汤治阴虚泄泻［J］．四川中医，1984（3）：18-19．

案9：暑泻发痉（邓宗南医案）

患者李某某，女，57岁。

1982年8月13日初诊：该患者于1980年因中风，后遗左侧上下肢瘫痪，长期自服再造丸欲治其瘫。因暴泻如注，家属前来邀余出诊。症见：晨起始泻利如注，至午后三时已十余次。大便稀色黄，中夹血水少许，利时肛门觉热。发热汗出，大渴引饮，食少，头晕欲寐，午后始见右侧手足微微抽搐，脉细弦，苔少质红。暑热暴泻一般多属于实，是言其常；然本患者肝肾阴血先伤，更不耐受暑热侵袭，而致其邪下迫阳明，有陷心营之征，乃属其变。治宜酸苦泄热治其标，甘酸化阴治其本。方选葛根黄芩黄连汤之苦以清热止利，《温病条辨》人参乌梅汤之甘酸以养阴养气。二方中芩连乌梅的酸苦互用，取其泄热而不苦燥，清热而兼柔阴，是为标本兼顾。处方：党参21g，乌梅15g，山药18g，连心莲子15g，酸木瓜18g，粉葛根9g，黄芩9g，黄连5g，炙甘草9g，金石斛10g。2剂。

8月14日二诊：昨日频进上药，下迫阳明之暑热去，泻利得止，汗出渴饮均减。发热与右侧肢体微微抽搐未见加重，昏睡，脉弦细数而无力，苔少，舌质红绛，为内陷之暑热未得透解。急宜清宫、清营二方合用以清心营，继用人参乌梅汤，使内陷之邪得以透解。无奈犀角暂缺，不得已而为之。处方：党参30g，乌梅18g，木瓜18g，连心莲子15g，连翘心21g，连心麦冬12g，玄参15g，鲜竹叶心 60 根，金银花 12g，鲜荷叶 1 张，金石斛 15g，生地黄 9g，丹皮 10g，沙参 30g。2 剂，水煎，日夜继服。药后渴饮、发热、昏睡、右侧体肢抽搐等症均告痊愈。邓宗南．辨惑医案二则［J］．中医杂志，1984（4）：21-22.

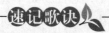

速记歌诀

参梅山药与木瓜，炙草莲子并入佳。

久痢伤阴口渴状，微咳微热服之瘥。

三黄石膏汤 27

【来源】

三黄石膏汤，源于明·陶华《伤寒六书·卷之一》。

【组成】

石膏_{两半}　黄芩　黄连　黄柏_{各七钱}　淡豆豉_{二合}　麻黄_{五分}　栀子_{三十个}

【用法】

上每服一两，水二盅，煎服。未中病再服，其效如神；水二盅，姜三片，枣一枚，槌法。入细茶一撮，煎之热服。

【功效】

泻火解毒，发散郁热。

【主治】

有伤寒发热，脉大，如滑数，表里结实，阳盛怫郁，医者不达，已发其汗，病势不退，又复下之，大便遂频，小便不利，五心烦热，两目如火，鼻干面赤，舌燥齿黄，大渴，过经已成坏证。亦有错治诸温而成此证者。又八九日，已经汗下，脉洪数，身体壮热，拘急沉重，欲治其内，由表未解，欲发其表，则里证又急，越趄不能措手，待毙而已。殊不知热在三焦，闭涩经络，津液枯涸，营卫不通，遂成此证耳。伤寒已经汗、吐、下误治后三焦生热，脉复洪数，谵语不休，昼夜喘息，鼻加衄血，病势不解，身目俱黄，狂叫欲走，三黄石膏汤主之。阳毒伤寒，皮肤斑烂，身如凝血，两目如火，十指皮俱脱，烦渴，躁急不宁，庸医不识，莫能措手，命在须臾，三黄石膏汤主之。

【方解】

本方于表里大热立两解之法，内有三黄、石膏、栀子清热泻火解毒，外用豆豉、麻黄辛温发散外在郁热，寒凉泻火解毒与辛温发散郁热两组药，共奏清里解表、发越郁火之功。三黄、栀子有黄连解毒汤之意，清泻三焦火毒；栀子、豆豉有栀子豉汤之意，清宣郁热；石膏、麻黄有大青龙汤之意，能清肺胃郁火。豆豉、麻黄得三黄、石膏、栀子，不再发汗而能发越火毒；三黄、石膏、栀子得豆豉、麻黄，于清泻里热之中寓有透散肌表郁热之效。

【名医心得】

张文选教授擅长运用三黄石膏汤治疗郁火而无里实所致的诸症。张文选医师认为，本方治疗外感热病时，主要用于"表实无汗，热郁营卫，里未成实，热盛三焦，表里大热之证"；治疗杂病时，由于本方具有发越三焦郁火的作用，因此能够治疗"内伤火热、三焦怫郁"之证。从方剂组成分析来看，本方证主要有四个方面：栀子豉汤证，如心烦急躁、胃脘嘈杂等；黄连解毒汤证，如口舌生疮、心烦不寐、疖肿、疮疡、斑疹、出血等；石膏证，如口干汗出等；豆豉、麻黄对应的表郁证，如恶寒发热、皮肤瘙痒等。本方特殊配伍可治疗相对应的证，本方麻黄、豆豉与三黄、栀子、石膏配伍善发越火毒，可以治疗火郁不得外出导致的咳喘、疮疡疖肿、肢体疼痛、水肿、小便不利等病证；若配伍杏仁，则寓有麻杏石甘汤、越婢汤意，可治疗喘胀、浮肿；若配伍大黄，则寓有三黄泻心汤意，可以治疗出血、便秘。张文选.温病方证与杂病辨治［M］.北京：人民卫生出版社，2007：94-96.

【验案精选】

案1：麻疹（叶橘泉医案）

患者某，八九岁，女。麻疹经六七日，壮热如火，大烦渴，恣饮，两目赤肿，疹发焮红，色紫成片，皮肤干燥，几可灼手，呼吸气粗，鼻衄如注，脉洪大无伦，小便赤涩，谵语，腹部濡软，大便不行，舌布白苔。先由某西医诊治，主张用冰罨脑部，否则有昏痉之变云云。病家不同意，乃服余之处方，即三黄石膏汤加紫草根10g。是夜得大汗，而热著减，鼻衄止，目赤肿仍然，疹色略转红，而呼吸仍粗，大得寐。翌日复诊，原方加大黄后，大便下极臭恶，诸症悉退，3日后疹收而愈。叶橘泉.叶橘泉经方临床之运用［J］.中国中医药出版社，2015：62-63.

案 2：面冒火疖（张文选医案）

黄某，男，32 岁。2005 年 9 月 3 日初诊。患者因工作在全国各地四处奔波，宴会应酬颇多，常发郁火证。最近去四川出差，多食辛辣厚味，饮酒，劳累，出现头胀、烦躁、口苦、口气燥热秽浊，自觉目如冒火，鼻子周围、下颌、面颊等处火疖红赤，后颈肩背强痛发紧，大便微溏不实。舌红赤，苔黄偏厚偏腻。曾自服牛黄解毒丸，大便更溏而火证不减。此属于典型的三焦火郁，太阳经络因郁火凝滞不通的三黄石膏汤证。处方：黄连 6g，黄芩 10g，黄柏 10g，生栀子 10g，淡豆豉 10g，生石膏（先煎）30g，生麻黄 10g，葛根 15g，羌活 10g，炙甘草 6g。5 剂。仅服 3 剂而愈。

原按 本方加葛根比较关键，其与芩、连、甘草配伍为葛根芩连汤，兼治火热下注的便溏；与麻黄、羌活合用有葛根汤与羌活胜湿汤意，兼治颈肩背强痛。配伍得法，故疗效显著。张文选. 温病方证与杂病辨治［M］. 北京：人民卫生出版社，2007：94-96.

案 3：疲惫身重（张文选医案）

马某，男，27 岁。2005 年 9 月 17 日初诊。患者不明原因疲倦不堪，嗜睡，浑身肌肉酸痛，沉重，全身憋闷难受，心烦急躁，晨起口苦、口干，牙龈出血。曾请几位中医诊治，所用处方有归脾汤、补中益气汤、补肾方等，越治越重。诊脉滑大弦数有力，视舌边尖红赤，苔薄黄。从脉舌、身重等辨为郁火所致的三黄石膏汤证与"三阳合病"的白虎汤证。处方：黄芩 10g，黄连 6g，黄柏 10g，生栀子 10g，淡豆豉 10g，生石膏 30g，知母 12g，炙甘草 6g，生麻黄 10g。6 剂。此方服 1 剂，自觉周身霍然通畅，胀闷难受大减。服 6 剂，诸症痊愈。

原按 《伤寒论》第 219 条载："三阳合病，腹满，身重，难以转侧，口不仁，面垢，谵语，遗尿。发汗则谵语；下之则额上汗出，手足逆冷；若自汗出者，白虎汤主之。"本案症见浑身肌肉酸痛、沉重，全身憋闷难受，口苦、口干等，有白虎汤三阳合病的特征，故合入了白虎汤法。方中生麻黄用至 10g，目的在于发越湿热，通阳气之郁。张文选. 温病方证与杂病辨治［M］. 北京：人民卫生出版社，2007：94-96.

案 4：鼻翼火疖（张文选医案）

许某某，男，24 岁。2005 年 9 月 6 日初诊。患者鼻翼两侧起火疖，小疖如小米粒大小、密集、色赤，口唇周围，下颌部也有红色小疖，疼痛灼热，数月不愈，大便偏干，小便黄赤，舌偏红，苔白，脉弦细而数。此由郁火所致，为三黄石膏汤证。处方：生栀子10g，淡豆豉10g，生石膏（先煎）30g，黄芩10g，黄连6g，炙麻黄8g，酒大黄8g，连翘15g，皂角刺6g，天花粉10g，赤芍10g。7剂。诸症告愈。

二诊（2005-11-08）：两个月未发病，最近鼻头、鼻翼旁长火疖，红赤如痤疮，口唇周围也发赤色小疖。脉沉细滑略数，大便干，舌红偏赤，苔薄白。继续用上方6剂而愈。张文选.温病方证与杂病辨治［M］.北京：人民卫生出版社，2007：94-96.

案5：溃疡性口炎（李燕宁医案）

李某，男，5岁。2004年7月15日初诊。主诉：舌尖痛1天。现病史：患儿1天前开始口腔疼痛，进食减少，家长予黄栀花口服液，症状稍轻，今来诊。刻下症见：舌尖溃疡，疼痛，不发热，无鼻塞，不咳嗽，平素纳差，挑食，入睡难，大便干，1～2日1次，小便调。查体：精神可，咽红，舌尖可见两处溃疡，手足心热，多汗；心、肺、腹未及异常。舌脉：舌红苔薄白，脉数。中医诊断：口疮。辨证：心胃火盛。西医诊断：溃疡性口炎。治法：清心凉胃，泻火解毒。处方：三黄石膏汤加减。黄芩15g，黄连9g，栀子12g，生石膏15g，淡竹叶12g，金银花24g，生甘草6g。4剂。日1剂，水煎服。嘱饮食清淡，勿食过热食物。尽剂而愈。

原按 三黄石膏汤出自《伤寒六书》，解表与清里兼顾，主治伤寒表证未解，里热炽盛。方中石膏清热除烦为君，麻黄、淡豆豉发汗解表为臣，黄连、黄柏、黄芩、栀子泻三焦之火为佐。上药配合成方，发表而不助里热，清热而不失治表，实为表里双解之良剂。诸药合用，发表不助里热，清里不碍解表，使内外邪热俱去，营卫通而津液布，烦渴谵狂等症自平。明代虞抟《医学正传》以三黄石膏汤治温毒表里俱盛，五心烦热，两目如火，鼻干面赤，大渴舌燥。清代费伯雄谓："三焦郁热，毒火炽盛，非三黄、石膏不足以祛之。"清代张秉成《成方便读》云："黄芩清上焦之火，黄连清中焦之火，黄柏清下焦之火，栀子通泻三焦之火，使之屈曲下行，夫疫之来也，必从口鼻而入，鼻气通于肺，口气通于胃，肺胃为受邪之薮，故重用石膏，以清肺胃，以桂其传化之源。里热既清，表尚未解，故以麻黄、淡豉之发汗解表者，一行于肺，一行于胃，如是则表里均解耳。"用姜、枣者，亦不过扶正散邪；细茶者，所以清肃上焦耳。本案患儿舌尖溃疡，纳差，挑食，入睡难，便干，咽红，手足心热，多汗，辨证为心胃火盛，风热上攻，邪热盛于中上二焦，李师以三黄石膏汤加减。石膏辛甘大寒，清胃泻火，配竹叶甘淡性寒，清心胃里热，除烦生津；黄芩善清上焦火，黄连善清中焦胃火，栀子清泻三焦热毒，合用似黄连解毒汤之意，清三焦之热，泻火解毒；患儿湿热不甚，咽红，未及下焦，故去黄柏；加金银花，味甘性寒，入心胃经，气味芳香，既可清透疏表，清外感风热，又能解血分热毒，为治阳性疮疡之要药。诸药合用，与大青龙汤治疗外寒里热，白虎汤治疗表里大热而里实未成，均不相同。本证外感风热表证未解，里热已炽，致表里三焦俱热，营卫不通，津液不布，以清里热为主，兼清表热。吴金勇，周朋，袭雷鸣.李燕宁临证医案辑录［M］.北京：华夏出版社，2020：149-150.

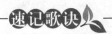

速记歌诀

三黄石膏芩柏连，栀子麻黄豆豉全。

姜枣细茶煎热服，表里三焦热盛宣。

上下相资汤 28

【来源】

上下相资汤，源于清·陈士铎《石室秘录·卷六》。

【组成】

熟地黄一两　山茱萸五钱　葳蕤五钱　人参三钱　玄参三钱　沙参五钱　当归五钱
麦冬一两　北五味子二钱　牛膝五钱　车前子一钱

【用法】

水煎服。

【功效】

补肺滋肾，资血安冲。

【主治】

血崩之后，口舌燥裂，不能饮食者死。盖亡血自然无血以生精，精涸则津亦涸，必然之势也。欲使口舌之干者重润，必须使精血之竭者重生。补精之方，六味丸最妙，然而六味丸单补肾中之精，而不能上补口舌之津也。虽补肾于下，亦能通津于上，然终觉缓不济急。吾今定一奇方，上下兼补，名上下相资汤。

【方解】

血崩之后，精血先亡，精血涸则津液亦涸。补精以肾为先，故君以熟地黄补肾填精，臣以玄参、葳蕤、山茱萸、牛膝以增强补肾涩精之力，如是则肾精先固，斯有根本。然津液尚涸而未润，故以沙参、麦冬润肺养阴，恢复水之上源，俾金水相生，精津皆复。同时，增人参以收气、五味以敛阴，使气阴无耗散之势。然其证本为血崩所致，故加当归以归复周身之血，使血宁而无续崩之虞。上药皆补，恐大虚之体未能运其药力，故加车前子以流通津液、祛湿化浊，以成补而不滞、滋而不腻之功。

【名医心得】

国医大师刘敏如临床治疗月经病，以补肾法贯穿于整个调经过程之始终，并顺应月经周期，分期择时治疗，常运用上下相资汤加减化裁。如治疗血势稍缓的崩漏，宜澄源固本，惯用上下相资汤为基础方。此方含生脉散在内，在气阴双补基础上，取相生为补之法，以补肾为君，佐以补肺，子母相资，上下兼润，资血之源，安血之室。阴虚阳搏则成崩，其本源在肾阴亏虚，肾气不固，故可用本方以滋肾固本。兼肝郁加柴胡、枳壳；兼虚寒加艾叶、炮姜；肾阳虚则加巴戟天、仙茅；心气虚加酸枣仁、夜交藤；兼瘀者先活血化瘀而后用此方固本。邓福霞. 国医大师刘敏如教授学术思想与治疗不孕症的经验研究［D］.广州中医药大学，2019：16，19.

全国老中医药专家学术经验继承工作指导老师黄晓桃教授认为，上下相资汤主治肺肾阴虚型崩漏，临床以经血非时而下，出血量少或多，淋漓不断，血色鲜红，质稀，头晕耳鸣，腰酸膝软，口干，不能饮食，舌红，苔少，脉细数为辨证要点。亦可用于肺肾阴虚型月经先期、月经量多及绝经前后诸症。黄晓桃，王璐，杨雅琴，等.妇科经方临证应用［M］.武汉：华中科技大学出版社，2022：44.

四川省名老中医谢萍教授运用上下相资汤辨证加减，治疗上热下寒证，效果颇佳。其认为全方补肾为主，而佐以润肺之药，上润肺阴，下补肾水，温肾以祛寒，故收良效。郑利荼，赵美珠，陈姚宇，等.谢萍教授运用上下相资汤加减治疗上热下寒证经验［J］.中医研究，2013，26（1）：39-40.

山东省名老中医刘金星教授临证中遇到病机属肾精亏虚、热扰精室者，每用上下相资汤加减以补肾填精、养阴生津。此外，本方尤其适用于肾水不足伴火上刑金者。上下相资汤全方补肾阴为主，佐以润肺之品，上养肺阴，下补肾水，少佐温阳，阴阳互资，以达肾阴阳平衡，故收良效。王锦锦，刘金星.上下相资汤验案2则［J］.中国中医药现代远程教育，2018，16（4）：78-80.

【验案精选】

案 1：崩漏（黄晓桃医案）

王某，女，47岁，已婚。初诊：2019年8月6日。13岁月经初潮，周期30

日，量中等。近1年月经紊乱，20～90日一行，末次月经：2019年5月16日，停经3个月后于8月16日阴道流血，开始时量中等，继则时多时少，以后血量渐次减少，3日前出血猛然增多如泉涌，色鲜红，质稀，头晕耳鸣，腰酸膝软，口干，不能饮食，舌红，苔少，脉细数。血常规：血红蛋白75g/L。血 β-HCG（-）。性激素六项：FSH（卵泡刺激素）47.82mIU/ml，P（孕酮）0.16pg/ml。妇科超声：子宫内膜厚度为1.5cm；子宫声像图未见明显异常。妇科检查：外阴已婚式；阴道畅；宫颈血染；子宫后位，常大，质中，活动，无压痛；附件未扪及明显异常。遂行诊断性刮宫并进行病理检查，病理诊断：送检子宫内膜呈增生性改变。西医诊断：异常子宫出血。中医诊断：崩漏，辨证属肾阴虚型。治则：滋阴养血，益气摄血。拟方《石室秘录》上下相资汤加减。生地黄12g，山茱萸15g，葳蕤10g，人参9g，玄参9g，沙参12g，当归12g，麦冬10g，北五味子10g，牛膝12g，车前子9g，苎麻根12g，血余炭12g。7剂，水煎服，日1剂，同时给予铁剂口服。1周后复诊，诉出血已止4日，守上方去苎麻根、血余炭，28剂，日1剂。3个月后随访，月经恢复正常。

原按 患者素体阴虚，现七七将至，肾精肾气进一步亏损，冲任不固，经血非时而下。本案重在辨证准确，如原文云"血崩之后，口舌燥裂，不能饮食者死。盖亡血自然无血以生精，精涸则津亦涸，必然之势也。欲使口舌之干者重润，必须使精血之竭者重生……此方补肾为君，而佐之补肺之药，子母相资，上下兼润，精生而液亦生，血生而津亦生"。子母相资，则月事得安。黄晓桃，王璐，杨雅琴，等.妇科经方临证应用［M］.武汉：华中科技大学出版社，2022：44.

案2：绝经前后诸症（谢萍医案）

患者，女，45岁，2012年4月29日初诊。主诉：自觉腰部以下发冷1年。1年前，患者出现腰部以下发冷，并伴有心悸失眠、神疲乏力、口燥咽干、咳嗽、烦躁不安、烘热汗出、记忆力减退、头晕耳鸣，脱发较甚，纳食不香，眠差，二便调，其舌质淡红，苔薄白，脉弦细。西医诊断：绝经综合征。中医诊断：绝经前后诸症，证属上热下寒证。治宜上下兼补、宁心安神，给予上下相资汤加减。药物组成：熟地黄、山茱萸各20g，玄参、麦冬、玉竹各15g，车前子、川牛膝各10g，黄芪、北沙参各20g，鸡血藤18g，何首乌30g，夜交藤30g，黄连5g，肉桂3g。7剂，水煎服，1天1剂，分3次口服。服药1周后，诸症自觉稍减轻，继上方7剂，2天1剂，14天后复诊，自觉腰部以下发冷症状明显好转。患者诉近日稍劳累就疲倦乏力，上方加党参30g，7剂，2天1剂，分3次口服。连续服用 21 剂后，随访 3 个月，患者诉除偶有耳鸣外，未诉其他不适。

原按 患者症状乃典型上热下寒之更年期综合征，此证在临证时多用六味、八味居多，而本证之所以选用上下相资汤，重在上下兼补，继而引火归元，诚如陈士铎《石室秘录》卷六"燥证门"所载，"欲使口舌之干者重润，必须使精血之竭者重生。补精之方，六味丸最妙。然而六味丸，单补肾中之精，而不能上补口舌之津也。虽补肾于下，亦能通津于上，然终觉缓不济急。吾今定一奇方，上下兼补，名上下相资汤。熟地一两，山茱萸五钱，葳蕤五钱，人参三钱，玄参三钱，沙参五钱，当归五钱，麦冬一两，北五味二钱，牛膝五钱，车前子一钱，水煎服。此方补肾为君，而佐之补肺之药，子母相资，上下兼润，精生而液亦生，血生而津亦生矣，安在已死之症，不可庆再生耶"。《李可老中医急危重症疑难病经验专辑》总结龙雷之火鉴别要点有五：①双膝独冷，上下温度如常，独膝盖部其冷如冰；②来势暴急跋扈，如迅雷闪电，顷刻生变；③随阴阳盛衰之年节律、日节律演变，天人相应现象最著，如冬至阳生则病，春令阳升转重，夏至阴生渐缓，日出病作，日中病甚，日落病缓，入夜自愈；④热势轰轰，或由脚底，或由脐下，上攻头面，误用苦寒直折则危；⑤不渴尿多，渴喜热饮。李老又称"龙雷之火上奔无制者，加肉桂粉 1.5g（刮去粗皮研粉，蒸烂小米为丸，药前先吞），引无根之火降而归肾，见效尤速"。郑利茶，赵美珠，陈姚宇，等.谢萍教授运用上下相资汤加减治疗上热下寒证经验［J］.中医研究，2013，26（1）：39-40.

案 3：精液不液化症（刘金星医案）

患者，男，30 岁。

初诊（2016-03-21）：主诉婚后 2 年未育，性生活正常，已排除女方不孕因素。平素腰腿酸软，健忘多梦，阴囊潮湿感，时有耳鸣，手足心热，时有烘热。舌质红，苔薄黄，脉细数。2016 年 3 月 18 日查精液常规示：精液量 2.30ml，液化时间 >1 小时，液化状态不完全液化，酸碱度（pH）7.40，黏稠度适中，精子总活率（PR+NP）46.81%，前向运动率（PR）42.55%，精子总数 30.21×10^6，精子浓度 15.56×10^6/ml，正常形态精子率 68.09%。诊断：精液不液化症。治宜滋阴清热利湿。方用上下相资汤加减。药物组成：熟地黄 30g，山茱萸 9g，葳蕤 9g，玄参、沙参各 12g，麦冬 30g，当归 12g，党参 15g，五味子 9g，车前子 6g，川牛膝 15g，虎杖 30g，车前草 12g，仙灵脾 15g，盐知母 12g，瞿麦 15g，蜈蚣 2 条。14 剂，水煎服，日 1 剂，分早晚 2 次温服。

复诊（2016-04-06）：诉轻微腰酸，纳眠可，二便调。中药上方加威灵仙

15g，30剂，水煎服，日1剂，分早晚2次温服。复方玄驹胶囊4盒，4粒，每日3次，口服。复查精液常规：精液量2.80ml，液化时间40分钟，液化状态不完全液化。

三诊（2016-05-07）：诉腰酸明显减轻，性欲减退，纳眠可，二便调。中药上方加远志12g、肉苁蓉15g、胡芦巴9g、阳起石30g、生地黄30g，14剂，水煎服，日1剂，分早晚2次温服。

2016年5月22日复查精液常规：精液量3.30ml，液化时间30分钟，液化状态完全液化。停药2个月，其妻怀孕，后生一健康男婴。王锦锦，刘金星.上下相资汤验案2则［J］.中国中医药现代远程教育，2018，16（4）：78-80.

案4：精液量少（刘金星医案）

患者，男，29岁，2016年7月19日初诊。主诉：结婚3年，性生活正常，未避孕未育2年半，配偶做多项检查均未见明显异常。排除女方不孕因素。多次精液常规检查，精液量均在0.5～1.5ml。查睾丸发育正常。患者感腰酸、乏力，阴囊潮湿，前胸后背见痤疮，口干，心烦，纳可，眠欠佳，二便调，舌质红、苔薄白、脉弦细。2016年7月18日查精液常规示：精液量1.30ml；液化时间30分钟；液化状态：液化；酸碱度（pH）7.50；黏稠度适中；精子总活率（PR+NP）46.00%，前向运动率（PR）32.51%；精子浓度39.89×10^6/ml。诊断：少精症。治以补肾填精、养阴生精。方用上下相资汤加减。药物组成：熟地黄30g，山茱萸9g，葳蕤9g，玄参12g，沙参12g，麦冬30g，当归12g，党参15g，五味子9g，车前子6g，车前草12g，川牛膝15g，虎杖30g，仙灵脾15g，盐知母12g，天花粉15g。14剂，水煎服，日1剂，分早晚2次温服。

服药30剂后，自述症状较前明显减轻，查精液量为1.5ml，大便质稀，日3～4次，遂上方加防风12g，复服药30剂，查精液量为2.6ml，自述近期牙龈肿痛，遂初诊方药加连翘15g，继服14剂，查精液量为3.3ml，pH7.5，液化时间30分钟，精子计数39×10^9/L，总活动率75%。停止服药1个月后，配偶怀孕，后生一健康女婴。

原按 精液不液化症、精液量少是导致男性不育的常见原因之一。正常情况下，男性的精液在刚刚射出体外时是液化状态，并在很短的时间内会凝固成胶冻状或凝块状，经过10～30分钟，精液会逐渐化成水样液体。如果精液排出体外超过30分钟仍呈胶胨状，属于液化延迟；超过60分钟仍然不液化，则属于病理状况，称为精液不液化。精液不液化使精子活动受限，减缓或抑制精子进入子宫腔受精而引起不育症。西医学认为导致精液不液化的原因包括慢性前列腺炎、精索静脉曲张、支原体感染、慢性附睾炎等。中医学没有"精液不液化"病名的明确记载，将其归属"淋浊""精滞""精稠""精热""白浊"等范畴。究其病因或肾阴亏虚、虚火灼津，或因嗜食肥甘厚味，酿湿蕴热，湿热互结下焦，熏蒸精室，热灼阴精，或房事不节，相火妄动，下汲肾水，或久服燥热之品，耗损肾阴，总由阴亏火旺，热灼肾精所致。正常健康男性每次射精排出的精液一般为 2 ~ 6ml，一次排精的精液量不足 1.5ml 或仅有数滴者称为精液量少。西医学认为精液量少的主要原因是睾丸发育不良或内分泌功能紊乱，使得产生精液的附属性腺如精囊和前列腺等发育不良或者功能失调；精囊或前列腺本身的病变也可使精液产生不足；尿道狭窄等使得精液排出受限也是导致精液量少的原因。《内经》中即有关于本症的记载，《诸病源候论》称之为虚劳少精。清代医家陈士铎《辨证录·种嗣门》中提出"节少以养其胃，益之补精添髓之方"。《石室秘录》卷六"燥证门"载："欲使口舌之干者重润，必须使精血之竭者重生。补精之方，六味丸最妙。然而六味丸，单补肾中之精，而不能上补口舌之津也。虽补肾于下，亦能通津于上，然终觉缓不济急。吾今定一奇方，上下兼补，名上下相资汤。熟地一两，山茱萸五钱，葳蕤五钱，人参三钱，玄参三钱，沙参五钱，当归五钱，麦冬一两，北五味二钱，牛膝五钱，车前子一钱，水煎服。此方补肾为君，而佐之补肺之药，子母相资，上下兼润、精生而液亦生，血生而津亦生矣，安在已死之症，不可庆再生耶。"王锦锦，刘金星.上下相资汤验案 2 则［J］.中国中医药现代远程教育，2018，16（4）：78-80.

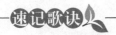
速记歌诀

> 上下相资崩漏医，经行口糜用熟地。
>
> 三参玉竹同车前，五味归冬萸牛膝。

十神汤 29

【来源】

十神汤，源于宋·太平惠民和剂局《太平惠民和剂局方·卷二》。

【组成】

川芎　甘草（炙）　麻黄（去根、节）　升麻各四两　干葛十四两　赤芍药　白芷　陈皮（去瓤）　紫苏（去粗梗）　香附子（杵去毛）各四两

【用法】

上为细末。每服三大钱，水一盏半，生姜五片，煎至七分，去滓，热服，不以时候。如发热头痛，加连须葱白三三茎。如中满气实，加枳壳数片同煎服。虽产妇、婴儿、老人皆可服饵。如伤寒，不分表、里证，以此导引经络，不致变动，其功效非浅。

【功效】

解表疏风，清热和中。

【主治】

治时令不正，瘟疫妄行，人多疾病。此药不问阴阳两感，或风寒湿痹，皆可服之。

【方解】

本方既有麻黄、川芎、白芷、紫苏之解表疏风，亦有升麻、赤芍、葛根之清热利气，寒热平调，清解得宜，故无论阴阳两感者皆可服之，或初期难以分辨寒热者，亦可投之而取效。诚如《医方考》所言"六经之证不甚显者，故亦总以疏

表利气之药主之"。然尤有特色者，在于方中香附、陈皮、甘草、紫苏四味药，四药性味平和，芳香流动，不仅可祛脾胃之内湿，而且能解除肌表之外湿，故外感夹湿或风寒湿痹，亦可用本方取效。诸药合用，共奏解表疏风、清热和中之功。

【名医心得】

著名老中医蒲辅周先生认为本方为芳香温散的和解之方，最宜治疗"偶为暴寒所折，发为寒疫，其发病多与伤寒相似"之病，其临床表现为憎寒、发热、头痛、身痛、胸闷不饥，或欲呕或泻，或口干不渴饮，脉浮弦而滑或紧，舌质色暗，苔白而秽。临证使用时，应当据实际情况进行化裁：头痛甚加川芎、僵蚕、白芷、蔓荆子；身痛加羌活、防风；项背痛加葛根；呕加半夏、生姜；若呕吐下利腹痛可用藿香正气加生姜；若无汗身痛兼胃肠不和，症状夹杂，可用五积散为末，每用五钱，加生姜三片，水煎温服。此外，肺炎初期属风寒者，蒲老每以十神汤治疗，取效亦捷。蒲辅周.蒲辅周论温病［M］.上海：上海中医药大学出版社，2009：150.中医研究院.蒲辅周医疗经验［M］.北京：人民卫生出版社，1976：31.

著名老中医郭子彬认为十神汤适用于治疗风寒、风热不易区分的感冒，或内热外寒、寒热夹杂之感冒，其中尤以感冒初期最为合宜。王现图，王海洲，史寿之，等.杂病论治［M］.郑州：河南科学技术出版社，1987：9.

国医大师王庆国教授认为十神汤为疏肌表、化滞气的代表方剂，服用后可取得表里通畅的效果。在新冠疫情期间，王庆国教授把握新冠肺炎初期寒湿束表的核心病机，以十神汤为基础方加减化裁，使绝大多数患者的病情迅速缓解或痊愈，避免了发展至危重症的风险。王教授指出，若邪气更深一步、弥漫三焦，亦可用十神汤合三仁汤宣上、畅中、利下以分消走泄，疗效颇佳。通过灵活使用十神汤，王教授成功救治了数例新冠患者。赵辉，武晓冬，王雪茜，等.王庆国辨治新型冠状病毒肺炎的案例与思路［J］.现代中医临床，2020，27（04）：1-7.宋金岭，赵辉，刘铭君，等.王庆国教授治疗新型冠状病毒肺炎验案3则［J］.河北中医，2020，42（4）：485-490.王立新，赵辉，田风胜，等.王庆国教授应用十神汤辨治京津冀地区新型冠状病毒肺炎理论探讨［J］.河北中医，2020，42（3）：325-327，331.

全国老中医药专家学术经验继承工作指导老师杨介宾认为本方配伍精当，熔散寒解表、疏通太阳经络与理气和中药物于一炉，既有《内经》"其在皮者，汗而发之"之意，又顾护胃气，汗而不伤正，凡风寒感冒见恶寒发汗、无汗畏风、头痛身疼、舌淡苔白润、脉浮紧者，即可用之。只要辨证准确，投之其效如响。

唯用时宜"加生姜5片""如发热头痛加连须葱白3茎""如中满气实，加枳壳数片同煎服"。杨运宽，金荣疆，闫晓瑞．杨介宾教授临证用方经验撷萃［J］．四川中医，2006（8）：1-2．

【验案精选】

案1：感冒（郭子彬医案）

刘某，男，30岁，工人，1981年7月9日来诊。患者昨晚因乘凉休息过久，而致头痛，头晕，咽痛而干，口苦，因素有慢性阑尾炎，而感到右下腹隐隐作痛。舌红、苔薄白，脉数。此乃盛夏之时，受雾露寒邪侵袭所致。治宜疏风解表、清热生津。用十神汤加减治之：葛根18g，升麻12g，陈皮12g，紫苏12g，白芷9g，赤芍12g，香附9g，麻黄6g，石膏15g，芦根30g，桑叶18g，荆芥穗9g，甘草3g。水煎服，每日1剂。服上药3剂，诸症皆愈。

原按　余认为：感冒虽有风寒、风热之分，但在临床上对于一个具体的患者来说却没有明显的、严格的区分，往往以内热外寒、寒热夹杂者为多，特别是在感冒的初期阶段尤为明显，所以用十神汤治之颇合证机。本病因乘凉太过而受风寒之邪侵袭所致。故用麻黄、紫苏、荆芥穗等辛温散寒；以葛根、升麻、桑叶、石膏、芦根等疏风解表，清热生津。因而表邪解，里热清，病瘥。王现图，王海洲，史寿之，等．杂病论治［M］．郑州：河南科学技术出版社，1987：9．

案2：新型冠状病毒肺炎（王庆国医案）

高某，男，37岁。2020年2月14日初诊。发热3天。患者长期居住于本地（河北沧州地区），近来其家族中先后有5人出现发热、咳嗽，其中一人是武汉返回人员，已确诊为新冠肺炎。患者于2月11日出现发热，未做特殊治疗，2月14日以疑似病例收入院隔离治疗。入院后查肺部CT示：双上肺及下肺有斑片影及毛玻璃影。咽拭子新型冠状病毒核酸检测阳性。刻诊：发热，体温39.3℃，稍恶寒，伴有汗出，咳嗽，咳白痰，食欲差，恶心，头晕，便溏，无口干口苦，舌质淡嫩，苔薄白略腻，脉象未查。西医诊断：新冠肺炎。中医诊断：疫病。辨证寒湿型。治宜外散风寒，内化湿滞。方以十神汤加减。处方：葛根20g，升麻10g，陈皮15g，白芷10g，赤芍10g，紫苏梗10g，麻黄10g，生甘草10g，柴胡20g，羌活10g，苍术15g，川厚朴10g，苦杏仁10g，桔梗15g，法半夏15g，青蒿15g，木瓜20g，浙贝母20g。3剂，每日1剂，水煎服，4～6小时服药1次，每次150

ml。西医治疗依据《新型冠状病毒感染的肺炎诊疗方案（试行第五版）》治疗方案执行。

2020年2月17日二诊：患者服用上方3剂后体温降至38.1℃，仍有恶寒、干咳无痰、口干、身体酸痛、胸闷、恶心腹胀、乏力、大便稀，小便正常。舌质淡红，苔腻略黄，脉象未查。外寒仍在，已有发热之势，故一诊方加荆芥10g、藿香10g。处方：葛根20g，升麻10g，陈皮15g，白芷10g，赤芍10g，紫苏梗10g，麻黄10g，生甘草10g，柴胡20g，羌活10g，苍术15g，川厚朴10g，苦杏仁10g，桔梗15g，法半夏15g，青蒿15g，木瓜20g，浙贝母20g，荆芥10g，藿香10g。3剂，每日1剂，煎服方法同前。西医治疗同前。

2020年2月21日三诊：患者服用上方3剂未再发热，体温36.0℃，现干咳，口干口苦，胸闷、恶心，小便清，大便已不稀溏，舌质淡红，苔稍腻，余无其他不适。药已中的，病症仍在，仍以疏表化湿为法治疗，续服二诊方3剂。西医治疗同前。

2020年2月23日四诊：患者未再出现发热，体温36.5℃，汗出，口干，干咳，纳可，二便正常。舌质淡红，苔薄黄。脉象未查，为寒湿未尽，湿邪化瘀袭肺之证。予二诊方柴胡减至10g，去青蒿，加鱼腥草30g，芦根20g。处方：葛根20g，升麻10g，陈皮15g，白芷10g，赤芍10g，紫苏梗10g，麻黄10g，生甘草10g，柴胡10g，羌活10g，苍术15g，川厚朴10g，苦杏仁10g，桔梗15g，法半夏15g，木瓜20g，荆芥10g，藿香10g，鱼腥草30g，芦根20g。3剂，每日1剂，水煎取汁300ml，分早、晚2次温服。西医治疗同前。

2020年2月27日五诊：患者体温正常，偶咳稀痰，余无其他不适，舌质淡，苔薄稍腻。患者邪去正虚，以四诊方加减。处方：陈皮15g，赤芍10g，麻黄10g，生甘草10g，柴胡10g，苍术15g，川厚朴10g，生薏苡仁20g，苦杏仁10g，桔梗15g，半夏15g，人参10g，藿香10g，鱼腥草30g，芦根20g，浙贝母15g。3剂，每日1剂，水煎取汁300ml，分早、晚2次温服。该患者先后共经七诊，病情稳定，各指标正常，痊愈出院。

原按 根据《新型冠状病毒肺炎诊疗方案（试行第七版）》诊断分型标准，本例为新冠肺炎普通型病例。王庆国教授认为，初发早期新冠肺炎患者多寒湿闭表，湿浊内蕴。感受寒湿疫疠之气，邪束肌表，故初诊呈寒热之势；湿气困阻中焦则现纳差、恶心、便溏等；咳嗽、咳白痰则为寒湿袭肺的明证。针对这一特殊病机，王庆国教授以十神汤为基础方合平胃散、苦杏仁加减治疗。十神汤方，《太平惠民和剂局方》载其主治"时气瘟疫，疠气初感，头痛发热，恶寒无汗，咳嗽鼻塞声重"，方由麻黄、葛根、升麻、川芎、白芷、紫苏、甘草、陈皮、香附、生姜、葱白组成。蒲辅周先生认为，该方用于春季寒疫，营卫失和，三焦郁滞。本例患者外感寒邪，内蕴湿浊，故用十神汤外散风寒之邪，内理气机以达表里通畅之功；平胃散燥湿和胃，助十神汤一臂之力；柴胡透表，在和解退热时一般用量在 30g 左右，如遇高热则可用至 50g，故本方用柴胡 20g 以和解退热；青蒿气味芳香，具有透达之力，清透解肌而不伤中，与柴胡相伍共奏退热之功；羌活辛温解表，助麻黄、葛根之力；苦杏仁、桔梗一升一降助肺之气机升降；加浙贝母清热化痰；加木瓜和中化湿；赤芍性寒，入方中以反佐，以防诸药过于温热。二诊时患者体温降至 38℃ 左右，热势已减，但恶寒身痛，腹胀便溏，外寒仍在，中焦湿重，仍以疏表达邪、畅中化湿为主，少佐荆芥、藿香以增强疏表化湿之力，兼顾表里。三诊时，患者体温正常，但仍有咳嗽，舌苔转薄黄，已有化热之势，此时因病势稍挫，尚不能用苦寒之药冰伏气机。仍予疏表化湿，续服二诊方。四诊时患者病情已趋平稳，但口干，干咳，苔黄，寒湿之邪尚未化尽，呈现湿邪化热袭肺之证，故柴胡减至 10g，去青蒿，加鱼腥草、芦根以清解肺热，且不伤肺阴。现代药理研究证明，鱼腥草、芦根均有明显的抗炎作用，尤其是鱼腥草被称作"中药抗生素"，广泛用于呼吸道感染等。五诊时因邪气已去大半，正气馁弱显现，此时加入人参以扶助正气。患者经过数诊悉心诊治，最终达到出院标准，痊愈出院。王庆国教授针对此类患者，强调疏肌表、化滞气，一定要表里通畅，邪气才能有路可出，正如叶天士所谓"在卫汗之可也，到气才可清气，入营犹可透热转气"，既是治法，亦是治则，充分体现了邪气由表而出的重要作用。宋金岭，赵辉，刘铭君，等．王庆国教授治疗新型冠状病毒肺炎验案 3 则［J］．河北中医，2020，42（4）：485-490．

案3：风寒感冒（杨介宾医案）

姚某，男，38 岁，1991 年 10 月 6 日初诊。患者于 5 日前劳动时汗出脱衣，翌日出现恶寒发热，无汗怕风，时而寒战，头痛，项背强痛，四肢酸楚，鼻塞流清涕，微咳。到某医院就诊，体温 38.6℃，诊为"上呼吸道感染"，给予静脉滴注抗生素（药名不详），肌内注射解热镇痛药，口服抗病毒冲剂，经治疗 3 日，体温波动在 38℃ 左右，其余症状无明显减轻。诊时口微渴而不思饮，舌质淡红，苔白滑有津，两寸关脉浮紧。凭脉辨证，当为风寒束表，治当疏风散寒、解表和中，投《局方》十神汤加味。紫苏 12g，陈皮 12g，麻黄 10g，葛根 15g，升麻 10g，白芷 15g，赤芍 10g，川芎 10g，荆芥 10g，威灵仙 10g，甘草 5g，生姜 3 片，葱白 3 根。日 1 剂，水煎分 3 次温服，忌生冷油腻。1 剂后汗出表解而热退，2 剂后诸症悉除。杨运宽，金荣疆，闫晓瑞.杨介宾教授临证用方经验撷萃［J］.四川中医，2006（8）：1-2.

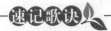

十神汤里葛升麻，陈草芎苏白芷加。

麻黄赤芍兼香附，时行感冒效堪夸。

顺气和中汤 30

【来源】

顺气和中汤，源于元·罗天益《卫生宝鉴·卷九》。

【组成】

黄芪一钱半　人参一钱　甘草（炙）七分　白术　陈皮　当归　白芍各五分　升麻　柴胡各三分　细辛　蔓荆子　川芎各二分

【用法】

上㕮咀，作一服，水二盏煎至一盏，去渣温服，食后服之。一服减半，再服痊愈。

【功效】

顺气和中，升阳补气。

【主治】

治病本无表邪，因发汗过多，清阳之气愈亏损，不能上荣，亦不得外固，所以头苦痛而恶风寒，气短弱而不喜食，正宜用顺气和中汤。

【方解】

《内经》云："阳者，卫外而为固也。"今年高气弱，又加发汗，卫外之气愈损，故以黄芪甘温补卫实表，为君药；人参甘温补气，当归辛温补血，白芍酸寒收卫气，为臣药；白术、陈皮、炙甘草，养胃气，生发阳气，上实皮毛，肥腠理，为佐；柴胡、升麻，引少阳、阳明之气上升，通百脉灌溉周身者也，川芎、蔓荆子、细辛体轻浮，清利空窍，共为使也。罗天益.卫生宝鉴 [M]．北京：中国医药科技出版社，

2011：92.

【名医心得】

国医大师熊继柏教授认为顺气和中汤主要用于头痛之气虚者。气虚头痛的特点除表现为疲乏、舌淡、脉细等虚性症状外，还有一重要特点为头痛遇劳则甚，休息则缓，对于这种类型的头痛熊老选用顺气和中汤，即补中益气汤加川芎、细辛、白芍、蔓荆子。若兼有厥阴虚寒，症见巅顶头痛、局部发热者，熊老则治以顺气和中汤合吴茱萸汤，并加藁本以祛风止痛、天麻以息风止眩、法半夏以止呕。

熊继柏．中医临床奇迹：国医大师熊继柏诊治疑难危急病征经验续集［M］．长沙：湖南科学技术出版社，2021：52.

【验案精选】

案1：头痛（熊继柏医案）

吴某，女，50岁，长沙市人。门诊病例。

初诊（2005-10-28）：诉巅顶冷而痛，十余年不愈，并感疲乏。现症：精神疲乏，巅顶冷痛，遇劳则甚，但兼大便秘，时感齿痛，舌苔薄黄，脉细。辨证：气虚兼厥阴头痛。治法：益气升清，温肝和胃。主方：顺气和中汤合吴茱萸汤。西洋参10g，黄芪30g，炒白术10g，陈皮10g，升麻3g，柴胡10g，当归10g，炙甘草10g，白芍10g，川芎10g，细辛3g，蔓荆子10g，吴茱萸5g，藁本15g，酒大黄3g。7剂，水煎服。

二诊（2005-11-04）：精神转佳，巅顶冷痛已缓，便秘亦减，齿痛已止，但少寐，舌苔薄黄，脉细。拟原方去大黄，加酸枣仁，再进7剂。

三诊（2005-11-16）：近几日天气变冷，巅顶部觉明显冷感，但不痛，寐转佳，夜尿频，兼阵阵自汗，舌苔薄白，脉细。改拟吴茱萸汤合桑螵蛸散、当归补血汤。西洋参10g，吴茱萸5g，大枣6g，生姜2片，桑螵蛸20g，益智仁15g，乌药10g，怀山药15g，黄芪20g，当归10g，藁本15g。10剂，水煎服。

四诊（2005-12-21）：诉巅顶冷痛已止，夜尿频已缓，自汗亦愈，但易感疲乏，舌苔薄白，脉细。改拟顺气和中汤加味再进15剂。西洋参10g，黄芪30g，炒白术10g，陈皮10g，升麻3g，柴胡10g，当归10g，炙甘草10g，白芍10g，川芎10g，细辛3g，蔓荆子10g，藁本15g。15剂，水煎服。

原按 本案患者十余年头痛具有两个特点：一是伴有明显的精神疲乏，二是在巅顶部冷痛。虽有便秘及偶尔齿痛等症，其中夹有一点胃火，但仍属气虚头痛和厥阴肝寒头痛。《伤寒论》云："干呕，吐涎沫，头痛者，吴茱萸汤主之。"故以吴茱萸汤合顺气和中汤，并暂佐少许大黄以治之，方证合拍，十余年头痛获愈。

熊继柏学术思想与临证经验研究小组.一名真正的名中医：熊继柏临证医案实录1［M］.北京：中国中医药出版社，2009：175.

案2：头痛（熊继柏医案）

吴某，男，65岁，江西省吉安人。初诊：2010年10月10日。患者患头痛病已十年余，痛以巅顶为甚，严重时满头皆痛，其痛绵绵不休，甚则伴头晕，恶心欲呕。近3年来，精神逐渐下降，成天疲惫不堪，瞌睡连连，无法看电视，也不愿意参加各种活动。患者家属代诉，患者每天有2/3的时间都在睡觉，强行喊醒后1～2分钟又会再次睡着，哪怕起来吃饭，只要一吃完饭，一会儿又会睡着。舌淡红，舌苔薄白，脉细。头颅磁共振检查有"脑萎缩"。西医诊断：血管神经性头痛可能性大。中医诊断：气虚头痛、厥阴头痛。拟方：顺气和中汤合吴茱萸汤加藁本、天麻。处方：西洋参10g，黄芪30g，升麻10g，炒白术10g，当归6g，柴胡10g，陈皮10g，川芎10g，细辛5g，白芍10g，炒蔓荆子10g，藁本15g，天麻15g，吴茱萸5g，生姜3片，大枣6g，炙甘草10g。30剂，水煎服。

2010年11月10日二诊：患者服药后自觉头痛减轻，精神随之转佳，但仍有头晕，恶心欲呕，舌淡红，舌苔薄白，脉细。原方加法半夏10g，再进30剂。处方：西洋参10g，黄芪30g，升麻10g，炒白术10g，当归6g，柴胡10g，陈皮10g，川芎10g，细辛5g，白芍10g，炒蔓荆子10g，藁本15g，天麻15g，吴茱萸5g，法半夏10g，生姜3片，大枣6g，炙甘草10g。30剂，水煎服。

2010年12月12日三诊：患者服药后头痛明显减轻，嗜睡亦明显缓解。家人代诉患者瞌睡已经减少了一半，精神转佳，舌脉如前。原方再进30剂。一个月后患者的妹妹来看病，特意告知她的哥哥已经病愈。患者现在已没有服药，既不头痛，也不打瞌睡了，家属特别表示感谢。熊继柏.中医临床奇迹：国医大师熊继柏诊治疑难危急病征经验续集［M］.长沙：湖南科学技术出版社，2021：51.

案3：经行头痛（刘茂林医案）

张某，女，32岁。1987年5月4日初诊。主诉：经后头痛3年。经中西医多方诊治少效。3年前因经期过于操劳，致经血大下。嗣后每于月经后期则头脑空痛，心烦闷乱，坐立不安，持续5天左右而止。月经周期正常，量少色淡、质稀。平素头晕眼花，心悸易惊，神疲乏力，稍劳则气短，昨日经净，头痛复作。望之形体消瘦，面色不华，舌淡，边有齿痕，脉细弱。治当补气升清，佐以养血止痛，方用顺气和中汤。药用：当归10g，党参15g，炒白术10g，炙柴胡、炙升麻各6g，酒白芍12g，川芎10g，细辛8g，蔓荆子10g，炙甘草3g，炙红花30g。3剂。药后头痛止，眩晕心悸明显减轻，仍觉倦怠乏力，神疲肢软，继以上方加炒山药、黄精各30g，5剂药尽，除微觉心悸外，余症若失。拟用归脾汤6剂补益心脾，以善其后。随访1年，再未复发。

原按 气血亏虚，经行阴血下注，则益感不足，清窍失养，故病头晕头痛。加之气虚不得摄血，经量反会愈多，势必气血益虚，若不及时治疗，往往会造成恶性循环。因此，刘茂林针对病机，以益气升清的顺气和中汤治疗本病。如此气旺则血自生，清气升则脑得养，标本兼顾应手取效。李振华. 中华名老中医学验传承宝库2［M］. 北京：中医古籍出版社，2013：464.

案4：头痛（彭述宪医案）

病者张某，女，42岁，工人，1978年4月15日就诊。病机：劳倦过度，加之饮食不节，脾胃受伤，中气不足，清阳不升，而致清窍不利，发为头痛。症脉：头痛2年，多发于劳累之后，此次头隐痛4天，少气懒言，易于出汗，脘满纳少，面色萎黄，舌胖淡，苔白，脉弱。辨证：中气弱，清阳不升。治法：补脾健胃，益气升清。方药：顺气和中汤加减。黄芪12g，党参12g，焦白术12g，当归9g，蔓荆子6g，升麻6g，白菊花9g，天麻9g，茯苓9g，佩兰9g，麦芽9g，炙甘草4.5g。疗效：服上方2剂痛减，续进8剂痛除，2年未有复发。

原按 本案为脾胃虚馁，中气不足，清阳不能升展而致头痛。用顺气和中汤去白芍、柴胡、川芎、细辛，加麦芽、佩兰健运脾胃，茯苓补脾利湿，使参、黄、术、甘补不滞中，菊花善治头痛。中气鼓舞、清阳升腾则痛愈。彭述宪. 疑难病症治验录［M］. 北京：人民军医出版社，2010：105.

案5：头痛（姜丽娟医案）

丁某，女，38岁，昆明人。初诊（2015年10月23日）：诉前额痛数年，冷或劳累则加重兼精神疲乏，时有眩晕，小便清，大便溏。舌淡红、苔薄白，脉细。辨证：气虚头痛。治法：益气升清。主方：顺气和中汤加减。处方：西洋参10g，黄芪25g，当归20g，炒白术10g，陈皮10g，升麻5g，柴胡10g，川芎

10g，白芍 10g，蔓荆子 10g，细辛 3g，葛根 20g，防风 10g，炙甘草 10g。10 剂，水煎服。

2015 年 11 月 6 日二诊：诉服上方后头痛明显减轻，舌苔薄白脉细。予上方加桂枝 5g。15 剂。半年后随诊未复发。

原按 头为清阳之府，赖精气血之濡养，若气虚则清阳不升，精血亦不能到达则头失所养，气血阴阳亏虚日久则为瘀，可发为头晕头痛。此患者头痛数年，且遇劳加重，兼神疲、脉细，乃气虚之证，用顺气和中汤为主方。此方补中益气汤加白芍养血，川芎、蔓荆子、细辛祛风止痛，为中气不足、清阳不升所致头痛的效方。气血阴阳调和，而五脏元真通畅，故病愈。杨建宇. 国家中青年名中医姜丽娟［M］. 郑州：中原农民出版社，2018：7.

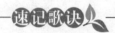
速记歌诀

顺气和中参草芪，柴胡归芍升芎宜。

陈皮白术调和胃，细辛蔓荆头痛愈。

通幽汤 31

【来源】

通幽汤，源于金·李杲《脾胃论·卷下》。

【组成】

桃仁泥　红花各一分　生地黄　熟地黄各五分　当归身　炙甘草　升麻各一钱

【用法】

上㕮咀，都作一服，水二大盏，煎至一盏，去渣，稍热服之。食前。

【功效】

养阴活血，润燥通幽。

【主治】

治幽门不通，上冲，吸门不开，噎塞，气不得上下，治在幽门闭，大便难，此脾胃初受热中，多有此证，名之曰下脘不通。

【方解】

方中生地黄养阴清热，熟地黄养血滋阴，共为君药。当归身养血润肠；升麻升清降浊；炙甘草调药和中，共为臣药。佐以桃仁泥、红花破血、行瘀、润燥。正如《脾胃论·气运衰旺图说》所言："红花以破恶血，当归之辛温能润燥，更加桃仁以通幽门闭塞，利其阴路，除大便之难燥者。"诸药合用，共奏养阴活血、润燥通幽之功。

【名医心得】

著名伤寒学家李克绍先生从滋阴养血、升降阴阳着手，以本方治疗发作性嗜睡病。方中升麻以升清，以防卫气按时而下陷，又加入枳壳之降，以"通其道"，使当降者按时而降。总之，是以药物之升降，助卫气恢复其行阴行阳之常。养阴润燥，是调其脏腑以通其道，并使之有伸缩的余地。李克绍．李克绍医学全集·医案讲习录（修订版）[M]．北京：中国医药科技出版社，2012：66~68.

著名老中医潘澄濂教授运用本方治疗习惯性便秘颇有疗效，潘老在本方基础上采取朱丹溪韭汁牛奶饮之主药牛奶，以起润燥养血之效，特别是又加咸苁蓉之益肾通幽，为其独到经验。吴赛峨．通幽汤加减治疗习惯性便秘[J]．今日科技，1980（8）：20.

全国老中医药专家学术经验继承工作指导老师周文泉教授常用此方治疗老年便秘。周教授认为老年人便秘常为虚秘，主因气血阴津亏虚，或劳倦内伤，而成津亏、气虚、血虚或气血两亏。老年人先后天均虚损不足，故治疗老年人便秘定不可攻伐太过，可以补肾气、滋肾阴、壮肾阳；升脾阳、降胃气；宣肺气、滋津液、益气血。临床结合老年脾肾不足的生理病理特点，运用通幽汤加减治疗老年人便秘，尤其对于脾肾不足、气虚血瘀者效果更佳。张晋，刘方，韦云，等．周文泉运用通幽汤治疗老年便秘经验[J]．吉林中医药，2011，31（10）：944~946.

【验案精选】

案1：发作性嗜睡病（李克绍医案）

孟某，女，42岁，会计。初诊于1984年3月5日。两个月来，每晚于七时左右出现嗜睡症状，不能自制，沉睡1小时左右便醒，醒后一切如常。每次不管是谈话，还是干活，均可和衣坐着而睡，时间从未错过戌时。患者曾试图趁嗜睡证发作之前早睡，以做纠正，但取卧位后反不能入睡，导致彻夜难眠。亦曾服过治疗嗜睡证的单、验方，都未取效，于3月5日由人介绍，请予施诊。察其形体略胖，健康肤色，舌淡红瘦瘪，脉沉实稍数。询知有大便干燥史，几个月前曾有一段时间感到胸闷，余无异常。处方：生地黄9g，熟地黄12g，当归9g，升麻6g，红花6g，甘草6g，枳实9g，炒杏仁6g，陈皮9g，白蔻仁6g，生姜3片。水煎服，下午二时服，每日1剂。1剂药进后，当晚未发作嗜睡，仅在七时许稍有困意，但已能自己抑制。药进4剂，嗜睡症基本痊愈，困倦感亦向后延至九时左右。察舌质如前，脉滑稍数。前方去白蔻仁，加白芍9g、细辛1g，服法如前。

3月15日二诊：上方药服3剂，嗜睡、困倦等症均已消失。患者追诉过去经常数日不大便，是无便意而不是大便困难，胸部时有满闷感。前方加理肺降气药。处方：生地黄9g，熟地黄12g，当归9g，炙甘草6g，升麻3g，红花6g，枳壳6g，炒杏仁9g，紫菀9g，苏梗6g，生姜2片。上方药共服4剂，痊愈。

原按　余治此病，认为必然与卫气的循行有关。卫气昼行于阳则寤，夜行于阴则寐，行阳行阴，是睡或醒的关键所在。但卫气由行阳转入行阴，或由行阴转入行阳，也有一个交换时间，这个交换时间，一是在平旦，一是在日入，故《灵枢·营卫生会》曰："平旦阴尽而阳受气矣，日入阳衰而阴受气矣。"还要说明的是：卫气的内外出入，虽然与时辰有关，但其或出或入的顺利与否，则又与人体的内而肠胃脏腑、外而皮肤分肉有关。也就是说，肠胃等内脏正常，皮肤分肉滑利，卫气的出入就顺利，否则卫气的出入就困难，所以《灵枢·大惑论》说："人之多卧者，何气使然？岐伯曰，此人肠胃大而皮肤湿，而分肉不鲜焉，肠胃大则卫气久留，皮肤湿则分肉不解，其行迟。夫卫气者，昼日常行于阳，夜行于阴。故阳气尽则卧，阴气尽则寤。故肠胃大，则卫气久留，皮肤湿，分肉不解则行迟，留于阴也久，其气不精则欲瞑，故多卧矣。"由此可见，卫气运行的通道，不管是脏腑还是皮肤分肉，只要艰涩而不滑利，就可以改变卫气运行的常度。

如何治疗卫气运行失常？《灵枢·决气》论及治疗失眠证时说："调其虚实，以通其道，而去其邪，饮以半夏汤一剂，阴阳以通，其卧立至。""以通其道""阴阳已通"，都说明营卫运行之道的通畅与不通畅，是寤或寐是否正常的关键。

本患者的突然性嗜睡，是可以用卫气运行失常来说明的。日夕是卫气由行阳转入行阴的关键时刻，午后七时，正是申、酉之交，日夕之时。《灵枢·顺气一日分为四时》说"日入为秋""夕则人气始衰"。《素问·生气通天论篇》说："日西而阳气已虚，气门乃闭，是故暮而收拒。"以上这些文献都有力地说明，申酉之交出现突然性嗜睡，是卫气由行阳将要转入行阴的外在反应。本患者阴虚血燥，大便常秘，清气当升而不升，故嗜睡不能自制；浊气当降而不降，卫气行阴之路也不畅，因此倏地又醒。申酉是阳气已虚之时，此时嗜睡不能自制，说明卫气已有下陷之势，故方中用升麻以助其升；又因肾阴虚，肝血燥，卫气行阴之道涩，故从滋阴养血、升降阴阳着手，拟就本方。本方的基础是通幽汤，方中有升麻以升清，以防卫气按时而下陷，又加入枳壳之降，以"通其道"，使当降者按时而降。总之，是以药物之升降，助卫气恢复其行阴行阳之常。养阴润燥，是调其脏腑以通其道，并使之有伸缩的余地。加白蔻仁者，是宽胸散结，以利升降；加杏仁、紫菀、苏梗等是调肺气，既可改善便秘以利于降浊，亦有助于卫气的运行，因为肺主诸气，肺气一调，既可改善便秘以利于降浊，亦有助于卫气的运行，患者服第 1 剂后，使嗜睡状态从晚 7 时推移至晚 9 时，由不可抗拒的嗜睡，转变为只是身体怠惰，乃是阴阳之路初通未畅之故。本案是以升降阴阳法治疗睡眠失常。

以升降阴阳法治疗睡眠失常，并非我的创见。《圣济总录》之坐拿丸，亦系升降并用法，该方主治膈上虚热，咽喉噎塞，小便赤涩，神困多睡。方为：坐拿草、大黄、赤芍、木香、升麻、枳壳、黄芪、木通、麦冬、酸枣仁、薏苡仁，等份为末，蜜丸如梧子大，每服 20 丸，麦冬汤下。本案中升麻、枳壳并用，就是取义于此方。

李克绍. 医案讲习录（修订版）［M］. 北京：中国医药科技出版社，2012：66-68.

案 2：习惯性便秘（潘澄濂医案）

俞某，51 岁，退休女工。近 3 年来大便秘结不通，初服泻药尚能通下，久则无效，须经灌肠，后甚至连灌肠也不能使大便通下，腹胀不舒，眠食亦受影响。后来中医门诊，见两颧微红、脉濡细、苔薄腻，口干而臭秽。潘澄濂老师用油当归 10g，生白芍 12g，生熟地各 10g，桃仁 8g，枳壳 10g，麻仁 10g，咸苁蓉 10g，郁李仁 8g，全瓜蒌 12g，炙甘草 4g，牛奶二杯冲服。用上方 7 剂，服后大便通顺，共服 14 剂后，大便隔日 1 次，症状消失而缓解。

原按 根据中医理论分析，患者素体阴亏，津液亏损，两颧微红，说明虚火上行独燎其面，而面热则属足阳明病，口干而有臭秽乃是因为脾胃蕴热耗伤津液。故用油当归、生白芍、生熟地、牛乳等药养血润肠，缓解痉挛。甘草、牛乳含甘守津还之意，以起辅助的作用。桃仁、郁李仁、全瓜蒌、枳壳能起活血理气，调节肠蠕动的功能，从而达到润肠通便之效。潘氏对本例的治疗，减去原方中的升麻，采取朱丹溪韭汁牛奶饮之主药牛奶能起润燥养血之效，特别是加咸苁蓉之益肾通幽，确实为他特有的经验，故有一定的参考意义。吴赛峨. 通幽汤加减治疗习惯性便秘［J］. 今日科技，1980（8）：20.

案 3：老年便秘（周文泉医案）

王某，男，70 岁，初诊日期：2010 年 10 月 20 日。主诉：便秘 10 年，阵发性头晕反复发作 1 年。现病史：近 1 年出现阵发性头晕，无耳鸣，年轻时血压偏低，1 年来血压升高，2009 年开始服用降压药，夏季血压偏低，而停药，天气转凉后血压又高，继续服用降压药。年轻时大便溏泄，近 10 年便秘，大便不干，解之不畅，常无排便意识，平素或服通便中成药，或用开塞露等帮助排便。纳食尚可，尿频，无明显口干口渴，经常饮茶，平素喜好登山运动。舌质红，舌苔薄白腻，脉细。

此为肝肾不足之证。方药如下：天麻 12g，钩藤 15g，草决明 15g，黄芩 12g，川牛膝 12g，怀牛膝 12g，杜仲 12g，桑寄生 15g，茯苓 15g，炒栀子 12g，夜交藤 30g，当归 12g，桃仁 12g，郁李仁 12g，合欢皮 30g。7 剂，水煎温服。

2010 年 10 月 27 日二诊：服药后头晕发作减轻，仍继服降压药，血压控制正常，有排便意识，但仍感排便不畅，无口干口渴，纳食一般，小便频，睡眠可，脉细。舌质嫩红，舌苔薄白腻。此为肝肾不足，脾胃失健之证。方药如下：生地黄 12g，熟地黄 12g，桃仁 12g，红花 10g，当归 12g，炙甘草 10g，升麻 12g，黄芩 10g，天麻 12g，钩藤 15g，草决明 15g，益母草 15g，川芎 12g，炒山栀 12g，合欢皮 30g。7 剂，水煎温服。

2010 年 11 月 10 日三诊：头晕不著，排便较前好转，阴囊潮湿多年，尿频，夜尿 3 ~ 4 次，有时影响睡眠，纳食可，口不干，舌淡红，舌苔中部薄白腻，脉细。此为气血不足，脾失健运之证。生地黄 12g，熟地黄 12g，桃仁 12g，红花 12g，当归 12g，甘草 12g，升麻 12g，郁李仁 12g，厚朴 12g，茯苓 15g，肉苁蓉 30g，枸杞子 15g，沙苑蒺藜 12g，合欢皮 30g。7 剂，水煎温服。

2010 年 11 月 17 日四诊：近 1 周每日排便 1 次，有便意，排便较前通畅，血压亦较前好转，降压药减半片，小便稍多，夜寐尚好，口不干，阴囊潮湿，舌淡红，舌苔薄白腻，脉细，此为脾胃失健，肾气不固之证。生地黄 12g，熟地黄 12g，桃仁 12g，红花 10g，当归 12g，生甘草 10g，升麻 12g，肉苁蓉 30g，厚朴 12g，枳壳 12g，沙苑蒺藜 12g，狗脊 12g，仙灵脾 12g，合欢皮 30g。7 剂，水煎服。

2010 年 12 月 15 日五诊：自觉排便正常，每日 1 次，不费力，睡眠尚可，夜尿仍频，阴囊潮湿，无头晕发作，血压 120/60mmHg，口干渴，舌质暗红，舌苔中部薄白腻，脉细。此为肾气不足之证。方药如下：生地黄、熟地黄各 12g，桃仁 10g，红花 10g，当归 12g，炙甘草 10g，升麻 12g，肉苁蓉 20g，厚朴 12g，沙苑蒺藜 15g，金樱子 12g，覆盆子 12g，桑螵蛸 15g，生龙骨、生牡蛎各 30g。7 剂，水煎温服。

2010 年 12 月 22 日六诊：大便每日 1 次，夜尿 2 ~ 3 次，睡眠尚可，晨起觉口干，阴囊潮湿减轻，以前需要每天清洗外阴，现在隔日清洗 1 次，肛周湿疹瘙痒，近日食欲不振。舌质暗红，舌苔薄白腻，脉细，此为脾失健运，肾气不固之证。方药如下：熟地黄 12g，生地黄 12g，桃仁 12g，红花 10g，当归 12g，生甘草 10g，升麻 12g，肉苁蓉 20g，沙苑蒺藜 12g，金樱子 12g，枸杞子 15g，车前子 15g，黄芩 12g，合欢皮 30g。7 剂，水煎温服。

2010 年 12 月 29 日七诊：大便每日 1 次，解之通畅，夜尿 3 次，影响睡眠，服药后食欲改善明显，有饥饿感，阴囊潮湿、湿疹瘙痒发作减轻仍存，舌质淡有瘀斑，舌苔中部白厚腻，脉细。辨为脾失健运之证，方药如下：生地黄、熟地黄各12g，桃仁12g，红花10g，当归12g，生甘草10g，升麻12g，沙苑子12g，枸杞子15g，瓜蒌20g，茵陈12g，黄芩12g，陈皮12g，蛇床子15g，代代花12g。7剂，水煎温服。

2011年1月5日八诊：血压控制尚可，大便正常，夜尿两次，夜寐尚可，无明显口干渴，食纳正常，阴囊潮湿及肛周湿疹仍存。舌质暗红，舌苔薄白，脉细。此为脾失健运，湿邪下注之证。方药如下：生地黄12g，熟地黄12g，桃仁12g，红花10g，炙甘草10g，当归12g，升麻12g，肉苁蓉20g，沙苑子12g，狗脊12g，苍术12g，白蔻仁12g，薏苡仁12g，合欢皮30g。7剂，水煎温服。

2011年1月12日九诊：血压正常，服半片降压药，夜尿1～2次，阴囊潮湿明显好转仍存，夜寐可，纳食好，大便正常。舌淡暗，舌苔薄白略腻，脉弦细。辨湿浊内蕴，脾失健运。方药如下：生地黄12g，熟地黄12g，桃仁12g，当归12g，生甘草10g，升麻12g，肉苁蓉20g，黄柏12g，黄芩12g，炒白术12g，苍术12g，薏苡仁15g，茵陈12g。服药后患者大便正常，头晕未作，阴囊潮湿好转。

原按 本案患者初诊时主诉头晕1年，便秘10年，周老师认为头晕为新发疾病，先治之，故初诊以天麻钩藤饮加减，平肝潜阳治疗眩晕，兼以桃仁、郁李仁、当归养血活血润肠通便。2诊时头晕减轻，补肾平肝基础上，稍加润肠之品，大便好转，依据证候演变，周师调整治疗以通幽汤润肠通便，兼以天麻钩藤巩固平肝潜阳治疗眩晕之疗效。

通幽汤原载于金·李杲的《脾胃论·卷下》："治幽门不通，上冲，吸门不开，噎塞，气不得上下，治在幽门闭，大便难，此脾胃初受热中，多有此证，名之曰下脘不通。桃仁泥、红花（以上各一分）、生地黄、熟地黄（以上各五分）、当归身、炙甘草、升麻（以上各一钱），上咀。都作一服，水二大盏，煎至一盏，去渣，稍热服之，食前。"方中"红花以破恶血，当归之辛温，能润燥，更加桃仁以通幽门闭塞，利其阴路，除大便之难燥者"，"其草梢子、黄芩补肺气，泄阴火之下行，肺苦气上逆，急食苦以泄之也。此初受热中常治之法也，非权也。权者，临病制宜之谓也"（《脾胃论·气运衰旺图说》）。

本案患者为老年男性，脾肾功能受损，中州失健，气血不足，而变生他病，水失运化，内停生湿，风湿化热，阻遏气分，肛周湿疹瘙痒；肾气不固，夜尿频频，阴囊潮湿。故于五诊时周老师继用通幽汤润肠通便基础上，加肉苁蓉、厚朴、沙苑蒺藜、金樱子、覆盆子、桑螵蛸、生龙骨、生牡蛎等补肾行气固涩之品，周老师认为老年男性阴囊潮湿，多为肾虚不固，故治疗仿清·叶天士《临证指南医案·遗精》一案之意，补肾固涩，镇心安神。"某冬令烦倦嗽加，是属不藏，阳少潜伏……桑螵蛸、金樱子、覆盆子、芡实、远志、茯神、茯苓、龙骨"。七诊、八诊时患者食欲改善，但胃强脾弱，进食正常，而脾失健运，湿浊内生，而见舌苔厚腻，故周老师仍以通幽汤为基础合三仁汤宣上、畅中、渗下使湿浊去，九诊配伍黄芩、黄柏清热燥湿，苍术、白术健脾燥湿取效。张晋，刘方，韦云，等. 周文泉运用通幽汤治疗老年便秘经验 [J]. 吉林中医药，2011，31（10）：944–946.

案 4：老年便秘（周文泉医案）

周某，女，83 岁，初诊日期：2010 年 9 月 6 日。主诉：便秘，咳嗽。现病史：腹胀，大便干结，数日一行，咳嗽吐痰，咽痛，汗出较多，醒后汗出明显，无胸闷、气短，有食欲，但因腹胀不舒而进食较少，口干渴，夜寐一般，入睡困难。既往史：咽炎病史，高血压病史，现服降压药控制血压，平素血压正常。舌脉：舌苔薄白腻，舌质暗红，脉细弦。辨证思路：此为心脾两虚，气阴不足之证。方药如下：生地黄 15g，熟地黄 15g，桃仁 12g，当归 12g，升麻 10g，杏仁 12g，炒白术 12g，茯苓 15g，厚朴 12g，大腹皮 12g，川贝母 10g，地骨皮 15g，郁李仁 12g，黄芩 12g，百部 12g，鱼腥草 30g。7 剂，水煎温服。

2010 年 9 月 13 日二诊：无胸闷憋气，咳嗽咯痰减轻，但痰黏不易咯出，血压平稳，腹胀，大便每日一行，但大便干燥，睡眠尚可，汗出，口干，舌质嫩红，舌苔根部黄腻，脉细。辨证为气阴不足。方药如下：生地黄 12g，玄参 12g，麦冬 20g，川贝母 12g，杏仁 12g，桔梗 12g，当归 12g，桃仁 12g，地骨皮 15g，桑白皮 15g，厚朴 12g，枳壳 12g，白芍 15g，鱼腥草 30g。服药 14 剂后症状缓解，此后以通幽汤化裁治疗月余大便正常，无腹胀、咳嗽、咯痰。

原按 本案患者便秘与咳嗽并存，肺与大肠相表里，如《临证指南医案·便闭》载："昔丹溪大小肠气闭于下，每每开提肺窍。《内经》谓肺主一身气化，天气降，斯云雾清，而诸窍皆为通利。"周老师仿此意以通幽汤升清降浊、润肠通便，以川贝、地骨皮、百部、杏仁宣降肺气，"肺苦气上逆，急食苦以泄之"，故以黄芩清泻肺火。患者老年人脾失健运，有食欲而不敢多食，故以炒白术、茯苓、厚朴、大腹皮健脾行气助运，郁李仁润肠通便，鱼腥草清肺化痰止咳。诸药配合通腑气，降肺气，使肺气宣肃，气通则痰湿自走，咳嗽减轻；开肺气以宣通，肠腑通而大便能下。脏腑病并治，上下病皆调。2 诊时患者大便每日 1 次，但干燥结硬，故配以增液汤加强滋阴润肠之力，桔梗代升麻，升提肺气，以止咳，厚朴、枳壳降气和胃，恢复气机升降之枢，气行则水行、气行则血行，故便秘可解，腹胀可消。张晋，刘方，韦云，等.周文泉运用通幽汤治疗老年便秘经验［J］.吉林中医药，2011，31（10）：944-946.

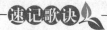

通幽汤中二地俱，桃仁红花归草濡。

升麻升清以降浊，噎塞便秘此方需。

温胞饮 32

【来源】

温胞饮，源于清·傅山《傅青主女科·女科上卷》。

【组成】

白术（土炒）一两　巴戟天（盐水浸）一两　人参三钱　杜仲（炒黑）三钱　菟丝子（酒浸，炒）三钱　山药（炒）三钱　芡实（炒）三钱　肉桂（去粗，研）三钱　附子（制）二分　补骨脂（盐水炒）二钱

【用法】

水煎服。一月而胞胎热。此方之妙，补心而即补肾，温肾而即温心。心肾之气旺，则心肾之火自生。心肾之火生，则胞胎之寒自散。原因胞胎之寒，以至茹而即吐，而今胞胎既热矣，尚有施而不受者乎？若改汤为丸，朝夕吞服，尤能摄精，断不至有伯道无儿之叹也。今之种子者多喜服热药，不知此方特为胞胎寒者设，若胞胎有热则不宜服。审之。

【功效】

温补心肾，健脾暖胞。

【主治】

妇人有下身冰冷，非火不暖，交感之际，阴中绝无温热之气。人以为天分之薄也，谁知是胞胎寒之极乎！夫寒冰之地，不生草木；重阴之渊，不长鱼龙。今胞胎既寒，何能受孕。虽男子鼓勇力战，其精甚热，直射于子宫之内，而寒冰之气相逼，亦不过茹之于暂而不能不吐之于久也。夫犹是人也，此妇之胞胎，何以寒凉至此，岂非天分之薄乎？非也。盖胞胎居于心肾之间，上系于心而下系于

肾。胞胎之寒凉，乃心肾二火之衰微也。故治胞胎者，必须补心肾二火而后可。方用温胞饮。

【方解】

温胞饮于《傅青主女科》中主治下部冰冷不孕之病，而其关键病机即傅青主所言"心肾二火之衰微"。是故本方用巴戟天、杜仲、菟丝子、补骨脂四味药温补肾阳，用肉桂以温补心阳，心肾之阳得温则君相二火升明。心肾之阳既足，则益以辛热通行之附子，使周身十二经皆得温暖无遗。胞宫虽位于下焦，然其供养却源于中焦，故以白术、人参、山药、芡实四味药健脾益气，脾胃健则胞宫斯有源源不断之气血充养。如是阳气足而气血充，胞宫暖而精气摄，又何有冰冷不孕之虞？

【名医心得】

全国老中医药专家学术经验继承工作指导老师蒋健教授用药素来谨守病机，综观脉症，认为处方用药应当符合"方从法出，法从证立"的原则。蒋老将温胞饮的主治归纳为肾阳不足、下焦不摄证，其治法为温肾助阳、固摄下焦，擅长以温胞饮加减治疗小便失禁等疑难杂症。张玉喜. 蒋健教授治疗疑难杂症验案举隅［J］. 中国临床医生，2004（4）：58-60.

全国老中医药专家学术经验继承工作指导老师武权生教授不局限于此方治疗不孕症的窠臼，而是灵活运用此方治疗痛经、月经过少、月经先期等月经诸病。如武老每以温胞饮合用三棱、莪术、地鳖虫、紫石英四药治疗寒凝血瘀型痛经。刘双萍，安蓉芳，张小花，等. 武权生教授运用温胞饮治疗月经病验案3则［J］. 新中医，2015，47（11）：253-254.

山东省名老中医李维芬教授认为，凡妇科疾病辨证属阳虚宫寒者，均可使用温胞饮加减治疗，如不孕症、痛经、妇人腹痛、经行泄泻等疾病施以温胞饮均可取得良好疗效。然李老使用温胞饮时，每根据具体情况灵活加减，如肾虚明显者，酌加续断、桑寄生、覆盆子、枸杞子、鹿角片等；脾虚明显者，酌加黄芪、党参、茯苓、陈皮等；若月经量少，酌加鹿角胶、熟地黄、枸杞子以增养血填精之效；若经血色暗有块，酌加生蒲黄、五灵脂、川芎、当归以活血止痛；若平时小腹隐隐作痛，酌加当归、白芍、炙甘草以养血缓急止痛，又能酸甘化阴，能补阴之不足；若少腹冰凉，经行腹痛症状明显者，可酌加吴茱萸、艾叶、小茴香、乌药、肉桂以加强温经散寒之力；腰痛甚者，酌加桑寄生、狗脊、续断以补肾壮腰。冉雪梦，徐慧军．李维芬用温胞饮治疗妇科病的临床经验［J］．光明中医，2016，31（16）：2333－2335．

【验案精选】

案 1：小便失禁（蒋健医案）

陈某，女，40 岁。2002 年 11 月 26 日首诊。小便频仍，时有失禁将近半年，伴有两下肢浮肿，晨起手足肿胀感，腰酸，畏寒，舌质淡，苔薄白，脉沉细。肾功能正常。处方：淡附子（先煎）12g，肉桂 10g，巴戟天 12g，杜仲 15g，补骨脂 15g，桑螵蛸 30g，益智仁 30g，川续断 15g，金毛狗脊 15g，黄芪 30g，玉米须 30g，半边莲 30g，桑寄生 12g。服药 7 剂，二诊诉两下肢浮肿大为改善，小便失禁有所好转，腰酸依然，继服原方。三诊诉浮肿全消，小便能自我控制，腰酸缓解，上方加菟丝子 15g、仙灵脾 15g、覆盆子 12g、金樱子 12g 以加强药力，巩固疗效。继服 7 剂，病告痊愈。

原按 该案既有小便失禁，又有两下肢浮肿，收敛与通利两难，治疗实为棘手。老师用药素来谨守病机，综观脉症，认为其病机本质为：肾阳不足，下焦虚冷，膀胱气化失司。正如《诸病源候论·小便不禁候》所说："肾虚下焦冷，不能温制其水液，故小便不禁。"《内经》曰："方从法出，法从证立。"因此温肾助阳、固元缩尿，以图标本兼顾，选妇科要方温胞饮化裁。温胞饮出自清初傅山所著《傅青主女科》"种子篇"，用治"下身冰冷不受孕"。方中酌加玉米须、半边莲等利水之剂以通调水道，协调开阖，却不碍于膀胱气化。以此配伍，药证合拍，开阖有度，病愈则不足为奇。张玉喜．蒋健教授治疗疑难杂症验案举隅［J］．中国临床医生，2004（4）：58－60．

案 2：痛经（武权生医案）

张某，女，27 岁。2014 年 7 月 16 日初诊。主诉：经期小腹冷痛 3 年余。病史：末次月经 2014 年 6 月 28 日，患者行经前小腹出现冷痛甚则绞痛，遇寒痛剧，得热稍减，上述症状于经期更加明显，甚则疼痛晕厥。平素怕冷，嗜食生冷之品。诊见：面色青白，舌质暗、苔白润，脉沉紧。中医诊断：痛经（寒凝血瘀证），治宜温经散寒，活血化瘀止痛。选用温胞饮加减。处方：菟丝子 18g，巴戟天、赤芍、盐补骨脂、杜仲、淫羊藿、三棱、炒山药、炒白术各 15g，干姜、当归、川芎、熟地黄、酒萸肉、地鳖虫各 10g，紫石英（先煎）20g，茯苓、党参各 12g，羌活、莪术各 9g，甘草 6g。7 剂，每天 1 剂，水煎分服。嘱患者月经干净后复诊。

二诊（2014-7-30）：此次月经 7 月 26 日，患者诉腹痛已明显减轻、可耐受，行经怕冷症状缓解，但服上药后出现口渴、口干症状。舌质淡暗、苔薄白，脉沉滑。上方加麦冬 12g，继服上方 12 剂。并嘱患者下次月经过后，继服 7 剂以巩固疗效，行经期间勿食冰冷之品，且要注意保暖、补充营养及休息。随访 3 个月，未复发。

原按　痛经以"不通则痛"和"不荣则痛"为基本病机，寒邪凝滞、血瘀阻滞皆可致子宫气血运行不畅。本例患者经期小腹冷痛 3 年余，武教授认为寒凝血瘀乃寒客冲脉，与血相搏而致子宫、冲任气血失畅、瘀阻胞宫与胞脉致"不通则痛"发为痛证。经前、经期气血下注于冲脉，子宫气血更加壅滞，故于经前、经期出现小腹疼痛；寒凝子宫、冲任，遇寒痛剧，得热稍减，面色青白，舌质暗、苔白润，脉沉紧皆为寒凝血瘀之象。故治疗以温经散寒、活血化瘀止痛为治则。方用温胞饮加减，方中菟丝子、巴戟天、盐补骨脂、杜仲、淫羊藿补助肾阳。肾阳为一身之阳的根本，"五脏之阳气，非此不能发"，故肾阳得温则全身脏腑、经络得以温煦；茯苓、甘草、党参、炒山药、炒白术健脾益气；熟地黄、酒萸肉补血滋阴；赤芍、当归、川芎、红花活血通络；干姜、羌活益气温通经脉；三棱、莪术破血行气、活血化瘀，地鳖虫破血逐瘀，紫石英益血暖宫，武教授将此四药作为药对运用，可达较好的止痛效果；全方合用可共达补助肾阳、健脾益气、调和冲任、活血止痛之效。复诊见口渴、口干症状，武教授认为此患者口干、口渴乃阴液不能上乘所致，又遵温经汤中麦冬的用法，给予麦冬以养阴生津而止渴。继后嘱患者行经期间勿食冰冷之品、注意保暖，可以有效地避免寒邪侵袭机体而使其成为经行腹痛的诱因。刘双萍，安蓉芳，张小花，等. 武权生教授运用温胞饮治疗月经病验案 3 则［J］. 新中医，2015，47（11）：253-254.

案 3：月经过少（武权生医案）

杨某，女，38 岁。2014 年 8 月 23 日初诊，患者因"月经量减少 1 年"为主诉就诊。自诉近 1 年经量渐少或点滴而出 2 天即净、色黑，经行小腹疼痛，头晕耳鸣，腰膝酸软，舌紫暗，脉沉细。中医诊断：月经过少（肾虚血瘀证）。用温胞饮加减，处方：巴戟天、杜仲、党参、赤芍、熟地黄、炒白芍、当归各 15g，菟丝子 18g，补骨脂、茯苓、桃仁、川芎各 12g，鸡血藤 30g，红花 10g，陈皮、甘草各 6g。本着"经后勿泄"的原则，嘱患者经后连服 12 剂，每天 1 剂，早晚分服。

二诊（2014-09-24）：患者自诉经量较前明显增多，但行经不畅，有血块，舌质暗，脉沉。故在上方基础上加水蛭6g、牡蛎（先煎）30g。嘱患者每次月经过后，服上述汤药12剂，连服3个月经周期。随访3个月月经量已明显增多。

原按　《傅青主女科》云："经水出诸肾。"指出肾为月经产生的主导，肾气不足，则精不得以化血，经血亏虚直接导致冲任气血衰少，血海满溢不多，故见月经过少，甚或点滴而净。气为血之帅，气虚则鼓动无力，气不得畅，化而为瘀，瘀阻冲任，经水减少、经行涩痛。故治疗以补益肾气、活血化瘀为原则。武教授常选用温胞饮加减，方中盐巴戟天、菟丝子、补骨脂、杜仲补益肾气，强腰壮骨；茯苓、党参、陈皮、甘草、炒白芍、熟地黄健脾养血，先后天共养之；鸡血藤、赤芍、当归养血活血；红花、桃仁、川芎活血化瘀。诸药合用，共奏补肾活血化瘀之功。二诊基于行经不畅，有血块，舌质暗，脉沉，武教授认为久虚必瘀，而上方活血化瘀力不足，故给予水蛭破血消瘀，牡蛎软坚散结共达活血化瘀之功。刘双萍，安蓉芳，张小花，等．武权生教授运用温胞饮治疗月经病验案3则［J］．新中医，2015，47（11）：253-254．

案4：月经先期（武权生医案）

王某，女，15岁。2014年10月25日，因"月经提前3个月余"来诊。末次月经：2014年10月18日。近3个月来患者月经周期16～20天一行，经量正常，色淡红，神疲乏力，食少便溏，小便清长，夜尿多，手足心热，舌光滑无苔，脉沉细弱。中医诊断：月经先期（脾肾阳虚证）。处方：盐巴戟天、补骨脂、杜仲、鹿角霜、熟地黄、当归、党参、淫羊藿各15g，白芍、山茱萸各12g，肉桂（后下）6g，黄芪30g，甘草6g。

二诊（2014-11-15）：患者服上方7剂后，末次月经2014年11月9日。此次月经22日一行，且上述不适症状减轻，但入睡困难，舌尖边红、苔薄白，脉沉细。上方酌加黄芩8g、五味子6g、远志9g，继服12剂，3个月后随访，现月经基本22～25日一行。

原按　历代诸多医家强调月经先期的病因病机皆属气虚或血热所致，《妇人大全良方·调经门》曰"过于阳则前期而来"，《景岳全书·妇人规》云"若脉证无火而经早不及期者，乃其心脾气虚，不能固摄而然"。然武教授认为，此患者年少肾气未充、肾阳不足，素体脾阳虚弱，均致冲任及胞宫失于温煦，冲任不固，疏泄失司，使经血失摄月经先期而至。故以健脾补肾固冲为治则。方中淫羊藿、盐巴戟天、补骨脂、杜仲补肾助阳；《景岳全书》曰"善补阴者必于阴中求阳"，故以鹿角霜、当归、白芍、山茱萸、熟地黄滋阴养血，调和冲任。武教授认为，此患者食少便溏，小便清长，夜尿多，手足心热，乃阴盛于内格阳于外的真寒假热之象，《素问·至真要大论篇》云"诸寒之而热者取之阴"，故予以肉桂以温助肾阳，引火归元，使肾阳得助，才可使手足心热等真寒假热之证得除；黄芪、党参、甘草补益脾气，诸药合用共奏补肾健脾固冲任之功。二诊患者入睡困难，舌尖边红，乃虚热扰心神使心肾不交所致，故给予黄芩清心经虚热，五味子、远志交通心肾，以改善睡眠症状。刘双萍，安蓉芳，张小花，等.武权生教授运用温胞饮治疗月经病验案3则［J］.新中医，2015，47（11）：253-254.

案5：不孕（李维芬医案）

患者郭某，女，37岁。2013年7月初诊。主诉：婚后未避孕而未孕2年。以往无孕产史。已行输卵管造影显示双侧输卵管均通畅，丈夫精液常规检查正常。月经推后，16岁初潮，7天/40～50天，量少色淡暗，经行时小腹隐痛，伴腰酸坠胀，平时怕冷乏力，手足冷，经前自觉下肢冰冷，性欲淡漠，腰膝酸软，带下量多，色白质稀，大便溏薄，时日行2～3次。形体偏瘦，舌质淡暗，边有齿痕，苔薄白，脉沉细尺脉弱。基础体温显示或体温上升爬坡，持续时间短，或双向体温不明显。妇科B超示：子宫大小为4.3cm×3.1cm×2.6cm（偏小）。经行第3天性腺激素示：卵泡刺激素9.26mIU/ml，黄成生成素4.72IU/ml，雌二醇27.56pg/ml，催乳素475IU/ml，睾酮0.54ng/ml，孕酮0.32ng/ml。中医诊断：不孕症，证候诊断：肾阳虚型。西医诊断：原发性不孕。治法：温肾助阳，调冲助孕。处方：温胞饮加减。炒白术30g，巴戟天30g，炒杜仲12g，菟丝子12g，炒山药12g，芡实12g，肉桂（后下）9g，熟附子（先煎）3g，补骨脂12g，党参15g，茯苓15g，黄芪15g，当归12g，白芍12g，鸡血藤15g。14剂，水煎服，日1剂。

二诊：述服药后怕冷症状减轻，手足觉温，腰酸减轻，带下减少，大便成形，日1次，脉象沉缓，经水未行，上方当归加至15g，加熟地黄12g、紫河车12g、鹿角霜15g，继服14剂。

三诊：月经来潮，经量有所增多，色转红，下肢无明显凉感，经行小腹痛减轻，余症均明显好转。

四诊：守方服药2个月后，患者复诊，述月经30余天一行，经量增多，停经50天，自查尿妊娠试验阳性。后足月顺产，母子均健。

原按 《傅青主女科》是李老师推崇的妇科经典之一，其中温胞饮主治下部冰冷的宫寒不孕。中医学认为"肾藏精，主生殖"，《傅青主女科》云"夫妇人受妊，本于肾气之旺也，肾旺是以摄精"。此例患者属肾阳不足，命门火衰，冲任失于温煦，不能摄精成孕，导致多年不孕，并出现怕冷乏力、手足冷、下肢冰冷、腰膝酸软、大便溏薄等一系列脾肾阳虚症候。阳虚气弱，不能生血行血，血海空虚，月经表现为量少色暗淡，冲任胞宫失于濡养，血行迟滞，故出现经行腰酸腹痛；肾阳虚，气化失常，水湿内停，伤及任带，故带下量多。故李老师选用温胞饮加减，方中巴戟天、菟丝子、杜仲、补骨脂温补肾阳益精气，熟附子、肉桂补火助阳以暖宫化阴，引火归元，党参、白术、山药、茯苓、黄芪培土化湿，健脾以资生化之源，芡实、白芍涩精敛阴，当归、鸡血藤养血活血通络，以调经助孕。服药后患者大便实，脾虚症状改善，上方去熟附子，加熟地黄、紫河车、鹿角霜以补肾养精血，紫河车、鹿角霜为血肉有情之品，温肾填精，益气养血，可大补奇经，促胞宫发育。全方温肾暖宫，养精助孕，最终取得了非常满意的疗效。傅氏嘱"水煎服，一月而胞胎热""若改汤为丸，朝夕吞服，尤能摄精，断不至有伯道无儿之叹也"，故李老师强调中药坚持久服是取效之关键。另外李老师对于妇科疾病多采用异病同治的方法，凡临床辨证阳虚宫寒者，多用温胞饮加减，均获良效。冉雪梦，徐慧军．李维芬用温胞饮治疗妇科病的临床经验［J］．光明中医，2016，31（16）：2333-2335．

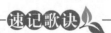

温胞巴戟与杜仲，参术山药芡实增。

菟丝桂附补骨脂，改汤为丸亦见功。

五参丸 33

【来源】

五参丸，源于唐·孙思邈《千金翼方·卷十二》。

【组成】

人参一两　苦参一两半　沙参一两　丹参三分　玄参半两

【用法】

上五味捣筛，炼蜜和为丸。食讫饮服十丸如梧子大，日二，渐加至二十丸。

【功效】

益气养阴，清心降逆。

【主治】

治心虚热不能饮食，食即呕逆，不欲闻人语方。

【方解】

五参丸出自《千金翼方》，主治"心虚热不能饮食，食即呕逆，不欲闻人语"。人参能"补五脏"（《神农本草经》），且补心之力尤著，故本方以其为首。然此证为气阴双亏之证，而非单纯之气虚，故又益以沙参、玄参两味药以增强补阴之功。阴虚则生内热，故藉苦参、丹参之苦寒以清心泄热。《素问·至真要大论篇》认为"诸呕吐酸，暴注下迫，皆属于热"，《素问·六元正纪大论篇》认为"火郁之发，民病呕逆"，皆言火热所致之呕吐也。本方所治之呕吐显然亦为火热引起，故主之以苦参，盖赖其苦寒降逆以"平胃气"（《神农本草经》）。诸药合用，共奏益气养阴、清心降逆之功。

【名医心得】

首批全国老中医药专家学术经验继承工作指导老师石恩权教授以此方作为治疗多种心脏疾病之基础方，按病论治，随症加减，在纠正心律失常及心功能不全方面，有稳定疗效。因本方主治乃气阴两虚之心脏疾患，故石老使用此方时每以太子参易人参，以取其补养气阴之效。石恩骏.五参丸治疗心脏疾病举隅［J］.中医函授通讯，1994（1）：26.

全国名中医黄文政教授每用此方加味治疗心脏诸疾证属心气不足、内有瘀热者，疗效甚佳，使用本方的辨证眼目为心悸、失眠、多梦、舌质暗、苔薄黄、脉数。黄教授认为此方的关键在于苦参之清心热，其常用量为 10 ～ 20g。需说明的是，若病家脾胃虚弱，可于方中佐以砂仁、炮姜之类，以制苦参苦寒之性。瞿波，王耀光，黄文政.黄文政教授辨治心悸的经验［J］.吉林中医药，2010，30（10）：836-837.

李丰云主任认为五参丸的作用为益气养阴、安神除烦，临证中习惯在《千金翼方》五参丸的基础上增加干姜、秦艽两味药，并以本方治疗皮肤瘙痒症、心房颤动、风湿性关节炎等疾病，疗效满意。李丰云.五参丸新用［J］.四川中医，2007（4）：108-109.

【验案精选】

案1：冠心病（石恩权医案）

马姓，男，56 岁。1992 年 5 月 3 日初诊。患者有数年冠心病史。近因感冒风热之邪，频繁发作心前区憋闷疼痛，牵掣背部，向左腋下放射，谓其腋下如有硬物卡住，难言其不适之状。心动悸不安而烦热，头晕痛而气短，出冷汗，咳嗽黄稠痰，下肢轻度浮肿。口唇紫暗，心律不齐，心率113 次/分，两肺有细湿啰音。舌暗红苔薄黄，脉结代细滑。心电图示：冠状动脉供血不足、左心室劳损、频繁房性早搏，呈现三联律。诊断冠心病（房性早搏），证属气阴不足、痰热瘀阻。治宜调心脉、益心气、清化痰热。处方：太子参 15g，北沙参 15g，苦参 10g，丹参 12g，玄参 12g，黄连 3g，竹茹 10g，鱼腥草 18g，生甘草 9g。服 3 剂后，胸掣痛、心动悸缓解，咳也减轻，心中平稳。冷汗多，气短明显，睡眠不稳，加西洋参 9g，炒枣仁 15g。5 剂药后，冷汗明显减少，心悸胸痛大为缓解、咳痰亦少。去鱼腥草，服 10 余剂，一般情况好，能做普通家务劳动，脉偶有结代。心电图示慢性冠以病供血不足。

原按 痰热阻于上焦，营卫之气失调，阳气不能宣散，宗气阻于胸中，以致胸痹痛而走窜，脉结代而唇紫。五参丸加黄连、甘草益养心脏之气阴，和营复脉；鱼腥草、竹茹清化痰热。石恩骏.五参丸治疗心脏疾病举隅［J］.中医函授通讯，1994（1）：26.

案2：风湿性心脏病（石恩权医案）

陈姓，女，23岁。1991年7月26日初诊。风湿性心脏病史3年有余。两月前因感寒邪，复受惊恐，病情加重，有心力衰竭表现。经用青霉素、强心苷、利尿剂常规治疗，又服用真武汤、炙甘草汤，病情未能控制，心力衰竭日渐严重，咳嗽气喘，心悸不宁，全身浮肿，不能平卧，烦而渴，小便黄少，大便滞而腹胀。肝肿大，二尖瓣听诊区可闻粗糙双重杂音，心音强弱不等，心律不齐。舌质暗而胖，苔黄腻，脉结代。诊断风湿性心脏病（二尖瓣狭窄并关闭不全，心力衰竭，房颤），证属气阴俱损、心脉瘀阻，暑湿内蕴。治宜调心脉、益心气、祛暑利湿。药用：太子参12g，北沙参12g，苦参12g，丹参10g，玄参9g，连翘10g，青蒿15g，熟大黄6g，藿香6g，土茯苓15g，白茅根30g，杏仁9g。服药2剂后，烦热稍敛，小便增多，大便较畅，腹胀亦缓。熟大黄减为3g，5剂后，心中略稳，水肿渐退，呼吸渐平，腻苔已退，脉稍平。暑湿已去，心气渐复。五参丸加赤小豆、银花藤、薏苡仁、桑枝、土茯苓、甘草，略有加减，服20余剂，水肿完全消退，心力衰竭及房颤得以控制，能进行散步等活动。

原按 暑湿内蕴上焦，入于营分，内舍于心。心为君主之官，其受微邪，即为大害，以致危殆之症，服温燥之剂如真武类，邪益牢固，病情愈重。五参丸固护心脏已衰之正气，连翘、青蒿、滑石、大黄、茅根等药疏利三焦暑湿，浊邪去而正气渐复。石恩骏.五参丸治疗心脏疾病举隅［J］.中医函授通讯，1994（1）：26.

案3：病毒性心肌炎（石恩权医案）

吴姓，女，19岁。1991年3月19日初诊。天气骤变，感冒两月未愈。始则咳嗽畏寒，流清涕而头痛，渐感心悸气急，疲惫异常，行数十步也觉体力不支，全身浮肿，四肢沉重麻木，心中恐惧不能自主，情绪不安稳。体检见全心扩大，心尖区第一心音低弱，奔马律，频发早搏。舌胖紫有齿痕，苔白，脉沉弱结代而数。诊断病毒性心肌炎（心功能不全、早搏），证属气阴俱弱、心阳不振。治宜益气和营，温阳利水。药用：太子参15g，北沙参15g，丹参10g，苦参10g，玄参10g，制附子9g，土茯苓30g，桂枝4g，炙甘草12g。服药3剂，小便量稍增，精神略振，气急稍缓。觉胸胁闷，心前隐痛，疑有气滞，加柴胡 12g、郁金 10g。服 6 剂后病情趋稳定，浮肿渐退，可做轻微活动。去柴胡，减附子为 6g。前后 40 余剂，据证稍作加减，心悸、气急等症状消失。

原按 一般而论，病毒性心肌炎，乃温热邪毒，内舍于心，虽无高热斑疹，邪气已深入营血，当用清热解毒凉血药。此例邪毒之盛，气阴俱损，阳气衰微，寒水上乘，以致心悸不宁诸症。五参丸益养气阴，且能变更附子之毒性，桂枝之燥性，发挥其振奋心阳之特长，大量土茯苓利水解毒，配方适当，病情渐缓。石恩骏. 五参丸治疗心脏疾病举隅［J］. 中医函授通讯，1994（1）：26.

案 4：心悸（黄文政医案）

刘某，男，62 岁。2009 年 12 月 14 日初诊。主诉：心悸半月。病史：患者因慢性肾炎治疗效果不佳于 2005 年 6 月来天津中医药大学第一附属医院门诊采取中药治疗，经治病情稳定。半月前出现心悸、少寐，遂来复诊。症见心悸，少寐，血压 150/90mmHg，舌质暗苔薄黄，脉滑数。诊为心悸，证属心气不足、内有瘀热。治宜补养心气，化瘀清热。方选五参丸加味。处方：太子参 20g，沙参 15g，玄参 15g，苦参 15g，丹参 30g，茯苓 10g，远志 10g，酸枣仁 15g，炙甘草 10g，夜交藤 30g，砂仁 6g。本方加减共服 20 余剂，悸止寐安。

原按 本案关键在于舌脉，其舌质暗苔薄黄，脉滑数，乃内有瘀热之象，故选取五参丸加味治疗。五参丸出自《千金翼方》，由丹参、玄参、沙参、人参、苦参组成，原方"主治心虚热不能饮食，食即呕逆，不欲闻人语"。黄文政教授每用此方加味治疗心脏诸疾证属心气不足，内有瘀热者，疗效甚佳。此方关键在于苦参，用其清心热，常用量为 10～20g。需说明的是，若病家脾胃虚弱，可于方中佐以砂仁、炮姜之类，以制苦参苦寒之性。瞿波，王耀光，黄文政. 黄文政教授辨治心悸的经验［J］. 吉林中医药，2010，30（10）：836-837.

案 5：皮肤瘙痒症（李丰云医案）

王某，男，78 岁。2005 年 11 月 7 日初诊。皮肤瘙痒 3 年。患者于 3 年前感冒后出现周身皮肤瘙痒，某医院予以地塞米松、10% 葡萄糖酸钙静脉滴注治疗 5 天后皮肤瘙痒一度减轻，但此后周身瘙痒反复发作，长年不愈，尤其在每年春天易复发，发作时瘙痒难忍，影响睡眠。曾先后服用扑尔敏、甘草甜素片治疗，但效果不佳。刻诊：面容疲倦，五心烦热，周身瘙痒，痒无定处，口干乏力，夜眠不安，舌红苔薄黄，脉弦细。检查：胸背四肢皮肤见多处抓痕，胸部皮肤状如牛颈。

西医诊断：皮肤瘙痒症。中医诊断：痒风。证属气阴两虚、风盛作痒。治宜补气养阴，祛风止痒。方用五参丸加味：玄参15g，丹参20g，苦参15g，沙参10g，人参10g，当归15g，干姜3g，秦艽10g，乌梅30g，生甘草6g。每天1剂，水煎服。连服6剂后瘙痒减轻，睡眠安稳，余症亦好转。继续以上方治疗月余，诸症悉除。随访半年未复发。

原按 皮肤瘙痒症属中医学"痒风""风瘙痒"范畴。本病病因复杂，病机变化多端，其外因多与风邪有关，内因多与气血虚弱、阴津不足有关。本例患者年高体弱，气阴两虚，肌肤腠理不密，外受风邪，郁而化热，浸淫皮肤而作痒，春季风木当令，故易多发。方选秦艽、苦参清热祛风，除烦止痒；丹参、当归补血安神；人参、沙参、玄参益气养阴，扶正驱邪；乌梅、甘草酸甘化阴，脱敏止痒；少佐干姜以制苦参之寒凉。诸药合用，切中病机，故获痊愈。李丰云.五参丸新用[J].四川中医，2007（4）：108-109.

案6：心房颤动（李丰云医案）

李某，男，66岁。2004年10月8日初诊。心悸气短1周。患者有风湿性心脏病病史3年，平素易感冒，此次因劳累而诱发。刻诊：心悸怔忡，胸闷气短，心烦不寐，五心烦热，双颧潮红，食少乏力，舌质淡苔光剥，舌质有瘀斑，脉结代。检查：心音强弱不等心律绝对不齐，二尖瓣听诊区可闻及Ⅱ级收缩期吹风样杂音。心电图示：心房纤颤（心室率106次/分），电轴不偏。西医诊断：风湿性心脏病，心房颤动。中医诊断：心悸，证属气阴两虚、瘀血内阻。治宜补气养阴、活血复脉。方用五参丸加减：玄参10g，沙参10g，人参15g，苦参20g，丹参20g，甘松10g，三七粉3g（冲服），秦艽10g，干姜6g，炙甘草20g。1日1剂，水煎服。连服5剂后，心悸气短消失，其余病症亦有好转。效不更方，继续以上方服用5剂，诸症悉除，复查心电图恢复正常。

原按 心房颤动，隶属中医学"心悸"范畴，其病位在心，以虚证、虚实夹杂多见。本列患者素患心疾，且临床表现符合气阴两虚、心脉瘀阻表现，故用五参丸加减有效。方用丹参、三七、甘松理气化瘀，开郁醒脾，其中甘松有镇静、催眠、对抗心律失常作用；人参、干姜、炙甘草益气扶正、温通心阳；玄参、沙参养阴除烦；秦艽祛风除湿抗炎，以对抗原发病；苦参清心复脉，现已证实该药有"奎尼丁"样效应，可对抗心律失常。诸药共用，具有益气养阴、活血复脉之效，故房颤得愈。李丰云.五参丸新用[J].四川中医，2007（4）：108-109.

案7：风湿性关节炎（李丰云医案）

宋某，女，49岁。于2005年6月8日初诊。双膝关节红肿热痛两周。患者于1年前因冒雨行走，患风湿性关节炎，每遇阴雨天关节疼痛加重，经服阿司匹林、大活络丹后病情好转。两周前又患"扁桃体炎"，经口服阿莫西林后痊愈，但出现周身关节游走性疼痛，双膝关节红肿热痛，行走困难。刻诊：周身关节疼痛，尤以膝关节为甚，双膝红肿，扪之发热，屈伸不利，伴恶风发热，自汗短气，咽干舌燥，舌红苔白，脉弦数。检查：血沉42mm/h，抗"O">800U，C反应蛋白（＋）。西医诊断：风湿性关节炎。中医诊断：痹证。证属气阴不足、风湿热邪痹阻经脉。治宜益气养阴，清热除痹。方选五参丸加减：苦参15g，丹参20g，人参10g，沙参10g，玄参10g，干姜6g，秦艽15g，防己15g，鸡血藤20g，知母15g，天花粉10g，制川乌10g（先煎2小时），炙甘草6g。每天1剂，水煎服。连服20剂后，双膝关节红肿热痛消失，行走如常，恶风发热、自汗短气症状消失，仅感膝关节酸困不适及轻微口干乏力。后原方减去制川乌，为末，每次服9g，每天3次，治疗月余，诸症消失，随访半年未复发。

原按 风湿性关节炎，隶属中医学"痹证"范畴，临床上以寒痹多见，但本例患者，初患风寒湿痹，后因病程迁延，风寒湿邪郁而化热，耗伤气阴，复感风热之邪，窜入经络，舍于关节而发为热痹。方中秦艽、防己、苦参清热祛风除痹；制川乌、干姜温阳散寒止痛；人参、炙甘草益气扶正驱邪；玄参、沙参、知母、天花粉清热生津养阴；丹参、鸡血藤活血养血、通经活络，寓"治风先治血，血行风自灭"之意。全方补泻相参，寒热并用，使虚得补而实得泻，故疗效显著。

李丰云.五参丸新用［J］.四川中医，2007（4）：108-109。

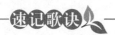

五参人苦沙丹玄，养心除热五般全。

益气滋阴进饮食，餐后十九至廿九。

下气汤 34

【来源】

下气汤，源于清·黄元御《四圣心源·卷四》。

【组成】

甘草二钱　半夏三钱　五味子一钱　茯苓三钱　杏仁（泡，去皮尖）三钱　贝母（去心）二钱　芍药三钱　橘皮二钱

【用法】

煎大半杯，温服。

【功效】

调气降逆。

【主治】

肺气不降，胸膈右肋痞塞。

【方解】

本方所治乃"肺气不降"之证，故首以杏仁、贝母、茯苓肃降肺气。肺为金而主治节，其味酸，其性敛，故加五味子以恢复肺金正常之用，肺金敛则其气自降。黄元御先生曰"胃降则心肺亦降"，故欲降肺者不可仅知治肺，更应通降胃气以达降肺之功，故加半夏、陈皮两味通胃以降肺。然"肝生于左，肺藏于右"，肺气之不降亦与肝气之过升相关，故增芍药以平肝降逆，肝气不逆则肺气易降。甘草则调和治肺、治胃、治肝诸药，使全方浑然天成，共奏调气降逆之功。

【名医心得】

黄元御第五代传人麻瑞亭老先生将本方去敛肺止咳之五味子、贝母，加润血疏肝之何首乌、丹皮，理气化痰之橘红，化裁为验方"下气汤"，变功专清降肺胃之方为既能右降肺胃又能左升肝脾的升清降浊之剂。麻老一生，以此作为主方，据脉症灵活加减，用治绝大部分内伤杂病、疑难重症，疗效卓著。孙洽熙.麻瑞亭治验集［M］.北京：中国中医药出版社，2011：20.

首届全国名中医毛德西教授认为下气汤是和胃方、祛湿方、降逆方、理气方，形成中气斡旋失常之因，不外乎阳虚、土湿、水寒。毛老在治疗脾胃病时，认为土湿占有重要地位，临床运用下气汤时特别注意舌象，无论白苔、腻苔还是黄腻苔，只要舌苔腻就可运用下气汤，若非腻苔就应慎重运用。荣金霞，乔明月，禄保平.毛德西教授运用下气汤治疗脾胃疾病经验［J］.中医研究，2019，32（8）：28–31.

全国老中医药专家学术经验继承工作指导老师李鲜教授认为内科病证原因颇多，然其机制总不外乎气机升降失调，脏腑功能紊乱，运动不圆。古人云："人之气道，贵乎清顺。"下气汤则重在调整脏腑气机，使气机恢复如常，运动和圆。李鲜教授据证灵活运用下气汤，调整气机升降，可取气和血顺之效，用以治疗内科病证，既稳当又疗效满意。林雪娇，张欣，王姝瑞，等.李鲜教授运用下气汤的经验总结［J］.中国中医药现代远程教育，2017，15（13）：61–62.

于睿教授认为内科诸症无外乎气机升降失常，脏腑功能失调，而下气汤调理气机之功效颇佳。下气汤虽组方并不复杂，然于教授加减得当、进退有度，以之调畅气机之逆乱，恢复圆运动之清顺，常屡见奇效，故每用下气汤治疗内科诸症，疗效可观。矫沐其，于睿.于睿教授应用调畅气机之法治疗不寐临证撷英［J］.内蒙古中医药，2019，38（4）：33–35.

【验案精选】

案 1：肾结石（麻瑞亭医案）

陈某，女，44岁，教师。1981年3月24日以腰痛难忍、尿不利之主诉，来我院门诊，求治于麻老。诉3月7日凌晨3时许，左侧腰部及下腹部剧痛，伴呕吐，尿不利。赴本市某医院急诊，疑系左侧输尿管结石所致。经解痉、止痛、镇静等治疗好转。半个月来，腰痛仍频繁发作，痛甚则大汗淋漓，溺时利时淋，色深黄。伴呕吐纳差，乏困无力。3月10日X线腹部平片示：左肾结石，右肾疑有小结石。3 月 13 日复查同前。3 月 11 日做同位素肾图提示：左肾图示尿路梗阻，右肾图正常。3 月 16 日肾图提示：与 11 日肾图比较，左肾图无明显变化，右肾排泄差。查：左下腹部压痛明显，左肾区叩击痛。舌苔满白腻，脉细濡、稍紧动、关寸大。辨证：脾湿肝郁，气滞血瘀，膀胱热涩。治以健脾疏肝、理气化瘀、消石通淋。方选下气汤去甘草、首乌，加泽泻、熟地黄各 9g，炒杜仲、炒蒲黄、海金沙各 12g，泽兰叶、金钱草各 30g，杨桃汁 60g（分 2 次另服）。3 剂，水煎温服。

药服 1 剂，腰痛减轻，淋漓亦减，呕吐止，纳食增。3 剂尽，溺出直径为 0.7cm×0.5cm 及 0.5cm×0.5cm 结石两枚。腰痛顿减，溺畅色淡。查：苔薄腻，脉细濡、关寸略大。上方加草豆蔻 6g，3 剂，以善后。药尽诸症悉除。随访至今，未犯病。孙冶熙，徐淑凤，肖芳琴.麻瑞亭老中医运用下气汤的经验 [J].陕西中医，1987（6）：4-6.

案 2：水肿（麻瑞亭医案）

辛某，男，29 岁。1991 年 3 月 17 日初诊。感冒发热、咽痛 2 周。经用抗生素和退热剂，热退，但出现颜面、下肢浮肿，咳嗽少痰，舌红、苔白腻，脉数关寸大。体检血压 90/64mmHg，咽充血，扁桃体 II 度肿大，心肺无异常，下肢压陷肿胀（++）。尿检：蛋白（++），白细胞（++），红细胞（++）。西医诊断："急性肾炎"。病属外感风邪，肺失宣降，风遏水阻，水道不利，郁于肌肤，法从健脾利湿，清肺降逆，发汗利尿，方用下气汤加减。处方：炒杏仁、法半夏各 9g，炒杭芍 12g，猪苓 12g，泽泻、丹皮、桔梗、青浮萍各 9g，白茅根 15g，泽兰、石韦各 30g，冬葵子、炒蒲黄各 12g。水煎服。服药 5 剂，浮肿退，咽痛减轻。尿检：蛋白（±）。守原方服 10 剂，诸症俱瘥，查尿蛋白消失。

原按 经云："伤于风者，上先受之。"外感风邪，上犯肺卫，清浊不分，热郁肌肤而发热，客于咽喉而肿痛，西药虽退热迅速，但风热郁闭，气道壅塞，肺气宣降失调，客于玄府，行于皮里，故发水肿。方以猪苓、泽泻健脾利湿；杭芍、丹皮疏肝行瘀；桔梗、炒杏仁、法半夏清肺降逆；青浮萍解表散湿；泽兰、蒲黄化瘀消胀利尿；白茅根、石韦、冬葵子清肺止血，利尿消肿。故水道通调，则上闸开启，清窍通利，精气自升，蛋白自消，水肿自退。徐淑凤，李兰，张西相.麻瑞亭老中医运用下气汤治疗肾脏病经验 [J].陕西中医，1997（4）：169-170.

案 3：胃痞（毛德西医案）

患者，男，51 岁。

初诊（2017-01-23）：主诉间断胃脘部痞满 1 年余。患者 1 年前无明显诱因后出现胃脘部痞满，饭后加重，伴有呃逆，纳差，眠可，二便调；舌质淡，苔薄白，脉弦细。胃镜检查结果示：①胃黏膜慢性炎症伴糜烂；②慢性食管炎、胃溃疡；③胆囊炎。西医诊断：①胃溃疡；②慢性胃炎伴糜烂；③慢性食管炎。中医诊断：胃痞，证属肝郁脾虚。治宜疏肝降气、健脾除满，给予半夏泻心汤加减。处方：清半夏 10g，萸黄连 6g，干姜 8g，黄芩 6g，党参 10g，生甘草 10g，刀豆子 10g，炒莱菔子 10g，厚朴花 10g，代代花 10g，佛手花 10g，鸡内金 15g。14 剂，水煎服，1 天 1 剂，早晚温服。

二诊（2017-02-06）：自诉胃痞满缓解不明显，余症同前，二便调，舌质淡，苔薄白，脉弦细。继续守上方 14 剂。

三诊（2017-02-20）：服药后症状略有缓解，大便偏干，小便正常，舌质淡，苔白腻，脉弦。改为下气汤去五味子加减。处方：炙甘草 6g，清半夏 10g，五味子 5g，茯苓 15g，炒杏仁 10g，浙贝母 10g，炒白芍 10g，陈皮 8g，藿香 10g，佩兰 10g，砂仁（后下）10g，佛手花 10g，柴胡 8g，炒川楝子 10g。14 剂。五味子其味酸，可加重消化症状，如患者出现反酸、大便偏干等症状。

四诊（2017-03-06）：服药后痞满及余症较前明显好转。舌苔薄白而腻，脉弦细。继续给予下气汤加减。处方：炙甘草 6g，清半夏 10g，五味子 5g，茯苓 15g，炒杏仁 10g，浙贝母 10g，炒白芍 10g，陈皮 8g，藿香 10g，佩兰 10g，砂仁（后下）10g，厚朴花 10g。14 剂。

五诊（2017-04-19）：胃痞满、呃逆消失，纳可，舌苔黄腻，脉弦细。给予下气汤加减，处方：炙甘草 6g，清半夏 10g，五味子 5g，茯苓 15g，炒杏仁 10g，浙贝母 10g，炒白芍 10g，陈皮 8g，藿香 10g，佩兰 10g，砂仁（后下）10g，生地黄 20g，黄连 8g。14 剂。荣金霞，乔明月，禄保平.毛德西教授运用下气汤治疗脾胃疾病经验［J］.中医研究，2019，32（8）：28-31।

案 4：呃逆（毛德西医案）

患者，女，52 岁。

初诊（2017-08-07）：主诉自觉胃中有气体上冲 8 个月余。患者 8 个月前无明显诱因出现气体上冲伴有咽干、口苦，舌质淡，苔白腻，脉弦。2015 年 3 月 3 日胃镜检查示：①慢性食管炎；②胃底隆起（考虑间质瘤），胃底隆起结扎术后；③胃窦隆起；④糜烂性胃炎。西医诊断：①糜烂性胃炎；②慢性食管炎。中医诊断：呃逆，证属肝郁湿浊兼阴虚。给予下气汤加减。处方：陈皮 8g，清半夏 10g，炒杏仁 10g，五味子 5g，炒白芍 10g，茯苓 10g，生甘草 10g，浙贝母 10g，藿香 10g，佩兰 10g，砂仁（后下）10g，萸黄连 6g，石斛 10g。14 剂，水煎服，1 天 1 剂，早晚温服。

二诊（2017-08-21）：患者自诉发作的频率较前减少，仍有咽干、口苦，舌质淡，苔白腻，脉弦。继续守上方 14 剂。同时给予胃复春片口服，4 片/次，3 次/天。

三诊（2017-09-24）：自诉症状较前减轻，感觉似饥非饥，似饿非饿，咽干，舌质淡，苔黄腻，脉弦。给予下气汤和藿朴夏苓汤加减。处方：陈皮 8g，清半夏 10g，炒杏仁 10g，五味子 5g，炒白芍 10g，茯苓 10g，生甘草 10g，浙贝母 10g，藿香 10g，姜厚朴 10g，茯苓 10g，刀豆 10g，萸黄连 10g，牛蒡子 10g。14 剂。

四诊（2017-10-11）：患者自诉上述症状基本缓解，为调理他病而诊。荣金霞，乔明月，禄保平．毛德西教授运用下气汤治疗脾胃疾病经验[J]．中医研究，2019，32（8）：28-31．

案 5：慢性胃炎（李鲜医案）

张某某，女，38 岁。

初诊（2016-08-06）：主诉间断性胃胀 3 年。曾在多家医院求治，疗效时好时坏。刻诊见：胃胀、按之不痛，伴反酸、烧心，腹胀，时有嗳气，口干，纳少，夜眠不安，二便尚可，形体困倦。舌质淡暗，苔薄微黄；脉弦。中医诊断：痞满；证型：气郁化热。西医诊断：慢性胃炎。治宜理气和胃、清热化郁，方用下气汤加减。方药如下：茯苓 30g，清半夏 9g，陈皮 12g，蔻仁 15g，浙贝母 15g，白芍 20g，甘草 10g，煅瓦楞 15g，海螵蛸 10g，旋覆花 20g，丝瓜络 20g，茯神 20g，当归 15g，莲子心 9g，鸡内金 25g。7 剂，日 1 剂，水煎服，早晚温服。嘱饮食清淡，忌食过酸、过甜、辛辣、油腻等刺激性食物。

二诊（2016-08-13）：患者诉胃胀明显缓解，纳食增加，反酸、烧心较前缓解，但仍有腹胀，守上方加厚朴 15g 以理气消痞，续服。后随症加减，一月而病愈。

原按 《素问病机气宜保命集》："脾不能行气于肺胃，结而不散，则为痞。"本案患者脾胃运化失常，清阳不升，浊阴不降，中焦气机阻滞，升降失司出现胃痞。下气汤具有清降肺胃、调和上下之功，如此则浊阴降而清阳升，脏腑紊乱之气机，因而复其升降之常。故治宜下气汤疏理气机，辅以煅瓦楞、海螵蛸制酸和胃，旋覆花、丝瓜络理气通络，当归补血养血，茯神、莲子心养心安神，莲子心又可清热，如此则病愈。林雪娇，张欣，王姝瑞，等.李鲜教授运用下气汤的经验总结［J］.中国中医药现代远程教育，2017，15（13）：61-62.

案6：不寐（于睿医案）

曹某，女，45岁，首诊于2017年9月28日。入睡困难20余年，加重2个月。睡后易醒，多梦，甚则彻夜不眠，纳差，善太息，偶有咳嗽，颈项僵痛，大便溏薄，小便色黄，舌边尖红，边有齿痕，左脉沉弦，右脉弦滑。陈皮10g；半夏10g，茯苓20g，杏仁10g，葛根15g，桂枝10g，党参10g，白术10g，干姜5g，龙骨30g，牡蛎30g，甘草6g，通草10g，淡竹叶10g，黄连3g，丹皮10g。10剂，水煎服。

复诊：药后症减，入睡困难，多梦，夜寐不安，睡后易醒，醒后难以入睡，颈项僵痛，善太息，纳叫，二便正常，舌淡红，苔薄黄，右关脉弦。陈皮12g，半夏15g，茯苓12g，杏仁12g，葛根12g，桂枝12g，党参12g，白术12g，干姜6g，龙骨20g，牡蛎60g，远志20g，益智仁20g，柴胡16g，黄芩6g，白芍12g，大枣6g。5剂，水煎服。

原按 该患以"入睡困难20余年，加重2个月"为主诉，诊断为不寐，证属土虚火盛、气机不畅。《素问·至真要大论篇》曰："诸躁狂越，皆属于火。"火为阳邪，其性炎上，故火热阳邪常可上炎扰乱神明，心火亢盛，扰动心神，神不守舍，故见入睡困难，夜间易醒；"心为神所居"，心火上炎扰神，神不得安，故见多梦；"舌为心之苗"，心火亢盛，故见舌边尖红、小便色黄；脾虚，运化功能失司，故见纳差；气机升降失调，故见善太息、咳嗽；气机不畅，经疏不利，津液输布不畅，经脉失于濡养，故见颈项僵痛。《四圣心源·劳伤解》认为肺胃气逆后，易出现上热下寒。黄元御认为脾升，化为阳，胃降，化为阴。脾升胃降为人体阴阳升降之枢纽。胃气不降，一则心火不能化生肺气，肺气虚衰则气机运行乏力，则见气机郁滞不行；二则胃土逆升，浊气填塞，肺无下降之路则气机下之无门，亦至气机壅塞不通。因心火不降，心火不根肾水，是故气滞必见上热下寒之证。故心火亢盛，脾阳虚衰均以气机升降失司为本，治宜"气滞之证，其上宜凉，其下宜暖……清肺热而降胃逆"。另外，黄元御提出不可用寒凉药物清热，以防损伤胃阳。

方以下气汤加理中丸加减，下气汤全方重在调中降胃，又兼顾于清金肃肺，唯其肺胃同降，滞气之证随降而旋消。黄元御《四圣心源·劳伤解》曰："中气衰则升降窒……气病则痞塞而不宣。四维之病，悉因于中气。"以理中丸固护脾阳，固中气之轴，助四维之轮，使轮轴复行而气机得畅。然该患舌边尖红，且小便色黄，心火上炎之症愈重，去五味子，以防闭门留寇；大便溏薄，且舌边有齿痕，故去川贝母、白芍以防伤脾阳。《伤寒论》有云："太阳病，项背强几几，反汗出恶风者，桂枝加葛根汤主之。"故加桂枝、葛根，以调和营卫、疏经通络；加龙骨牡蛎以重镇安神；加通草以通利关窍，《神农本草经》载"通草，味辛平……通利九窍……"；加淡竹叶、黄柏以清心降火。

复诊药后症减，上热下寒之症缓解，续予下气汤加理中丸加减。因心火上炎之证基本消失，去通草、淡竹叶、黄连、丹皮；加白芍，一者清润上焦郁火；二者配合桂枝、葛根调和营卫、疏通经络、缓解项背僵紧疼痛之症；三者与桂枝、大枣配伍成桂枝汤，调和营卫、调畅气机；加远志以安神定志；益智仁与理中丸同用共温脾阳；加柴胡、黄芩调畅气机。续服5剂，后该患未来复诊，电话随诊，5剂后症状基本消失。矫沐其，于睿.于睿教授应用调畅气机之法治疗不寐临证撷英［J］.内蒙古中医药，2019，38（4）：33-35.

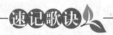

速记歌诀

下气二陈杏贝五，更加芍药一起煮。

滞在胸膈右肋者，清降肺胃可温服。

去掉五味与贝母，首乌丹皮将肝疏。

随证灵活去加减，内伤杂病多可除。

泻青丸 35

【来源】

泻青丸，源于宋·钱乙《小儿药证直诀·卷下》。

【组成】

当归（去芦头，切、焙、秤） 龙胆（焙，秤） 川芎 山栀子仁 川大黄（湿纸裹，煨） 羌活 防风（去芦头，切、焙、秤）

【用法】

上件等份为末，炼蜜和丸，鸡头大，每服半丸至一丸，煎竹叶汤同沙糖温水化下。

【功效】

清肝泻火，养血散风。

【主治】

治肝热搐搦，脉洪实。

【方解】

龙胆草入肝经清肝泻火，栀子、大黄可从二便泻火，三者合用可治火之标；川芎辛能散肝，合羌活、防风外散肝风，亦能散风开郁闭，可治火之本；当归、川芎入血脉而能行滞，且当归濡润，又能顾护肝阴。诸药合用，共奏清肝泻火、养血散风之效，正如汪昂《医方集解·泻火之剂》云："一泻、一散、一补，同为平肝之剂，故曰泻青。"

【名医心得】

全国老中医药专家学术经验继承工作指导老师李新民医师擅长运用泻青丸治疗霰粒肿、眨眼症、Lennox-Gastaut综合征。李师遵钱乙之旨，结合小儿"脏腑娇嫩，形气未充，易虚易实，易寒易热""肝常有余""易虚易实"的生理病理特点，以及肝脏性喜条达、体阴用阳、内寄相火、极易变动、易郁易热、化火生风的特性，临证运用泻青丸化裁，以达甘温质润养肝体、辛散条达疏肝气、苦寒沉降清肝火之目的。李师将此方化裁后运用于霰粒肿、眨眼症、癫痫等多种儿科疾病，体现了其谨守病机、异病同治之中医辨治思路。王子瑜，王慧哲，王旭，等. 李新民运用泻青丸治疗小儿杂病验案3则［J］. 江苏中医药，2022，54（9）：51-53.

四川省名中医刘渊教授擅长运用本方治疗目赤肿痛。泻青丸于《小儿药证直诀》中主治"肝热搐搦，脉洪实"，后世多遵从用于小儿急惊、热盛抽搐等，而其治疗目赤肿痛的功效则不受重视。刘渊教授发现本方治疗目赤效果远胜于常用方剂，其适应证是感受风邪或风寒后气机闭郁不通、郁滞化热，临床表现为眼睛局部络脉扩张充血、眵少、涩痛不明显、苔薄白。刘渊. 泻青丸加味治疗目赤一得［C］. 中华中医药学会. 中华中医药学会名医学术思想研究分会年会论文集，2013：2.

【验案精选】

案1：霰粒肿（李新民医案）

唐某，女，2岁。

初诊（2021-08-10）：主诉右眼下睑肿物15天。患儿15天前右眼下睑出现肿物，于外院诊断为霰粒肿，外用红霉素眼膏后症状无明显缓解，遂来李师处就诊。刻诊：右眼下睑肿物，无明显痛痒，眼睑沉重不适，喜哭闹，夜寐不安，纳可，大便干结成球，日一行，舌红苔薄黄，指纹紫滞。查体：右眼下睑可见一处肿物，大小如绿豆，色红，表皮完整光滑，触之较硬，无脓性分泌物。西医诊断：霰粒肿；中医诊断：胞生痰核（肝经郁火证）。治以清肝泻火，宣散郁火。方选泻青丸加味。处方：龙胆草10g，炒栀子6g，大黄3g（后下），羌活6g，防风6g，川芎6g，当归6g，生甘草6g。4剂。每日1剂，水煎，分3次服。

二诊（2021-08-14）：患儿右眼下睑红肿减轻，情绪平稳，睡眠转好，大便仍干，2日一行，舌红苔薄黄，指纹色紫。予初诊方加焦神曲6g，14剂。

三诊（2021-08-28）：患儿右眼下睑红肿不显，大便偏干，日一行，舌淡红苔薄黄，指纹淡紫隐隐。继予二诊方 7 剂以巩固疗效。

3 个月后随访，患儿症状消失，未再复发。

原按 霰粒肿也称睑板腺囊肿，是睑板腺特发性慢性非化脓性炎症，常见于儿童，表现为睑板上无压痛的核型硬结。本病可归属于中医学"胞生痰核"范畴，如《审视瑶函·脾生痰核症》所载"凡是脾生痰核，痰火结滞所成。皮外觉肿如豆，脾内坚实有形……此火土之燥"，胞睑痰核的形成责之于痰火阻塞经络，隐于胞睑，病因无外乎痰凝和郁火。痰凝缘于脾胃运化失司，郁火则与脾胃积热、肝气失疏皆可相关。本案患儿发病责之肝气大旺化火，循经上犯，冲发于目，风冷乘之，气机郁闭故而火郁不散，局部络脉充血扩张，变生肿疡。患儿素体脾虚，加之肝气疏泄不畅，气机受阻，进一步影响脾之运化，故痰湿凝聚，阻滞胞睑，局部气血循行受阻，凝结为核；肝火炽盛，煎熬津液，肠道津液受损，故大便干结成球；肝藏魂，肝气调畅则魂有所舍，肝经郁火亢盛，神魂动荡不安，故时时哭闹、夜寐不安。当予内郁肝火以出路，郁火得泻则脾运有常，痰凝自消，如《素问·宝命全形论篇》云"木得土而达"，方用泻青丸加味。方中羌活、防风散风开郁，川芎辛散疏肝，顺火热之势使其透达外出，寓"火郁发之"之理；炒栀子、大黄通腑泄热，当归润肠通便，使实火从二便而出；再配合龙胆草直泻肝火，则郁火当消；川芎、当归二药又可入血脉，行局部经络之滞；生甘草一可清热泻火，二可缓和大黄苦泻之势，三入脾、胃二经可补益脾胃虚弱。二诊时，患儿便次减少，故加焦神曲消食和胃、通畅腑气，以防饮食积滞，化生脾胃积热，且此药有解表散风之功，可谓一举两得。上发下泻二路皆为通畅，故郁火得去，症状渐消。

李师认为，小儿霰粒肿为痰火结滞，关键在于火热郁结，亦与脾胃运化失司所致痰凝有关。故予邪出路尤为重要，当上发郁火、下泻肝火，亦需时时顾护脾胃。若有饮食积滞者，可加焦神曲、焦山楂、焦麦芽等消食化积；若有纳食不佳者，可加陈皮、半夏、茯苓等运脾和胃。王子瑜，王慧哲，王旭，等.李新民运用泻青丸治疗小儿杂病验案 3 则 [J].江苏中医药，2022，54（9）：51-53.

案 2：眨眼症（李新民医案）

黄某，女，6 岁。

初诊（2021-10-22）：主诉眨眼频繁半年余。患儿半年前因眨眼频繁于外院就诊，考虑为过敏性结膜炎，外用左氧氟沙星滴眼液后症状减轻，近半年来症状反复。刻诊：双眼不自觉频繁眨动，伴挤眼，无眼痛眼痒，无其他不自主动作，纳可，大便干，日一行，舌淡苔黄有齿痕，脉弦细。查体：双眼结膜无充血，无分泌物。西医诊断：眨眼症。中医诊断：目劄；病机：肝亢风动、土虚木乘。治以平肝祛风，健脾宁心。方选泻青丸加味。处方：龙胆草10g，炒栀子6g，大黄3g（后下），羌活6g，防风6g，川芎6g，当归6g，茯苓10g。7剂。每日1剂，水煎，加沙糖分3次服。

二诊（2021-10-29）：患儿眨眼次数明显减少，大便仍干，日一行，舌淡红苔黄，脉弦细。继予初诊方14剂以巩固。4个月后电话随访，患儿服药后症状逐渐减轻至无，未再复发。

原按 眨眼症又称"瞬目异常"，主要表现为双眼睑不能自控地频繁眨动，多伴有用力挤眼、眼痒、眼干涩不适。本病为儿童抽动障碍的一项体征，短期内单纯表现为反复出现的眨眼症可考虑为短暂性抽动障碍，若病情迁延1年以上则可发展为慢性抽动障碍，因此眨眼症宜尽早控制。本病可归属于中医学"目劄"范畴，《小儿药证直诀·肝有风甚》云："凡病或新或久，皆引肝风……风入于目，上下左右如风吹，不轻不重，儿不能任，故目连劄也。"李师认为，本病病机在于肝亢风动，土虚木乘。肝为风木之脏，肝气太过易化热生风，风性善行，客于胞睑，脾主肌肉，在五轮中应为肉轮胞睑，脾虚则胞睑失养，易为肝风引动，故而频频眨眼不易控制；泪为肝之液，热伤阴血，则肝液受损，目睛失濡而不适，故而伴有挤眼。此外，由于精神、心理因素可致眨眼症状加重或反复，故需兼顾调养心神。李师认为，此病治当平肝祛风、健脾宁心，予泻青丸加味。方中龙胆草、炒栀子、大黄清泻肝经火热以平肝；羌活气雄，防风善散，搜肝风以散风，配合川芎上行头目而逐风；当归养肝血滋肝液而能润目；舌淡有齿痕为脾虚湿阻之象，故加茯苓甘淡渗利以运脾化湿，杜绝湿痰阻滞于经络，使水谷精微布散有常，充养胞睑，且茯苓除健脾祛湿外还可入心经以安神定志，用于此病切中肯綮；融适量沙糖于药中，源自钱乙"同沙糖温水化下"的用法。李师认为，龙胆草味苦，加入沙糖可校正味道，同时沙糖味甘性平，《本草纲目》载其可助脾气，缓肝气，切合本病病机。诸药相合，肝气得平，肝风得祛，脾虚得运，故病自愈。李师认为，眨眼症的核心病机是肝气升动太过，故治疗当以平肝气为主，在辨治中可根据症状严重程度进行化裁。若眨眼频频，可加天麻、钩藤、桑叶、菊花等内息肝风，外疏风热，清肝明目；若挤眼严重，可加白芍、枸杞子等养阴柔肝。王子瑜，王慧哲，王旭，等.李新民运用泻青丸治疗小儿杂病验案3则［J］.江苏中医药，2022，54（9）：51-53.

案3：Lennox-Gastaut综合征（李新民医案）

沈某，男，9岁。

初诊（2021-10-26）：主诉发作性愣神 5 年余。患儿 5 年前无明显诱因出现失神等神志异常，曾于天津某医院查动态脑电图（EEG）示：主要节律性活动为 7~9Hz 中 – 高电位的 θ、α 波，波形尚整，调幅尚可；两半球大致对称；视反应抑制佳；各导稍多不规则 1.5~2.5Hz 中 – 高电位尖波、棘波、尖 – 慢、棘 – 慢、多棘 – 慢综合波发放；睡眠状态较多上述异常波发放，非快速动眼睡眠期（NREM）放电指数 60% 左右；患儿点头发作、语言重复、惊醒等表现，同期脑电图同背景异常波基本一致。考虑为癫痫，口服丙戊酸钠缓释片 0.5g/d、2 次 / 天，左乙拉西坦片 1.5g/d、2 次 / 天，控制不佳。刻诊：双目凝视，意识一过性丧失，点头，上肢无力下垂或伴阵挛，甚至跌坐在地，持续 3~7 秒，每日发作 10 余次，发病以来智力发育落后，不与人交流，注意力不集中，脾气急躁，纳可，大便 3 日一行，舌红苔黄，脉弦数。患儿出生时足月，系剖宫产，出生体重 3.25kg，否认缺氧史，出生后至发病前发育与同龄儿相仿，余无相关病史。西医诊断：Lennox-Gastaut综合征。中医诊断：痫证；病机：肝亢风动，痰阻气乱。治以泻火平肝，化痰息风。方选泻青丸加味。处方：龙胆草 10g，炒栀子 10g，大黄（后下）5g，羌活 6g，防风 6g，川芎 6g，当归 6g，黄芩 10g，柴胡 10g，石菖蒲 10g，清半夏 10g，天麻 10g，钩藤（后下）10g。7 剂。每日 1 剂，水煎，分 3 次服。

二诊（2021-11-01）：患儿愣神发作次数减少，日均 5 ~ 10 次，多发于晨起时，发作时兼上肢阵挛，便调，舌红苔黄，脉弦数。继予初诊方 7 剂。

三诊（2021-11-09）：患儿愣神发作日均 5 次，其他伴随症状未发生，大便溏，舌红苔黄，脉弦。症状体征提示病机核心变化，改为柴胡加龙骨牡蛎汤加减，处方：柴胡 10g，黄芩 10g，龙骨（先煎）15g，牡蛎（先煎）15g，茯苓 10g，清半夏 6g，麸炒枳壳 10g，桔梗 10g，石菖蒲 10g，煅赭石（先煎）15g，炒僵蚕 10g，全蝎 3g，胆南星 6g，陈皮 10g，天麻 10g，钩藤（后下）10g，白芍 10g，生甘草 6g。7 剂。每日 1 剂，水煎，分 3 次服。

后守三诊方服药 1 个月余，患儿癫痫发作逐渐得到控制。自 2021 年 12 月 28 日至今未再发作，现仍于门诊定期复诊。

原按 Lennox-Gastaut 综合征（LGS）是一种儿童难治性癫痫综合征，临床表现为多种类型的癫痫发作，包括不典型失神、肌阵挛、失张力发作等，睡眠可诱发，发作时间持续在 10 秒以下，每日发作数次到数十次，大部分患儿发病后出现智力下降，脑电图发作间期可出现 1.5 ~ 2.5Hz 棘 – 慢综合波。根据本案患儿临床表现及脑电图特点，不难诊断为 LGS。本病可归属于中医学"痫证"范畴，李师认为本案患儿的病机总体在于肝热、脾虚、气乱、痰阻。脾失健运痰浊内生，气机逆乱痰阻难消，肝有郁热夹痰上扰于目则双目凝视，痰蒙清窍则意识不清，故失神发作，如《小儿药证直诀·脉证治法·肝有风甚》云"若热入于目，牵其筋脉，两眦俱紧，不能转视，故目直也"；肝主筋脉，脾主肌肉，晨起阳气始出，肝受热而动风，水谷之海空虚，脾无以充养四肢，故患儿多于晨起发作痉挛，如《小儿药证直诀·脉证治法·早晨发搐》云"因潮热，寅、卯、辰时身体壮热，目上视，手足动摇，口内生热涎，项颈急。此肝旺，当补肾治肝也"。脾主肌肉，脾虚四肢痿废，故失张力发作。患儿病程漫长，病机胶结，非能一蹴而就，故李师采用了"先清肝热，再理气机，末调脾胃"的分段论治法。李师认为，LGS 的诊治需围绕每阶段核心病机，同时兼顾其他病机，全程关注患儿发作表现、兼症及舌脉变化，正如《素问·至真要大论篇》云"谨守病机，各司其属，有者求之，无者求之。"初诊时，患儿脾气急躁，大便干结，舌红苔黄，脉弦数，此阶段病机核心为肝火亢盛，故予泻青丸加味。方中龙胆草、炒栀子苦寒清热，合用大黄、当归通便以下泻肝火；川芎、防风透发肝火。羌活一味更含妙义：癫痫病位在脑，羌活归膀胱经入络于脑，合川芎上行头目，可引诸药之力直达病所；羌活辛温可通血脉，当归活血，川芎通络，合用能缓解四肢强直、抽搐等症状。柴胡、黄芩疏肝调气，清热泻火；清半夏、石菖蒲化痰开窍、醒神益智；天麻、钩藤平肝息风、清热安神。二诊时，患儿病情向愈，效不更方。泻青丸泻肝力强，三诊时患儿大便转溏，脉无数象，此为热邪渐尽，故治疗重点转为疏利少阳，顺气豁痰，改用柴胡加龙骨牡蛎汤加减。后期随症加减以健运脾胃、豁痰息风，药证合拍，故不再发作。王子瑜，王慧哲，王旭，等. 李新民运用泻青丸治疗小儿杂病验案 3 则［J］. 江苏中医药，2022，54（9）：51–53.

案 5：目赤（刘渊医案）

刘某，男，72 岁。

初诊（2020-11-11）：主诉目赤 3 日。患者 3 日前外出办事后出现目赤，用氧氟沙星眼药水等效果不佳。刻诊：患眼轻度充血，以内眦明显，无眼眵，亦无灼涩等感觉。心烦不安。大便通畅。脉居中，和缓有力。舌红赤，苔薄白。辨治：风寒闭郁，心肝郁火。泻青丸加减。羌活 10g，防风 10g，当归 10g，川芎 10g，龙胆草 15g，山栀 15g，夏枯草 20g，黄芩 15g，生地黄 20g，竹叶 10g，川木通 10g，生甘草 6g，炒稻芽 20g。2 剂。服药至次日目赤顿消。

原按 患者初诊时内眦红丝显著，但舌苔、脉象并无异象，无眼眵也没有灼热刺痛等感觉。当不属风热或肝胆湿热等证，遂从风寒闭郁论治，于是就想到泻青丸，羌活、防风外能散风寒，开郁闭；龙胆草、山栀、大黄内能清肝火，当归、川芎入血脉以行滞，其结构十分吻合。因大便不实，去大黄，加夏枯草、黄芩加强清热。因心烦、舌赤加入导赤散。患者用了三日眼药水毫无动静，服中药后次日竟见内眦红丝完全消失。服后疗效之快，实大出我的意料。刘渊.泻青丸加味治疗目赤一得［C］.中华中医药学会.中华中医药学会名医学术思想研究分会年会论文集，2013：2.

案 6：目赤（刘渊医案）

王某，男，62 岁。

初诊（2020-11-21）：主诉目赤涩痛 1 周。患者 1 周前出现目赤，次日便感涩痛不适，到某医院眼科诊断为"急性结膜炎"，口服左氧氟沙星，外用利福平眼药水等，似有减轻，但未获满意疗效。遂来求治。刻诊：右眼角红赤，伴涩痛。舌暗红，苔薄黄。睡眠可。面微赤。大便正常。脉长大。辨治：外受风邪，心肝郁热。泻青丸加减。羌活 10g，防风 10g，当归 10g，川芎 10g，龙胆草 15g，山栀 15g，夏枯草 20g，木贼 15g，青葙子 15g，密蒙花 15g，生地黄 20g，淡竹叶 10g，川木通 10g，生甘草 6g。3 剂。患者复诊时称目赤服至第 2 剂消失。

原按 此例患者目赤，但伴有涩痛、苔薄黄、面微赤、脉长大等热象，内服、外用抗生素效果不佳。抗生素从中医来看当属大苦寒之清热药，有热象而清之疗效不佳，是何原因？从季节来看，此为初冬，气候寒冷，感之而病郁热，火郁发之才是正途。遂用泻青丸为主加味，竟能两剂取效。让笔者对泻青丸治目赤之效果刮目相看。

笔者自此之后将泻青丸加味方作为治目赤之常用方，到目前为止不下 30 例，大多能在 1～5 剂之间获效。效果显著者，多是眵少、涩痛不明显、苔薄白的患者。其中效果欠差者，多数为眵多色黄、涩痛明显、苔黄者。因此，泻青丸治疗外感目赤，其适应证应该是感受风邪或风寒后，气机闭郁不通，郁滞化热，局部络脉扩张充血之症。如果是一开始就是风热或湿热，则宜另选其他方剂，如银翘散、龙胆泻肝汤等，本人用泻青丸加味方治疗目赤患者中疗效欠佳者，可能多属此类。另外，泻青丸针对肝经郁火，近代名贤任应秋先生认为当归、川芎药性辛温，用于肝之火热，不甚恰当，建议用丹参、牡丹皮置换。笔者在使用过程中，仍然使用的当归、川芎，并未见显著的副作用，置换以后能否提高疗效，尚有待观察。刘渊.泻青丸加味治疗目赤一得［C］.中华中医药学会.中华中医药学会名医学术思想研究分会年会论文集，2013：2.

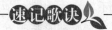

泻青丸用龙胆栀，下行泻火大黄资。

羌防升上芎归润，火郁肝经用此宜。

辛夷散 36

【来源】

辛夷散，源于宋·严用和《严氏济生方·鼻门》。

【组成】

辛夷仁　细辛（洗去土叶）　藁本（去芦）　升麻　川芎　白芷　木通（去节）　防风（去芦）　羌活　甘草（炙）各等份

【用法】

上为细末，每服二钱，食后茶清调服。

【功效】

温肺祛湿，升阳通窍。

【主治】

治肺虚，风寒湿热之气加之，鼻内壅塞，涕出不已，或气息不通，或不闻香臭。

【方解】

肺为华盖，体表之气皆赖肺主。肺气一虚，则外邪遽乘其空虚而入，遂为鼻塞、流涕、气息不通、不闻香臭等症。其为风所袭者，则以防风、羌活、川芎散风驱邪；其为寒所伤者，则以细辛、辛夷、藁本等辛温药散寒达表；其为湿所犯者，则以白芷祛湿于上，木通渗湿于下；其为热所伤者，则以升麻清解郁热。上药合用，风寒湿热之气皆去，斯不惧外邪之侵犯。辛夷、细辛、藁本三药于驱邪之外，尚有通达鼻窍之功，故尤适用于本证，如《本草纲目》云："辛夷之辛温走气而入肺，能助胃中清阳上行通于天，所以能温中治头面鼻之病。"然本病固有肺虚之本，故在诸味解表药之外仍加补气益肺之炙甘草，使"正气存内"而邪气自无内乘之力也。

【名医心得】

原湖北中医学院院长张梦侬擅长使用辛夷散加味治疗过敏性鼻炎和鼻窦炎。临床使用本方时，张老每嘱咐患者将各药一并研成粉末，每次服9g，于临睡前用滚开水冲泡，取汁服下，药渣于次日睡前再冲泡服1次。张老特色加减方：辛夷花30g，藁本30g，细辛15g，防风30g，羌活30g，升麻30g，白芷30g，苍耳子60g，生黄芪30g，蔓荆子60g，菊花30g，苦丁茶30g，独活30g，白僵蚕30g，薄荷30g，生甘草30g。施仁潮. 施仁潮说中医经典名方100首 [M]. 北京：中国医药科技出版社，2019：92-93.

吴拥军主任擅长运用辛夷散治疗鼻鼽，提出肺虚感寒型鼻鼽应从肺脾论治，每以辛夷散合健脾之品论治，疗效明显。若伴有发热，恶寒，舌苔薄白，脉浮紧等外感表寒症状者，当先解表邪，酌加麻黄、荆芥等辛温散寒之药，以发越阳气，开泄腠理；若伴有咽痒、咳嗽频频者，考虑为风邪困于肺经，加入蜜麻黄、乌梅，前者发散，后者收敛，一散一敛，加强宣肺之力，以恢复肺脏之生理功能；若患者年龄较大，并伴有清涕量多，腰膝酸软者，考虑为肾气虚，气虚则摄纳无权，加益智仁、肉桂温补脾肾，收涩敛涕；若鼻塞严重，鼻黏膜苍白，双下鼻甲肥大水肿者，酌加路路通祛风通经，利水消肿；若鼻黏膜充血肿胀，加赤芍、丹参、茜草、紫草等活血凉血；发于春夏者，酌加柴胡等升阳宣泄之品；发于秋冬者，辅以收敛固涩之品，如诃子肉、乌梅、五味子等。陆荣锦，薛珊珊，吴拥军. 吴拥军运用辛夷散辨治肺虚感寒型鼻鼽经验 [J]. 河南中医，2022，42（11）：1661-1664.

【验案精选】

案1：头痛（张梦侬医案）

万某，男，30岁。鼻塞不闻香臭，涕出如脓，色黄气腥，头痛以巅顶为剧，经年不愈，脉弦滑。舌苔薄白，处以加味辛夷散。用药：辛夷30g，细辛5g，藁本30g，防风30g，川芎30g，羌活30g，升麻30g，黄芪30g，菊花30g，苦丁茶30g，独活30g，僵蚕30g，薄荷30g，甘草30g，荆芥30g，苍耳子60g，蔓荆子60g。上方研末，每次服10g，临睡前以滚开水冲泡，取汁服，药渣于次日临睡前再冲泡 1 次。1 剂未完，病已痊愈。

原按 原湖北中医学院院长张梦依用辛夷散加味，治疗过敏性鼻炎和鼻窦炎，他说，鼻窦炎以鼻塞不闻香臭为特征，兼症有涕稠如胶，色黄绿而气腥臭，亦有涕清水不自觉如屋漏滴下，更有头额痛胀，上连巅顶，以及时常缩鼻吸气以开其闭，借以排出鼻窦深部之浓涕。此即风热毒邪侵入鼻窦发生炎症，方书称为鼻渊。治法：祛风、泻火、托里、败毒。用药：辛夷花 30g，苍耳子 60g，藁本 30g，生黄芪 30g，蔓荆子 60g，细辛 15g，菊花 30g，苦丁茶 30g，防风 30g，羌活 30g，独活 30g，白僵蚕 30g，升麻 30g，薄荷 30g，生甘草 30g，白芷 30g。用法：将各药一并研成粉末，每次服 9g，于临睡前用滚开水冲泡，取汁服下，药渣于次日睡前再冲泡服 1 次。施仁潮. 施仁潮说中医经典名方 100 首［M］. 北京：中国医药科技出版社，2019：92-93.

案 2：鼻肿瘤（史载祥医案）

胡某，男，83 岁。间断头晕、头痛 7 年余。7 天前无明显诱因头痒，剧烈头痛，伴恶心、呕吐，收缩压最高达 210mmHg。诊见右侧搏动性头痛，头晕，视物模糊，恶心，食欲差，睡眠差，大便 7 日未行。舌质暗红，苔少，脉弦大。右鼻赘生物 10 余年，病理报告为乳头状瘤。近 1 年瘤体逐渐增大，堵塞右鼻腔，并反复感染、流脓。现瘤体已完全堵塞右侧鼻孔，并感染、溃烂、流脓。治法凉肝息风，清肺通窍，活血排脓，汤剂予芎芷石膏汤、苍耳子散、辛夷散加减，药用川芎、白芷、辛夷、羌活、细辛、防风、苍耳子、生石膏、钩藤、生地黄、菊花、鱼腥草、黄芩、薄荷、凌霄花等；中成药用鼻渊舒口服液、藿胆丸口服芳香化浊，清热透窍；另予蔓荆子打粉装胶囊，每次 3g，每日 2 次，功效祛风止痛，清热排脓。予鹅不食草 30 ~ 60g 煎汤熏洗。枯矾制细粉，每次 1 ~ 3g，每日 1 ~ 2 次外敷或搐鼻。经上述综合治疗，血压逐渐平稳，头痛渐至消失。鼻腔肿物脓性分泌物逐渐减少，肿块体积逐渐缩小并萎缩干枯，最终脱落。施仁潮. 施仁潮说中医经典名方 100 首［M］. 北京：中国医药科技出版社，2019：92-93.

案 3：鼻渊（陈天然医案）

孟某，女，14 岁。

初诊（2015-01-03）：主诉反复鼻塞流涕 1 个月，加重伴头痛 7 天。现病史：患者于 1 个月前反复间歇性鼻塞流浊涕，遇寒、久坐后症状明显，时轻时重，伴咳嗽，头晕头痛，嗅觉功能减退。曾反复就诊于多家医院，诊断为慢性鼻炎，先后口服氯雷他定、鼻炎康及中药，疗效欠佳，病情反复，今来求治中医。既往无特殊病史。症状：鼻黏膜充血肿胀，尤以鼻甲为甚；头额眉棱骨压痛，咳嗽，流涕。舌质红，苔薄黄，脉浮数。诊断：鼻渊。证型：风热上扰。治法：清热宣肺通窍。处方：辛夷散加减。辛夷 10g、细辛 3g、白芷 10g、百部 10g、僵蚕 10g、苍耳子 10g、苦杏仁 10g、黄芩 10g、炙桑白皮 10g、薄荷 6g、紫菀 10g、白果 15g、炙枇杷叶 10g、款冬花 10g、射干 10g、甘草 3g，3 剂。水煎取汁 900ml，每次温服 150ml，一日 3 次，两日 1 剂。

二诊：咳嗽、流涕明显缓解，舌质淡，苔薄黄，脉浮数，大便干燥，两日 1 次。原方加玄参、冬瓜子、生大黄，7 剂，服法同前。忌辛辣食物。

三诊：咳嗽、流涕基本消失，鼻黏膜无充血肿胀。舌质淡，苔薄黄，脉浮数。大便正常，一日 1 次。原方去玄参、冬瓜子、生大黄，7 剂，服法同前。忌辛辣食物。1 个月后随访，诸症悉退。余葱葱. 川派中医药名家系列丛书·陈天然［M］. 北京：中国中医药出版社，2021：74-76.

案 4：鼻渊（陈天然医案）

冯某，男，5 岁。

初诊（2015-6-15）：主诉鼻塞流涕 7 天，加重伴咳嗽 3 天。现病史：7 天前患者因受凉后出现流涕、咳嗽、咳痰，伴发热，就诊于成都市某儿童医院，诊断为急性支气管炎，住院治疗，病情无明显缓解，来求治中医。症状：鼻黏膜充血肿胀，扁桃体Ⅱ度肿大；患者精神状态差，咳嗽，流涕，鼻塞；体温 38.7℃。舌质红，苔薄黄，脉浮数。诊断：鼻渊。证型：风热上扰。治法：清热利咽，宣肺通窍。处方：辛夷散合银翘马勃散加减。辛夷 10g、细辛 3g、白芷 10g、知母 10g、桑白皮 10g、苍耳子 10g、僵蚕 10g、地骨皮 10g、浙贝母 10g、薄荷 10g、蝉蜕 6g、青蒿 10g、金银花 10g、生石膏 15g、炒蒺藜 10g、连翘 10g、马勃 10g、广藿香 6g、甘草 6g。3 剂。水煎取汁 400ml，温服 50ml，一日 4 次，两日 1 剂。

二诊：流涕、咳嗽咳痰消退，体温 36.4℃，舌质淡红，苔薄黄，脉浮数。守前方，3 剂，服法同前。忌辛辣食物。后随访，诸症悉退，已告痊愈。余葱葱. 川派中医药名家系列丛书 陈天然［M］. 北京：中国中医药出版社，2021：74-76.

案 5：鼻衄（吴拥军医案）

杨某，男，24 岁。

初诊（2020-12-24）：患者鼻炎反复发作 6 年，每于秋冬季节加重。刻诊：鼻痒，喷嚏，流清涕，咳嗽，时有鼻塞，偶有眼痒，咽喉痒，嗅觉正常，平素畏风，畏寒，易感冒，舌淡红，苔薄白，脉浮。检查：鼻黏膜苍白水肿，双下甲淡红肿大，鼻道湿润，见较多清水样分泌物。诊断为鼻鼽，肺虚感寒证，治以温肺散寒、祛风通窍，辅以健脾益气固表，以辛夷散加减治之。药物组成：辛夷（包煎）6g，藁本 6g，羌活 6g，白芷（后下）6g，细辛（后下）3g，防风 6g，川木通 3g，升麻 3g，川芎 6g，蝉蜕 3g，蜜麻黄 3g，桔梗 6g，荆芥 6g，乌梅 10g，甘草 3g。14 剂，水煎服，一日 2 次。

二诊（2021-01-19）：鼻痒、喷嚏、流清涕减轻，鼻塞好转，嗅觉正常，无咳嗽咳痰，畏风畏寒症状好转，舌淡红，苔薄白，脉细。检查：鼻黏膜色泽好转，双下甲红肿减轻，鼻道潮润，分泌物较前减少。前方去蜜麻黄、荆芥、乌梅、羌活、川木通，加黄芪 10g、白术 10g、赤芍 6g。嘱患者继服 14 剂，1 个月后电话回访诉未再复发。

原按 本例患者病程较长，反复发作，肺气亏虚，病发冬季，风寒易袭，故辨为肺虚感寒证，治以辛夷散温肺散寒、祛风通窍。《灵枢·本脏》云："卫气者，所以温分肉，充皮肤，肥腠理，司开阖者也。"卫气具有抵御外邪、温养肌肤和调控腠理开阖之功，肺气亏虚，则卫气失固，腠理失司，故患者平素畏风畏寒易感冒。另一方面，风盛则痒。肺气失宣，风寒之邪客于清窍，故眼痒、咽痒、咳嗽，加蜜麻黄、荆芥祛风散邪，辛温宣肺，配伍乌梅收敛固涩，一散一收，调控腠理，以宣肺祛风、敛涕止咳。桔梗协诸药上行至病所。蝉蜕为虫类药，入络搜风，现代研究证实，蝉蜕有抗过敏之效。诸药合用，温肺健脾，祛风散寒，固护卫气。二诊时，患者诸症好转，表证已除，故去蜜麻黄、荆芥、乌梅、羌活、川木通等祛风散邪力强之药；后期重视治病求本，顾护脾土，故加入黄芪、炒白术，与防风合用，取玉屏风散益气固表之意，有补脾助运、温肺实表之功。现代药理学研究表明，玉屏风散具有提高机体免疫水平的作用，可有效防止病情反复。"久病多瘀""久病入络"，加川芎、赤芍活血化瘀，增强祛风散邪通络之效。陆荣锦，薛珊珊，吴拥军.吴拥军运用辛夷散辨治肺虚感寒型鼻鼽经验［J］.河南中医，2022，42（11）：1661-1664.

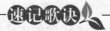

速记歌诀

　　辛夷散里藁防风，羌芷升麻与木通。

　　芎细甘草茶调服，鼻生息肉此方攻。

新定拯阴理劳汤 37

【来源】

新定拯阴理劳汤，源于明·李中梓《医宗必读·卷六》。

【组成】

牡丹皮—钱　当归身（酒洗）—钱　麦门冬（去心）—钱　甘草（炙）四分　薏苡仁三钱　白芍药（酒炒）七分　北五味子三分　人参六分　莲子（不去衣）三钱　橘红—钱　生地黄（忌铜铁器，姜汁、酒炒透）二钱

【用法】

水二钟，枣一枚，煎一钟，分二次徐徐呷之。肺脉重按有力者，去人参；有血加阿胶、童便；热盛加地骨皮；泄泻减归、地，加山药、茯苓；倦甚用参三钱；咳者，燥痰也，加贝母、桑皮；嗽者，湿痰也，加半夏、茯苓；不寐加枣仁，汗多亦用。此余自立之方，用治阴虚火炽，譬如溽暑伊郁之时，而商飙飒然倏动，则炎歊如失矣。久服无败胃之虞。

【功效】

滋阴血，清虚热，化痰止咳。

【主治】

治阴虚火动，皮寒骨热，食少痰多，咳嗽短气，倦怠焦烦。

【方解】

《素问·调经论篇》云："阴虚生内热。"故本方一以生地黄、麦冬、当归、五味子之品滋养阴血而治本，一以丹皮、白芍之品清解虚热而治标，如是则阴血

复而虚热消，自无骨热火动之证。正如李中梓所言："用治阴虚火炽，譬如溽暑伊郁之时，而商飙飒然倏动，则炎歊如失矣。"除阴虚火动外，本病尚有虚劳之患，故用人参、甘草、莲子补益元气、疗虚理劳。此外，以上养阴清热之药性润而寒，佐以参、草之品则能甘温护胃，故李中梓言本方"久服无败胃之虞"。虚劳久则脾肺运行水液之力失常，水液凝而成痰，贮于肺则作咳作痰，故又加橘红、薏苡仁以健脾理气祛湿，使痰湿去而脾胃健，如此则不治咳而其咳自愈。诸药合用，共奏滋阴血、清虚热、化痰止咳之功。

【名医心得】

名老中医王玉符喜用此方治疗子宫结核病。本病症状表现可有局部热痛、全身低热、五心烦热、脉沉无力等特点，符合中医"阴虚痨瘵"的辨证范畴，且妇人痨瘵，阴血亏虚易致胞宫失养，月经量少甚至停经。拯阴理劳汤可清血热、补阴血，又补而不滞，故用此方多取得良效。刘龙秀.王玉符医案［M］.济南：山东科学技术出版社，2020：146-147.

全国老中医药专家学术经验继承工作指导老师邓启源擅长运用此方治疗多种阴虚所致急慢性疾病。邓老师认为本方为生脉散、百合地黄汤、百合固金汤、加减复脉汤、大定风珠数方加减化裁而来，对久病阴亏津液不足肝肾失养者有较好效果。本方名谓拯阴，但观全方实有补阴不碍阳、滋腻不伤脾、补中寓泻之妙，故临床用之能收益气滋阴、健脾清热之功。邓启源.拯阴理劳汤的临床运用［J］.上海中医药杂志，1983（8）：5-7.

【验案精选】

案1：虚劳阴痨（王玉符医案）

患者王某，女，30岁。

初诊（1962-06-22）：患者诉1951年患胃溃疡、胃出血，1953年患浸润型肺结核，1955年患肾结核、肾盂肾炎，1957年患腹膜结核、输卵管结核，1962年5月份省某院确诊为子宫结核。现症：停经3个月，腹部热痛，手足心发热，全身关节痛，无白带。舌苔薄黄，脉沉无力。诊断：阴虚痨瘵。治法：滋阴清热。方药：拯阴理劳汤加减。熟地黄12g，生地黄12g，麦冬9g，薏苡仁9g，龟甲胶9g，女贞子9g，天冬9g，紫参9g，沙参12g，怀牛膝6g，紫石英9g，紫河车粉

（冲）3g。3 剂，水煎服。

二诊（1962-06-26）：服药后手心发热减轻，但腹部仍热痛，腰痛，乳房发胀。方药：按上方加牡丹皮 9g，地骨皮 9g，杭白芍 6g，甘草 3g。继服。

三诊（1962-07-03）：服药后于 6 月 30 日月经来潮，持续两天，血量极少，第一天色黑，第二天色土黄，来前乳房胀，经行时腹部坠痛、腰痛，经期已过仍腹部热痛，少腹两侧有压痛，有白带。舌苔薄白，脉沉弱无力。方药：按上方熟地黄改为 9g，生地黄改为 15g。

治疗过程：患者停经 3 个月，服药 9 剂月经来潮。连服 1 个月余，经闭现象消失。服药 2 个月后腹部热痛消失，手足心发热止，食欲好，体重增加，精神好。舌色正常，脉象平和而愈。为巩固疗效，原方五倍量配成蜜丸继服。刘龙秀．王玉符医案［M］．济南：山东科学技术出版社，2020；146-147．

案 2：咳喘（霍静堂医案）

白某，男，55 岁。1966 年冬住院治疗。患者咳喘十余年，冬季加重，面黑唇青，抬肩喘息，夜不能眠，痰中夹有血丝，夜尿频多，两寸脉沉细，尺脉虚大。诊为：肺肾两虚。处方：麦冬、五味子、杏仁、丹皮、云苓、泽泻、桑白皮、紫菀、款冬花各 9g，熟地黄 24g，山药、山茱萸、贝母各 12g，麻黄 6g，炙甘草 3g。煎服 8 剂后，咳喘减轻，夜间可平卧，但痰中仍夹有血丝，骨蒸潮热，改以拯阴理劳汤加减：红参 6g（炖服），生地黄 15g，麦冬、五味子、杭芍、丹皮、橘红、薏苡仁、龟甲、莲子、百合各 9g，女贞子、阿胶、白及、罂粟壳各 12g，甘草 3g，煎剂冲服龟龄集，连服二十余剂，住院月余显著好转出院。杨文儒，黄洁，洪文旭．陕西名老中医经验选［M］．西安：陕西科学技术出版社，1988：42-43．

案 3：慢性迁延性肝炎（邓启源医案）

李某，女，34 岁。自述：患乙型肝炎病已 2 年余，经多方治疗肝功能一直不好，目前神疲乏力，头晕，短气懒言，口苦口干，心烦少寐，纳少作呕，纳后腹胀，性情急躁，五心灼热，肝区闷痛，尿少稍黄，大便正常，现诊见：面肤萎黄，唇赤发皱、双目皮翳暗，舌赤苔少，脉来弦细，肝于肋下扪及 2cm，质中等，稍压痛，脾未扪及，心肺听诊（-），腹软无压痛。肝功检查：麝絮（++），麝浊 16U，锌浊 12U，谷丙转氨酶 40U 以下，HAA 阳性，心肺透视正常。辨证为气阴二亏，肝肾失调，皆因正气低弱，久服寒凉戕伤肝肾，治当益气养阴、调补肝肾，方以拯阴理劳汤方去薏苡仁、橘红，加生黄芪、丹参、郁金、枣仁、黄毛耳草，嘱服 5 剂。药后自觉好转，精神较振，口不干、不苦，夜能眠，纳亦有味、药已应症，因此再处5剂，前后治疗5次，服药33剂，肝功能检查正常，遂仍处原方巩固。

原按 （1）慢性迁延性肝炎患者长期难愈，其因有二：其一强调饮食增加营养，吃补药打补针，使肝脾负担太重，郁积不化。其二，因久服寒凉戕伤脾胃，有的认为鸡骨草丸好，或白毛藤好，就不管证候如何随手拿来长期服用，以致肝阴受损、脾胃受害，造成迁延难愈，故古人有谓"久病必虚"。因此对此类患者当以扶正为主，佐以驱邪才可达到治疗目的，否则弄巧成拙，贻害更深。

（2）慢性迁延性肝炎患者大多出现神疲乏力、纳少眠差、口干、口苦这类气阴两亏症状，拯阴理劳汤对这类患者的临床症状都有面面俱到和丝丝入扣的疗效作用。

仲景先师提出"见肝之病，知肝传脾，当先实脾"。在慢性迁延性肝炎患者有相当部分出现脾阴不足，如口苦、心烦、不眠、纳少等，若运用此类方剂可促进饮食，消除症状，改善肝功能。

（3）本方名谓拯阴，但观全方之用意，实有补而不碍阳、滋而不伤脾、补中寓泻之妙，故临床用之可收到益气、滋阴、健脾、清虚热之效。邓启源. 拯阴理劳汤治疗慢迁肝46例［J］. 福建中医药，1989（5）：21–22.

案4：干燥综合征（邓启源医案）

陈某，女性，44岁，营业员。自诉双目干涩，口干口糊，语音干嘶，大便干结已年余，曾多次求治省内外医家，诊断为干燥综合征，服药未效，今求中药治疗。诊见：形体消瘦，神疲状态，面色无华，唇红，舌干燥，苔薄白，双目不断眨闪，脉弦缓。脉症合参，拟为肾气不足，不能氤氲，肺气不足，不能化布。治当滋肾润肺，益气填精，取拯阴理劳方加减。药用：生地黄30g，大麦冬10g，全当归10g，生白芍10g，五味子10g，南沙参10g，北沙参10g，女贞子10g，京百合30g，生北芪30g，石斛10g，黄精10g，天花粉20g，肥玉竹10g。嘱进7剂。

二诊：药后症状较前改善，口干减，大便通畅。效不更方，守前方再进7剂。

三诊：药后症状改善，口干已轻，目涩亦减，脉弦缓，肺肾之津气将复，症状逐渐好转，已步入坦途，无妨再守方服。前后诊治15次，服药80余剂，症状全部消失。
邓奋超，邓淑云. 邓启源老中医运用拯阴理劳汤撷菁［J］. 福建中医药，2000（6）：18–19.

案5：更年期综合征（邓启源医案）

李某，女性，48岁，职工。夫代诉半年来心烦，夜眠不宁，周身酸楚，神疲乏力，时有热气上冲，面目烘热红赤，头面汗出，性情急躁，打子骂夫，个性孤僻，与众不合，偶有啼哭一阵始感心胸舒畅，举家惊恐。曾治疗月余，服药未效，今由夫偕同前来求治邓老。诊见：神清，面唇红赤，舌赤苔薄，脉弦数，询知其人月经紊乱已年余，近3个月断经。脉症合参，拟诊为脏躁病，皆因肝肾不足，阴阳偏颇失调，天癸将竭。治当调治肝肾，平衡阴阳，仲景先师百合地黄汤早有明训，今拟投拯阴理劳汤仿其意。药用：生地黄30g，麦门冬10g，北五味10g，全当归10g，生白芍30g，牡丹皮10g，京百合30g，女贞子15g，酸枣仁30g，紫石英30g。嘱先进3剂，以观动静。

二诊：其夫喜而告曰，药进3剂后，夜眠得安。诊见神振，舌质偏红苔薄，脉弦。药已应症，初见端倪，当防复萌，遂仍处前方，嘱再进3剂。前后诊治6次，服药24剂，症状全部消失。邓奕超，邓淑云．邓启源老中医运用拯阴理劳汤撷菁［J］．福建中医药，2000（6）：18-19

案6：心肌炎（邓启源医案）

吴某，男性，16岁，学生。母代诉因感冒寒战高热，曾住院治疗，诊断为上呼吸道感染，服药后寒热消失，唯出现胸闷气促，心悸不舒。心电图检查发现ST段波改变，诊断为病毒性心肌炎。复经治疗症未改善，前后已月余，仍神疲无力，短气懒言，汗易出，口干眠差，求治邓老。诊见：神疲，面色无华，舌赤少苔，脉来细数，偶有结代。脉症合参，初拟为外感邪毒，袭入心营，阴液受伤，气机受损，心营失养。治当益气养阴，投以拯阴理劳汤加减。药用：太子参10g，麦门冬10g，全当归10g，生白芍10g，五味子10g，生地黄15g，粉丹皮10g，女贞子10g，京百合15g，茯苓30g，酸枣仁30g，龙骨、牡蛎各30g，京丹参15g。嘱进5剂。

二诊：药后神已振，夜眠已安，心悸胸闷好转，舌偏红苔薄，脉弦数。药已对症，方已合拍，效不更方，仍处前方再进5剂。前后诊治12次，服药60余剂，症状消失，心电图检查恢复正常。邓奕超，邓淑云．邓启源老中医运用拯阴理劳汤撷菁［J］．福建中医药，2000（6）：18-19．

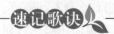
速记歌诀

拯阴理劳当归身，丹皮麦草薏苡仁。

味芍参橘地莲肉，滋阴降火久用神。

杏仁滑石汤 38

【来源】

杏仁滑石汤，源于清·吴鞠通《温病条辨·中焦篇》。

【组成】

杏仁三钱　滑石三钱　黄芩二钱　橘红一钱五分　黄连一钱　郁金二钱　通草一钱
厚朴二钱　半夏三钱

【用法】

水八杯，煮取三杯，分三次服。

【功效】

宣气，化湿，清热。

【主治】

暑温伏暑，三焦均受，舌灰白，胸痞闷，潮热呕恶，烦渴自利，汗出溺短者，
杏仁滑石汤主之。

【方解】

舌白胸痞，自利呕恶，湿为之也。潮热烦渴，汗出溺短，热为之也。热处湿
中，湿蕴生热，湿热交混，非偏寒偏热可治。故以杏仁、滑石、通草，先宣肺气，
由肺而达膀胱以利湿，厚朴苦温而泻湿满，芩、连清里而止湿热之利，郁金芳香
走窍而开闭结，橘、半强胃而宣湿化痰以止呕恶，俾三焦混处之邪，各得分解矣。
吴瑭. 温病条辨［M］. 北京：人民卫生出版社，2005：82.

【名医心得】

全国老中医药专家学术经验继承工作指导老师许家松教授在临床上，见其病机属湿与热合，湿聚热蒸，症见舌苔淡黄或黄兼滑腻、脉沉濡或濡者，即用此方治之，且常合入三仁汤以加强宣化之力，每能取得满意疗效。马晓北. 许家松运用杏仁滑石汤经验举隅［J］. 中国中医药信息杂志，2002（4）：72-74.

【验案精选】

案1：肝硬化、门脉高压（许家松医案）

杨某，男，44岁，干部，2000年8月6日初诊。自诉持续高热伴头痛一月余。十7年前被诊断为"乙肝"，持续"大二阳"，无明显自觉症状。2000年5月24日出现柏油样便，于北京大学第三医院住院治疗。经查血小板减少，白蛋白降低，A/G倒置；B超示肝硬化、脾大、门静脉高压；钡餐及胃镜示食道静脉曲张。2000年6月23日行脾切除术，术后第二天发热39℃以上，用抗生素、消炎痛退热，停药则体温又回升，以后则上午低热，下午高热。7月16日出院后体温升至38.5℃，服百服宁后热解，次日复热。表现：持续发热，晨起37～37.5℃，下午2～4时38.5～39.2℃，晚上9时退至36.9～37.2℃。高热时伴头痛、颈硬，无恶寒，口苦黏，手足心热，脘痞，腹胀，食睡可，大便干，2日一行，舌质暗红，苔淡黄厚腻，中心剥脱，脉沉稍滑。谷丙转氨酶72U、谷草转氨酶129U、总蛋白升高；白细胞3.49×10^9/L。证属湿热内蕴，病在肝脾，治以清热、利湿、健脾。方用蒿芩清胆汤合竹叶石膏汤加减：青蒿15g，黄芩10g，青陈皮各10g，法半夏12g，滑石20g，茯苓15g，甘草6g，青黛3g（冲），生黄芪30g，淡竹叶10g，生石膏30g，枳实6g，竹茹10g，银柴胡10g，5剂。

二诊：药后体温高峰延至下午7～9时，最高为39.3℃，需服退热药，口苦黏，纳呆，脘闷，舌质暗红，苔淡黄，脉沉滑。以杏仁滑石汤合三仁汤加味：杏仁10g，薏苡仁30g，白蔻仁10g，滑石30g，通草6g，厚朴10g，法半夏12g，淡竹叶10g，橘红10g，郁金10g，黄连6g，黄芩10g，青蒿15g，生石膏30g，6剂。

三诊：8月11日体温最高38℃后，逐渐下降至37.2℃，高峰延至下午4时以后，不甚欲饮，颈软，足心热消退，便调，日1次。舌苔淡黄，根部厚腻，脉沉濡。处方：上方橘红改12g，加青陈皮各10g、豆卷10g（缺药），6剂。

四诊：现体温波动在 37.2 ~ 37.6℃，高峰延至下午 7 ~ 9 时，约 2 小时退热，大便转调，口干不欲饮，小腹胀，舌苔薄微黄，脉沉滑。上方继服 6 剂。治疗 9 周后，体温降至 36.5 ~ 36.9℃，未再反复，改用丹鸡黄精汤加赤白芍、青蒿、制鳖甲养阴疏肝兼以活血软坚以善其后。治疗至今，患者一般状况良好，体温恢复正常，肝区疼痛亦消失，以丸药收功。

原按 此例为肝硬化、门脉高压的病案，行脾切除术后高热持续不退，辨证属本虚标实。本虚为气阴两虚，标实为湿热内蕴，热重于湿，病在肝脾。因其邪盛，故 "急则治其标"，以杏仁滑石汤之苦辛寒法，分消上下，湿热两清。因患者病已月余，湿邪缠绵，弥漫三焦，阻塞气机，故合入三仁汤与滑石、通草共宣气机；因热邪日久伤阴，故加大咸寒之生石膏与苦寒之黄芩、黄连共清其热，并加青蒿清热养阴，领邪出阴分。湿为阴邪，非温不化，故以苦温之半夏、厚朴、橘红宣气、化湿与清热同用，并加重清热之力，是本案治疗取效的关键。马晓北. 许家松运用杏仁滑石汤经验举隅［J］. 中国中医药信息杂志，2002（4）：72–74.

案2：顽固性呕吐（郭建生医案）

患者骆某，女，49 岁，2012 年 8 月 7 日初诊。患者于 2012 年 7 月初外出旅游，因饮食不慎出现腹痛、腹泻，西药对症治疗后，症状暂时缓解，但两日后出现恶心、呕吐、腹泻，进食 1 小时即呕吐、腹泻，无怕冷、发热、出汗等，渐而仅能缓慢进食少量稀粥，既往有慢性胃炎、慢性腹泻病史 20 年，年初胃镜检查提示浅表性胃炎、球部炎症。平时稍受凉即易出现胃痛、大便稀溏。现诊：若进食稍硬食物，如米饭、蔬菜，餐后旋即出现腹痛、呕吐，故不敢碰米饭，若进食面点类食物，也感餐后胃脘不适，出现紧缩感和食物上冲感，感觉食物已涌至食管上部接近咽部，张口就要吐出，现已 1 周未能正常饮食，只能缓慢进食少量稀粥，曾在外院静脉滴注抗呕吐药治疗，均无效。刻下胃脘不痛，腹微胀，口黏口干不苦，饥而欲食，因惧怕呕吐而不敢进食，睡眠尚安，大便 1 日 2 次、质稀溏不成形、有腥味，小便平，舌质稍暗苔白而厚腻，脉细涩。予杏仁滑石汤加味：杏仁 10g，滑石 10g（布包），黄芩 10g，黄连 6g，橘红 10g，郁金 10g，通草 10g，厚朴 10g，半夏 10g，草果 6g，藿香 10g，炒谷芽 10g。7 剂。

2012 年 8 月 14 日二诊：服用上方至第 3 剂后，即感进食后呕吐明显减轻，食量有增，现进食少量面点软食后已无不适，但仍不敢进食米饭蔬菜等食物，若饥饿时进食，也仍有胃脘疼痛，近 1 周腹泻好转，便质已成形，1 天 2 次，不恶心，肠鸣有声，口黏稍干，舌苔厚腻色白，脉缓涩。予原方去黄连，加干姜 10g，姜黄 10g，益智仁 10g，泽泻 10g。7 剂。

2012 年 8 月 21 日三诊：呕吐已止，自觉进食后胃脘畅通，现食欲好，能普食，餐后不胀不痛，二便正常，精神好转，已无明显不适。改用香砂六君丸调治，嘱其注意饮食调理，勿食生冷，随访 3 个月，病情未复发。

原按 首诊不拘于呕吐剧烈即为胃热，吐水即为痰饮之常例，而是四诊合参，辨为湿浊闭阻胃阳，中焦气机不通降，故以祛湿浊为重点，选用杏仁滑石汤全方，以祛湿浊为先，但考虑此方略显平缓，难以开湿浊之郁结，故加草果香燥祛湿开闭，藿香芳香除湿，炒谷芽和胃，仅用药 3 剂，呕吐即止。二诊见湿闭已开，症情好转，湿中之热不显，但以寒湿日久，胃阳未复，中阳不振为主，故加干姜、姜黄、益智仁温补中阳，泽泻利湿实大便。三诊症状已基本消失，以香砂六君丸温胃健脾而收全功。3 次诊治选方用药均到位，药证相符，故能收到满意疗效。郭建生，刘晓峰．杏仁滑石汤治疗顽固性呕吐验案 1 例［J］．江西中医药，2013，44（2）：28.

案 3：感冒（戴红惠医案）

徐某，女，50 岁，2010 月 6 月 12 日初诊。冒雨后发热 3 天，汗出不多，周身酸楚，胸闷心烦，头晕纳呆，咳嗽不甚，小溲短赤，舌苔薄腻，脉濡数。查体温 39.0℃，白细胞 7.65×10^9/L、中性粒细胞 0.56、淋巴细胞 0.34。西医诊断为上呼吸道感染。中医诊断为感冒。证属暑湿郁遏卫气。治宜祛湿清热，宣畅气机。方选杏仁滑石汤加减。杏仁 10g，滑石 10g，黄芩 10g，郁金 10g，厚朴 6g，半夏 10g，橘红 6g，通草 6g，大豆黄卷 10g，桔梗 6g，藿香 10g。每日 1 剂，水煎温服。服 2 剂后汗出热降，余症亦减轻。续服上方 3 剂，体温恢复正常，咳嗽已止，唯觉身倦纳少。饮食调理，休息 2 日痊愈。

原按 暑湿伤表，表卫不和，故身热、有汗不畅；暑湿郁遏气机，故胸闷、头重；热灼津伤，故心烦、小便短赤。药用大豆黄卷、藿香芳香化湿宣表，杏仁、桔梗宣利上焦肺气，半夏、厚朴、橘红、郁金行气化湿和中，黄芩、滑石、通草利湿清热。诸药相合，宣上畅中渗下，使气畅湿行，暑解热清。戴红惠．杏仁滑石汤加减治验三则［J］．实用中医药杂志，2014，30（10）：968–969.

案 4：胃痛（戴红惠医案）

朱某，男，62 岁，2009 年 4 月 7 日初诊。上腹胀痛半年，脘痞纳呆，腹胀嗳气，口中黏腻，大便不爽，舌红苔黄腻，脉滑数。素有烟酒嗜好，胃镜检查示浅表性胃炎，曾口服奥美拉唑。西医诊断为慢性胃炎。中医诊断为胃痛。证属湿热中阻，胃气上逆。治以清热化湿，和胃降逆。方选杏仁滑石汤加减。杏仁 10g，滑石 10g，黄连 6g，郁金 10g，厚朴 6g，半夏 10g，橘红 6g，通草 6g，石菖蒲 10g，茵陈 15g，焦山楂 10g。每日 1 剂，水煎温服。服 7 剂后腹胀嗳气明显减轻，苔腻渐化，效不更方，连服半月后不适症状基本消失。

原按 嗜烟酒肥甘之品，助湿生热，内蕴脾胃，致胃失和降，不通则痛，故脘痞纳呆、腹胀嗳气；湿性黏滞，故口中腻，大便不爽。药用黄连、茵陈苦寒燥湿、清胃中郁热，杏仁、厚朴、郁金、橘红理气化湿，石菖蒲、半夏降逆以和胃，滑石、通草导湿热下行，焦山楂消食化积。诸药相伍，共奏清热化湿，理气和中之效，使中焦湿化热清、胃气和调、通则不痛。戴红惠.杏仁滑石汤加减治验三则［J］.实用中医药杂志，2014，30（10）：968-969.

案 5：热淋（戴红惠医案）

陈某，女，41 岁，2012 年 8 月 21 日初诊。发热寒战 2 天，伴尿频尿痛，自服头孢类抗生素症状无明显改善。发热寒战，头重腰痛，尿频尿急，尿时涩痛，小腹拘紧，舌红苔黄腻，脉濡数。体温 38.6℃，尿常规白细胞（+++）、蛋白（+）、红细胞（++）。西医诊断为急性肾盂肾炎。中医诊断为淋证。证属湿热下注，膀胱气化不利。治宜苦寒清热，淡渗利湿。方选杏仁滑石汤加减。杏仁 10g，滑石 15g，黄芩 10g，黄连 3g，郁金 10g，厚朴 6g，半夏 10g，通草 6g，石韦 20g，车前草 15g，白茅根 30g，甘草 5g。每日 1 剂，水煎温服。服 3 剂后热退至体温 37.2℃，尿频尿痛等减轻。续服上方 10 剂，诸症皆除，复查尿常规呈阴性。

原按 湿热蕴于下焦，结于膀胱，则尿时涩痛、小腹拘紧；湿热内蕴，邪正相争，故发热寒战。杏仁滑石汤清热泻火、利湿行气，石韦、车前草、白茅根利水通淋，甘草清热和中。诸药合用，共奏宣气利小便之功，使气化则湿化，小便利则火腑通而热清。戴红惠.杏仁滑石汤加减治验三则［J］.实用中医药杂志，2014，30（10）：968-969.

案 6：咳嗽（张晓梅医案）

史某，男，70 岁。2018 年 5 月 7 日初诊。既往慢性支气管炎病史。患者因外感风寒后咳嗽、咳痰半月余就诊。查胸部 CT 示：肺感染。刻下症见：咳嗽，气喘，咳痰、色黄、质黏、难咯出，咽部不利，胸闷，身体困重，口干不欲饮，纳差，大便黏腻，排便不爽，小便黄，舌红，苔白厚腻，脉濡数。证属湿热闭肺，肺失宣降，治以清热化湿、止咳平喘之剂。处方：黄芩 15g，滑石 15g，杏仁 10g，陈皮 10g，半夏 9g，厚朴 15g，豆蔻 6g，芦根 15g，败酱草 15g，地龙 15g，穿山龙 15g，玄参 15g，蛤壳 30g，白果 10g，炙紫菀 15g，射干 15g，桔梗 10g，当归 15g。7 天后患者咳嗽、气喘较前减轻，黄痰减少，无胸闷，舌红苔薄黄腻，脉濡缓。上方去滑石、蛤壳，继续予 7 剂，患者诸症消失。

原按 患者既往慢性支气管炎病史，痰湿蕴肺，肺气不利，肺通调水道功能失调，加之外感风寒，寒邪入里化热，"外内合邪"，湿热郁闭上焦，肺气上逆，故咳嗽、气喘；肺失宣降，气不行津，热灼津液，故痰多质黏难咯；湿热内蕴，熏蒸咽喉则咽部不利，津液不能上承于口，则口干不欲饮；中焦气机不利则胸闷；湿热下注肠道则大便黏腻。舌红苔黄厚腻，脉濡数乃湿热内蕴之象。黄芩、滑石清热利湿；杏仁、桔梗宣肺以"提壶揭盖"，使水湿有出路；陈皮、半夏、豆蔻化痰；厚朴燥湿下气；射干、炙紫菀、白果、地龙、穿山龙止咳平喘；桔梗、当归、玄参利咽；芦根、蛤壳化痰；败酱草清利湿热。诸药共用，达到清利湿热、止咳平喘利咽之功。孟丽红，张晓梅，董环，等. 杏仁滑石汤、黄芩滑石汤治疗湿热闭肺证临床体会［C］. 威海：第四次全国温病学论坛暨温病学辨治思路临床拓展应用高级研修班论文集，2018：4.

案 7：支气管哮喘（张晓梅医案）

韩某，女，54 岁。2017 年 7 月 14 日初诊。支气管哮喘病史 15 年，每因天气变化或刺激性气味等诱发，近 2 年频繁发作。刻下症：喘息，咳嗽，痰多，咽部不利，胸闷，腹胀，时有流鼻涕、喷嚏，纳眠差，小便黄，大便不爽。舌暗胖大，苔黄腻，脉濡数。双肺可闻及明显哮鸣音及少量湿啰音。辨证为湿热闭肺，肺失宣降。治以清热燥湿、化痰平喘之剂。处方：黄芩 15g，滑石 15g，杏仁 10g，半夏 9g，陈皮 10g，厚朴 15g，辛夷 10g，白芷 10g，射干 15g，穿山龙 15g，地龙 10g，瓜蒌 30g，桔梗 10g，蝉蜕 10g，蒲公英 15g，枳壳 10g，当归 15g。前方服 7 剂后患者喘息、咳嗽明显缓解，痰量减少，无明显流涕、喷嚏，胸闷腹胀减轻，大便每日一行，上方去辛夷、白芷，加灵芝 10g，茯苓 15g，继服 7 剂，患者症状基本消失，后间断服中药调理。

原按 患者既往支气管哮喘病史，平素嗜食肥甘，复感夏季暑湿之邪，酿成脾肾亏虚、湿热闭肺之证。外邪引触，肺失宣降，肺气上逆，痰随气升，痰阻气道，故见咳嗽、气喘、痰鸣；肺开窍于鼻，肺气不利则鼻窍不通，故见喷嚏、流涕；湿热闭阻气机，则胸闷腹胀；湿热流于肠道，传导不利则大便黏腻不爽。舌暗苔黄腻，脉濡数为湿热内蕴兼见血瘀之象。黄芩、滑石清热利湿；杏仁、桔梗宣肺平喘，通水道；半夏、陈皮宣湿化痰；辛夷、白芷通鼻窍；射干、地龙、穿山龙止咳平喘；桔梗、蝉蜕利咽；蒲公英、瓜蒌清湿热化痰；枳壳、厚朴下气除满；当归活血化瘀。待患者病情稍平稳予灵芝、茯苓补益肺脾，最终诸症消失，病情平稳。孟丽红，张晓梅，董环，等．杏仁滑石汤、黄芩滑石汤治疗湿热闭肺证临床体会［C］．威海：第四次全国温病学论坛暨温病学辨治思路临床拓展应用高级研修班论文集，2018：4.

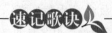

速记歌诀

杏仁滑石用通草，黄芩黄连郁金讨。

橘红厚朴京半夏，辛开苦泄利三焦。

芎羌散 39

【来源】

芎羌散，源于宋·许叔微《普济本事方·卷十》。

【组成】

川芎（洗）一两　当归（洗，去芦，薄切，焙干，秤）三分　羌活（洗，去芦）旋覆花　细辛（华阴者，去叶）　蔓荆子（拣）　石膏（生）　藁本（去苗，净洗）　荆芥穗　半夏曲（炒）　防风（去钗股）　熟地黄（酒洒，九蒸九曝，焙干）　甘草（炙）各半两

【用法】

上为末，每服二钱，水一大盏，姜五片，同煎至七分，去滓温服，不拘时候。

【功效】

养血散风，通络止痛。

【主治】

妇人患头风者，十居其半，每发必掉眩，如在舟车上。盖因血虚肝有风邪袭之耳。《素问》云：徇蒙招摇，目眩耳聋，上虚下实，过在足少阳厥阴，甚则归肝，盖谓此也。予常处此方以授人，比他药捷而效速。

【方解】

本方所治乃妇人之头风，妇人以肝为先天，故所患之头风往往虚实夹杂，既有外风之侵袭，亦有肝血之内亏。针对这一病机，一方面要润养肝血以息内风，一方面要达表驱邪以散外风。故本方以川芎、当归、熟地黄润养肝血，使肝体得

养，斯内风自消。又以羌活、细辛、蔓荆子、藁本、荆芥穗、防风之品达表驱邪，使邪气得散，而外风无依。然血虚日久，自易生热，外风袭久，亦可酿痰，故复以石膏清解内热，旋覆花、半夏曲化痰降逆。甘草则调和诸药，使补养无碍，升降调协，俾肝血补而外风散，头风去而眩晕宁。

【名医心得】

著名老中医王文鼎先生擅长运用芎羌散治疗高血压等心脑血管疾病。王老尤其重视其中羌活的作用，认为羌活等辛温解表药是治疗心、脑血管疾病的新思路。临证使用本方时，若见舌苔黄垢腻者，可将熟地黄改为生大黄，以避免滋腻之弊。

于天星. 海外医话 [M]. 北京：中医古籍出版社，1999：202-203.

【验案精选】

案1：偏头痛（施奠邦医案）

某，女，38岁。多年来每逢月经来潮，头痛即发，或左或右不定，痛甚则恶心欲吐，不欲睁眼，昏昏欲睡，每发则必经二三天才逐渐缓解而痛止，脉弦细，舌苔薄白，即按芎羌散加减：当归13g，熟地黄20g，川芎10g，荆芥6g，防风10g，羌活6g，蔓荆子10g，细辛3g，藁本6g，生石膏30g，旋覆花10g，半夏曲10g，甘菊花10g，天麻6g。嘱患者于月经来潮前1周开始，每日1剂煎服，服至月经来潮，头痛已止，即可停服。待至下次月经来潮前一周，再开始第二疗程。可以照此连服3个疗程，无效者停用。该患者按此服第一疗程，头痛发作甚轻，至第二疗程时，头痛未发。连用3个疗程，头痛即止，随访近1年未发。

原按 芎羌散一方，许氏为治妇人头风掉眩，如乘舟车上，认为由血虚肝有风邪袭之所致。并谓用此方比他药捷而效速。我以本方加减，不仅治疗偏头痛有效，并据许氏之说，用以治疗眩晕，亦有良效。苏诚炼，沈绍功. 中医痛证大成 [M]. 福州：福建科学技术出版社，1993：394-395.

案2：高血压（王文鼎医案）

患者，女，58岁。患者有高血压病史8年余，血压常达180/120mmHg，经解放军某医院检查，认为属原发性高血压病。近5年来查心电图，提示左心室肥厚劳损（$Rv_5+Sv_1 > 40mm$、Rv_5、$v_6 > 25mm$，左室壁激动时间亦超过0.05秒，心电轴明显左偏，STv_5、v_6 下移，Tv_5 双相，先负后正）。因而，被诊断为高血压性心脏病。患者自述头眩不清，近事遗忘，苦于病情反复无常（曾用西药降压药，血压曾一度好转，但因口干、便干、乏力等，中途停药），颇为烦恼。心情不悦，性格亦有变异，常与家人不明原因吵闹不休，自己也无法控制情感，遂每日叹息不止。甚则心悸、胸闷，大便干难，想寻短见。见其舌苔黄垢且腻，脉细无力。证属胃中有热，热灼血津，肝郁不解。此病证治疗，通常可用加味逍遥丸法论治。可王老取许氏芎羌汤施治。只因舌苔黄垢腻，不敢用地黄滋腻之品，遂易为生大黄 6g（后下），取推陈致新之意。用药：川芎 15g，羌活 15g，当归 15g，生石膏 30g，旋覆花（包）6g，细辛 3g，蔓荆子 10g，藁本 10g，荆芥 3g，半夏 15g，生甘草 15g，生大黄 6g（后下）。经上方治疗，2 个月后，血压降至 150/110mmHg。心电图在治疗 4 个月后复查时，竟无心肌劳损征象。临床各症状皆获明显好转。其方药中羌活的作用，当予重视。

原按 根据以上资料看，羌活作为心、脑血管病的药物，值得格外予以重视和研究。从理论上讲，我认为辛温解表药，对心、脑血管病的治疗，可能是一个新路子。于天星. 海外医话［M］. 北京：中医古籍出版社，1999：202-203.

案 3：头痛（李阳医案）

患者，男，68 岁。主诉：头痛头晕 1 年，无恶心呕吐，肢体感觉欠灵敏，舌偏红，中间偏白，苔薄白，脉沉细。辨证为顽固性头痛，证属血虚肝有风邪，治疗以养血活血，祛风化痰、通络。处方：当归 12g，川芎 10g，熟地黄 20g，羌活 6g，荆芥 6g，防风 6g，蔓荆子 10g，细辛 3g，藁本 6g，旋覆花 10g，生石膏 30g，豨莶草 15g，川牛膝 12g，胆南星 6g。水煎服，每日 1 剂。

复诊：诉服药后头痛等症状明显减轻，效不更方，继服 7 剂。

三诊：诉服药后未再头痛，略有肢麻，舌不红，苔薄白。原方去生石膏加秦艽 10g，加强养血通络之功。共服 30 剂，头痛若失，肢麻消失，行走有力。

原按 顽固性头痛的病机为久病失治，损及气血，血虚易感风邪。头为诸阳之会，风为阳邪，易袭阳位，故见头痛，或见年老体胖内蕴痰湿，痰阻经络，上为头痛，下为肢麻。血虚日久而蕴内热，故见舌红之象。芎羌散方中取四物汤之养血活血、止痛通络之品，配羌活、蔓荆子入足太阳经，细辛入足少阳经，藁本入厥阴经，引经报使加强止痛之功。生石膏、旋覆花清降阳明热，荆芥、防风祛风理肝，川牛膝、豨莶草、胆南星通络止痛以佐使之。再观许氏芎羌散方证，以血虚有风，久病伤血，病情顽固为切入点，选养血活血通络止痛之品，据症辅以化痰引经止痛、祛风之属，养血活血而不伤正，通络祛风止痛而不伤血。何红涛.头痛眩晕临床验方荟萃 [M] . 北京：人民军医出版社，2007：204–205.

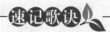

速记歌诀

　　　　普济本事芎羌散，旋归辛蔓熟地风。

　　　　膏藁夏曲草芥穗，目眩头痛舟车中。

玄麦甘桔汤 40

【来源】

玄麦甘桔汤，源于清·顾世澄《疡医大全》。甘桔汤（甘草、桔梗、麦冬各一两）见于《疡医大全·卷二十一·胃痈门主方》，《疡医大全·卷三十二·论发热三朝生死诀》提出甘桔汤加玄参一方，即玄麦甘桔汤。

【组成】

甘草　桔梗　麦门冬各一两　玄参（原书无剂量）

【用法】

水煎服。

【功效】

清热解毒，养阴润肺。

【主治】

发热之始，声音遂变者重。

【方解】

本方所治为"发热之始，声音遂变者重"之证，故火热乃重要病机。麦冬、玄参两药性寒而润，故对于火热之病机颇为契合。声音系于咽喉，故声音之变原本于咽喉之不利，麦冬、玄参均为润养咽喉之良药，如《肘后方》言"咽干者，加麦冬"，《本草纲目》言"玄参……利咽喉"。桔梗、甘草二味药即仲景之桔梗汤，尤擅治疗咽喉不利之病，故加二药以增强清热利咽之功。诸药合用，共奏清热解毒、养阴润肺之功。

【名医心得】

全国名中医艾儒棣教授认为皮肤病的病因病机多是阴虚内热，玄麦甘桔汤清热解毒、养阴润燥，与之相符。使用指征：皮损干燥、鳞屑多，舌质红偏干，苔薄。艾老临证时常与二至丸同用，以滋养肺肾阴液。血热偏盛时，合凉血消风散清热凉血；风热明显时，合简化消风散；因本方偏凉，久服可能导致大便稀，故需时刻照顾脾胃的运化功能，可交替使用四君子汤与玄麦甘桔汤。高国强，高子平.艾儒棣运用玄麦甘桔汤治疗皮肤病经验［J］.湖南中医杂志，2016，32（1）：39，52.

全国名中医张士卿教授治疗阴虚喉痹，以滋阴润肺、益肾养咽治其本，疏风宣肺、清热利咽治其标，方用玄麦甘桔汤加味。若因生活起居不慎，感受内外之邪，火热灼于咽喉而见咽喉红肿疼痛，可加金银花、连翘、山豆根、牛蒡子、射干清热解毒、利咽消肿，加薄荷、蝉蜕辛凉宣散风热，加淡竹叶清心利尿、给邪以出路，再加荆芥辛温为佐，以防众寒凉之药冰伏热邪，且能引寒凉之药以入热病之所。若鼻窍不利，加辛夷、苍耳子以通鼻窍，鼻窍通则不赖口腔以行呼吸之事。阴虚火旺，炼津为痰，咯痰不利，加川贝母、瓜蒌皮以润肺化痰。若痰气交结于咽喉，咯之不出，咽之不下，合半夏厚朴汤以化痰行气。便秘者加莱菔子、制大黄通腑泄热，腑气通则胃肠无积滞之热，咽喉亦免浊气熏蒸。张教授还常处代茶方予病家，嘱其时时频饮。代茶方，亦名"清咽饮"：玄参3g、麦冬3g、桔梗2g、甘草2g、薄荷2g、金银花3g、胖大海1个。1日1剂，水泡代茶。李玉霞，张弨，史正刚，等.杏雨轩医论：张士卿教授学术经验集［M］.兰州：甘肃人民出版社，2015：292-294.

全国老中医药专家学术经验继承工作指导老师、董氏儿科第六代传人董幼祺教授认为小儿咽喉性咳嗽的主要病因病机为肺阴不足、咽失濡润，治疗当清补肺阴，兼清利咽喉以止咳，方选玄麦甘桔汤，并常在此基础上加用射干、玉蝴蝶、牛蒡子等清热利咽之品，在临床上有较好疗效。寿叠，董继业，沈达，等.董幼祺教授运用元麦桔甘汤加味治疗小儿慢性咽炎性咳嗽的经验［C］.昆明：中华中医药学会儿科分会第三十一次学术大会论文汇编，2014：59-60.

全国老中医药专家学术经验继承工作指导老师王孟清教授常将玄麦甘桔汤作为临床治疗小儿多种咽喉疾病的基础方剂。王教授在临床运用玄麦甘桔汤的过程中，总体上抓住一个"热"字，或风热，或实热，或虚热。风热者，加金银花、连翘、薄荷等药物疏风清热利咽；实热者，加善清上焦肺热之黄芩、射干及清热解毒利咽的青黛、马勃；肺阴受损者，重用麦冬，并配合沙参、百合、玉竹等。

鼻塞流涕者，加辛夷、苍耳子或小剂量蜜麻黄，通鼻窍、宣肺气，保证鼻腔和肺部气机运行通畅；咳嗽反复发作者，加煅赭石重镇降逆；扁桃体肿大难消者，常用药对煅牡蛎、浙贝母，并佐夏枯草、山慈菇化痰散结消肿。通过辨证，该方不但适用于病情轻浅、风热外感之证，而且适用于中期邪热客肺、肺气不利以及病程长、肺阴受损之证，可治疗急慢性支气管炎、急慢性乳蛾、上气道咳嗽综合征、腺样体肥大等多种肺系疾病及小儿抽动障碍等。常依，王孟清．王孟清教授运用玄麦甘桔汤治疗儿科疾病经验［J］．中医儿科杂志，2020，16（5）：19-22.

【验案精选】

案 1：银屑病（艾儒棣医案）

史某，女，23 岁，有银屑病病史 14 年余，经多种方法治疗有所好转，但容易反复。现症见：四肢散在黄豆至钱币大小红斑，色淡红，上覆银白色鳞屑，刮之可见薄膜现象和点状出血，自觉轻度瘙痒，大便偏稀，月经正常。舌尖红，舌苔薄黄，脉弦。证属血虚风燥证。治以滋阴养血，清热润燥。方选简化消风散合玄麦甘桔汤加味。处方：玄参 20g，麦冬 15g，桔梗 15g，银花藤 30g，连翘 15g，丹皮 15g，射干 15g，紫荆皮 20g，龙骨 20g，女贞子 30g，墨旱莲 15g，地肤子 30g，桑叶 15g，亚麻子 15g，鸡血藤 30g。7 剂，水煎服，每天 1 剂。

二诊：患者皮损好转，瘙痒减轻，自诉受凉感冒咽痛，防本病加重，上方加板蓝根 30g、僵蚕 15g、重楼 10g、黄芩 15g。7 剂，水煎服，每天 1 剂。

三诊：患者自诉皮损变化不大，月经 1 个月 2 次，服药后大便更稀且次数增多。守一诊方去玄、麦、桔，加南沙参 30g、炒白术 15g、茯苓 20g、猫爪草 10g。7 剂，每天 1 剂，水煎服。

四诊：患者自诉大便好转，皮损变薄，夜间仍觉瘙痒，余正常。守一诊方去亚麻子，加地骨皮 20g、白花蛇舌草 15g。继服 7 剂。后间断服用中药治疗，随访 2 个月，自诉皮损稳定，瘙痒减轻。高国强，高子平．艾儒棣运用玄麦甘桔汤治疗皮肤病经验［J］．湖南中医杂志，2016，32（1）：39.

案 2：颜面再发性皮炎（艾儒棣医案）

黄某，女，21 岁，患再发性皮炎半年，自诉外用地塞米松后发作。现症见：面部色红，毛细血管扩张，轻度瘙痒，干燥，月经量少，二便正常。舌苔薄黄质干，脉弦。辨证为血热兼阴虚证，治以清热凉血、养阴润燥。方选凉血消风散合玄麦甘桔汤加味。处方：玄参 20g，麦冬 15g，桔梗 15g，水牛角 20g，生地黄 20g，丹皮 15g，射干 15g，紫荆皮 20g，龙骨 20g，女贞子 30g，墨旱莲 15g，地肤子 30g，益母草 15g，鸡血藤 30g。7 剂，水煎服，每天 1 剂。

二诊：患者自诉面部色红好转，仍干燥，余同前。守上方加天冬 20g、檀香 3g。7 剂，水煎服，每天 1 剂。

三诊：患者皮损较前好转，干燥瘙痒减轻，余同前。守上方去天冬，加黄芪 30g、生白术 15g、防风 10g。继服 7 剂。后仍以凉血消风散合玄麦甘桔汤为基础加减变化，共治疗 2 个月，皮损基本消退。高国强，高子平. 艾儒棣运用玄麦甘桔汤治疗皮肤病经验［J］. 湖南中医杂志，2016，32（1）：52.

案 3：阴虚喉痹（张士卿医案）

吴某，男，37 岁，2006 年 4 月 24 日初诊。因感冒后咽喉疼痛、咽干口渴 2 天就诊。患者平素咽不利，常"咯""吭"以利咽，鼻窍不通。诊见咽红、舌红少苔、脉细数。此阴虚喉痹之急发，法当滋阴降火，解毒利咽，稍佐宣散风热之品。方用玄麦甘桔汤加味。处方：玄参 10g，麦冬 10g，桔梗 10g，薄荷 6g（后下），金银花 10g，连翘 10g，山豆根 10g，牛蒡子 10g，射干 10g，蝉蜕 6g，辛夷 10g，苍耳子 10g，僵蚕 10g，甘草 3g，荆芥 10g。5 剂，1 日 1 剂，水煎 2 次混匀，分 3 次服。

二诊：咽痛止，咽微红，舌红少津，脉细数。上方去山豆根、牛蒡子、射干、连翘，加牡丹皮 10g、地骨皮 10g。5 剂，1 日 1 剂，煎、服法同上。清咽饮 20 剂，1 日 1 剂，水泡代茶。药后症状消失。

原按　此患者素有慢性喉痹，且鼻窍长期不利，又因生活起居不慎，使之急发，加重病情，发为急性喉痹。张老师根据其体质用玄麦甘桔汤合清热解毒、疏风通窍之品以标本兼治。二诊时因风热之邪衰退，故去山豆根、牛蒡子、射干、连翘，加牡丹皮、地骨皮治其本。李玉霞，张弢，史正刚，等. 杏雨轩医论：张士卿教授学术经验集［M］. 兰州：甘肃人民出版社，2015：292-294.

案 4：阴虚喉痹（张士卿医案）

李某，男，15 岁，2006 年 6 月 24 日初诊。1 个月前患感冒未彻底治愈，一直咳嗽至今，咯痰不利，咽痒，咽部如有痰阻。诊见咽红、舌红少苔、脉细数。此为阴虚喉痹兼痰气互结。治宜滋阴润咽，顺气化痰，方用玄麦甘桔汤合半夏厚朴汤。处方：玄参 10g，麦冬 10g，桔梗 10g，金银花 10g，牛蒡子 10g，甘草

3g，法半夏 10g，厚朴 10g，苏叶 10g，云茯苓 15g，陈皮 6g，川贝母 10g，蝉蜕 6g，太子参 15g，白术 10g，焦三仙各 10g，6 剂，1 日 1 剂，水煎 2 次混匀，分 3 次服。

二诊：患者服上方 6 剂后，症状减轻，原方去牛蒡子，云茯苓改为 10g。12 剂，用法如前。7 月 15 日因其他病来就诊时称咽炎已愈。

原按 此例即为感冒后未彻底治疗，余邪未尽，伤阴化热，炼津为痰，痰气交结于咽喉，用玄麦甘桔汤合半夏厚朴汤加减。方中蝉蜕疏风止痒，川贝母润肺祛痰。更有甘草、云茯苓、太子参、白术、焦三仙等药益气健脾助运，后天脾胃健运，则津自生，痰自去，气自顺，咽自通。阴虚喉痹，肺肾阴虚为其本，肺胃蕴热为其标。阴虚则火旺，虚火上炎，熏灼咽喉而成喉痹。今以玄麦甘桔汤加味滋养肺肾之阴以养咽喉，兼以清卜中二焦之蕴热以驱邪，俾肺肾阴津得以恢复，上焦风热得以疏散，中焦胃火得以清泄，则正复邪去，邪去正安，痹通咽利而其病得愈。李玉霞，张弢，史正刚，等．杏雨轩医论：张士卿教授学术经验集［M］．兰州：甘肃人民出版社，2015：292-294.

案 5：慢性咽炎性咳嗽（董幼祺医案）

蔡某某，女，8 岁，因呛咳不断于 2013 年 12 月 15 号初诊。患儿 1 个月前感冒发热后，呛咳不断，病初有量少痰，现无痰，诊见咽红滤泡，舌红少苔，双肺听诊呼吸音正常，纳谷尚可，二便无殊，外院胸片未见异常。中医辨证：肺阴不足，咽失濡润，治以补益肺阴、利咽止咳，方选玄麦甘桔汤加味。药用：玄参 10g，麦冬 10g，桔梗 3g，生甘草 3g，射干 6g，黄芩 5g，玉蝴蝶 3g，牛蒡子 5g，南沙参 10g，蝉蜕 3g，5 剂，水煎服，每日 1 剂，上下午各服 1 次。

二诊：药后患儿咳嗽偶发，以晨起、夜间为主，咽微红，滤泡尚存，舌红苔净，二便尚调，此肺阴渐复，原法主之。药用：玄参 10g，麦冬 10g，桔梗 3g，生甘草 3g，生地黄 12g，玉蝴蝶 3g，南沙参 10g，蝉蜕 3g，5 剂，水煎服，每日 1 剂，上下午各服 1 次。

三诊：患者咳嗽已无，咽未红，滤泡亦少，舌淡红苔净，予以调理。药用：太子参 6g，茯苓 10g，焦白术 10g，生甘草 3g，陈皮 3g，麦冬 10g，石斛 10g，五味子 3g，7 剂，水煎服，每日 1 剂，上下午各服 1 次。随访 3 个月，咳嗽未曾再发。

原按 本例患儿为外邪入侵，正邪交争而发热，营阴耗伤，肺阴受损，导致咽喉不利，故患儿咳嗽日久，舌红少苔，初诊以玄麦甘桔汤养阴利咽，南沙参增加养肺阴之效，黄芩清肺热，牛蒡子、射干、蝉蜕、玉蝴蝶增加利咽之功。二诊，咳少，咽微红，故增生地黄养阴，去清肺热之黄芩、利咽之牛蒡子、射干。三诊，诸恙均和，予异功散益气固表，合麦冬、石斛、五味子养阴敛阴。寿叠，董继业，沈达，等．董幼祺教授运用元麦桔甘汤加味治疗小儿慢性咽炎性咳嗽的经验［C］．昆明：中华中医药学会儿科分会第三十一次学术大会论文汇编，2014：59-60．

案6：咳嗽（王孟清医案）

张某，男，7岁9个月，2018年8月16日以"反复咳嗽1年余，再发2周"就诊。症见：反复干咳，白天为主，喜清嗓状，自觉咽中有异物感，咳时无规律，无恶寒、发热、鼻塞、流涕、打喷嚏，挑食，夜寐安，活动后易汗出，小便黄，大便偏干，每日1次。查体：咽红，心、肺、腹（-），舌红、苔薄黄，脉细数。既往有急性支气管炎、咽炎病史。西医诊断：慢性咽喉炎；慢性支气管炎。中医诊断：咳嗽，证属阴虚肺热兼外感风热。治法：疏风清热利咽，养阴润肺止咳。处方：玄参6g，麦冬6g，桔梗3g，射干5g，青黛5g，炒鸡内金6g，炒牛蒡子6g，薄荷3g，辛夷5g，蜜麻黄3g，苦杏仁6g，煅赭石10g，甘草3g。10剂，1日1剂，水煎，早晚温服。每周连服5剂，停2日后续服剩余5剂。

2018年8月25日二诊：患儿干咳明显好转，白天偶有数声咳嗽，咽中异物感较前减轻，汗出如前，仍挑食，咽稍红，心、肺、腹（-），舌红、苔薄黄，脉细数。一诊方去青黛、薄荷，10剂，煎服法同前。

2018年9月5日三诊：患儿偶闻及干咳，咽中无异物感，咽不红，汗出减少，食欲好转，舌淡红、苔薄黄，脉细数。二诊方加茯苓10g、白术10g，3剂，煎服法同前。后电话回访，药后患儿症状消失。

原按　患儿平素大便偏干，体内有热邪，恰逢天气炎热，风热之邪从口鼻而入，侵袭咽喉，导致咽喉不利，咽中常有异物感，喜清嗓；肺气失宣，津液布散不利，且热邪伤津，则干咳无痰。患儿既往有急性支气管炎、咽炎病史，素体易感，疾病所伤，正气未复，外邪易犯，加之病程日久，耗伤肺阴，致咳嗽反复不愈，稍有不当则再发加重。干咳频发，进一步耗伤肺阴，肺为肾之母，肺病久则及肾，若不及时调护，容易出现肺肾两虚。王教授认为该患儿病程长，反复发作，以肺阴耗伤为本，外感热邪为标，为本虚标实之证。方中玄参、麦冬滋阴润肺；薄荷、青黛清热；射干、炒牛蒡子宣肺，通利咽喉；桔梗清热解毒，宣肺利咽；辛夷宣通鼻窍；蜜麻黄配伍苦杏仁，一宣肺一降气，调理肺气升降而止咳；炒鸡内金健脾消食；赭石质地沉敛，平肝潜阳，重镇降逆，煅后可入肝经血分，《本草纲目》记载："（代赭石）今人唯煅赤，以醋淬三次或七次，研，水飞过用，取其相制，并为肝经血分引用也。"王教授取煅赭石下沉之性，降气的同时入肝经血分，以血养气，畅达气机；甘草清热解毒，兼调和诸药。全方清实热与养肺阴并举，通过调理肺气宣降，改善咽喉症状，同时滋养肺阴，标本兼治，达到清热利咽、养阴润肺止咳之效。二诊时患儿干咳症状较前好转，咽中异物感减轻，考虑薄荷、青黛为寒凉之品，小儿脾常不足，用药需时时顾护脾胃，寒凉药物不宜长期使用，遂去二药。三诊时患儿诸症好转，故二诊方加茯苓、白术健脾益气，巩固疗效。

常依，王孟清. 王孟清教授运用玄麦甘桔汤治疗儿科疾病经验［J］. 中医儿科杂志，2020，16（5）：19–22.

案7：慢乳蛾（王孟清医案）

李某，男，5岁，2018年8月12日以"扁桃体肿大2年余"就诊。症见：形体偏瘦，纳食尚可，不欲饮水，脾气暴躁，夜寐安，小便黄，大便干，1周1次。既往有多次感冒以及急性支气管炎病史。查体：咽部无红肿，颚扁桃体Ⅱ度肿大，表面凹凸不平，舌红、少苔，脉细数。西医诊断：慢性扁桃体炎。中医诊断：慢乳蛾，证属阴虚肺热证。治法：清热养阴、利咽散结。处方：玄参6g，麦冬9g，桔梗3g，青黛3g，连翘6g，炒鸡内金6g，炒牛蒡子6g，薄荷3g，马勃3g，山药6g，煅牡蛎3g，浙贝母5g，甘草5g。12剂，1日1剂，水煎，早晚温服。每周连服6剂，停1日后续服剩余6剂。

2018年8月24日二诊：咽部无红肿，颚扁桃体Ⅲ度肿大，表面凹凸不平，仍有脾气暴躁，纳食好转，大便偏干；1周3次，小便正常，舌红、少苔，脉细数。一诊方加柴胡6g、枳壳6g，12剂，煎服法同前。

2018年9月5日三诊：患儿颚扁桃体Ⅰ度肿大，表面凹凸不平，纳食可，二便正常，舌红、少苔，脉细数。三诊方去青黛、连翘，12剂，煎服法同前。半个月后电话随访，患儿诸症皆消。

原按 王教授认为该患儿病程长，形体偏瘦，扁桃体长期肿大，舌脉提示阴虚之象，加之既往有反复感染病史，治疗应清热养阴、通利咽喉、消肿散结。选方用玄麦甘桔汤滋养阴液；加青黛、连翘、薄荷、马勃清热毒、利咽喉；炒牛蒡子疏风利咽；黄芩清泄肺热；煅牡蛎软坚散结；浙贝母泄热解毒散结；山药健脾化痰；甘草解毒散结、调和诸药。诸药共奏清热养阴、利咽散结之功效。二诊时患儿纳食较前好转，二便情况改善，脾气仍暴躁，故加柴胡、枳壳疏肝行气、宽中行滞。三诊时患儿一般情况明显改善，舌脉提示仍有阴虚之象，继续予以前方巩固药效，去青黛、连翘防止寒凉之品损伤脾胃。常依，王孟清. 王孟清教授运用玄麦甘桔汤治疗儿科疾病经验［J］. 中医儿科杂志，2020，16（5）：19-22.

案8：鼾证（王孟清医案）

张某，女，9岁，2019年3月2日以"打鼾半年余"就诊。症见：夜间打鼾，无明显张口呼吸，晨起口鼻腔干燥，白天易疲倦，纳食尚可，寐尚可，二便调，舌红、苔黄，脉沉。既往有过敏性鼻炎病史，对尘螨过敏。辅助检查：X线（鼻咽侧位片）提示腺样体肥大。西医诊断：腺样体肥大。中医诊断：鼾证，证属肺实热证。治法：清热宣肺利咽。处方：玄参10g，麦冬10g，桔梗3g，青黛5g，射干5g，黄芩3g，炒鸡内金10g，薄荷3g，辛夷6g，马勃5g，山慈菇5g，浙贝母10g，牡蛎10g，夏枯草10g，炒牛蒡子10g，甘草5g。7剂，1日1剂，水煎，早晚温服。

2019年3月9日二诊：患儿夜间打鼾略有好转，口鼻腔干燥减轻，精神、纳食较前好转，舌红、苔薄黄，脉沉。一诊方加苍耳子5g，浙贝母用量减半，10剂，1日1剂，煎服法同前。每周服5剂，停服2日后续服剩余5剂。

2019年3月19日三诊：患儿夜间打鼾较前好转，口鼻腔无明显干燥，纳食可，舌红、苔薄黄，脉沉。二诊方去辛夷、苍耳子、浙贝母、夏枯草，10剂，煎服法同前。

2019年3月25日四诊：患儿夜间无明显鼾声，口鼻腔湿润，纳食可，舌淡红、苔薄白，脉沉。继以二诊方巩固疗效，7剂，煎服法同前。

原按 鼾证是儿童时期常见的一种夜间睡眠呼吸异常疾病，轻者夜间呼吸不畅，严重者可出现睡眠呼吸暂停综合征，常常由肥大的腺样体阻塞或者是急慢性咽炎、鼻炎、鼻窦炎导致呼吸不畅。王教授认为鼾证主要与风热、痰、瘀相关，初起风热之邪从口鼻而入，鼻腔部气机不调，经络运行受阻，津行不利，化生痰浊；若邪气由表入里，搏结咽喉，气血阻滞，日久成瘀；患儿反复外感，风热、痰、瘀胶结致使腺样体肥大难消。本例患儿病程长达半年，根据症状、体征，结合舌脉，辨证为实热证，王教授遂以青黛、马勃清热解毒利咽，薄荷、炒牛蒡子疏风清热，黄芩、射干清泄肺热，山慈菇、浙贝母、牡蛎消痰散结，夏枯草清热解毒散结，辛夷宣通鼻窍，全程配合甘润滋阴之玄麦甘桔汤，清热不伤阴的同时滋养阴液。二诊时患儿仍有打鼾，故加苍耳子通利鼻窍，经气通利，气行则津行，津行则痰消；患儿口鼻腔干燥减轻，纳食可，遂将浙贝母减半，以顾护脾胃。三诊时患儿打鼾症状明显好转，一般情况可，因辛夷、苍耳子药性偏温，故不宜久用；苍耳子虽为通窍之品，但有小毒；夏枯草、浙贝母药性寒凉，不宜久用，故去之。四诊时患儿症状明显好转，说明药证合拍，遂继续予三诊方巩固药效。常依，王孟清. 王孟清教授运用玄麦甘桔汤治疗儿科疾病经验［J］. 中医儿科杂志，2020，16（5）：19-22.

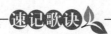

速记歌诀

玄麦甘桔利咽方，阴虚火旺上浮匡。

虚火上浮口鼻燥，咽喉肿痛此方帮。

一阴煎 41

【来源】

一阴煎,源于明·张介宾《景岳全书·卷五十一》。

【组成】

生地黄二钱　熟地黄三五钱　芍药二钱　麦冬二钱　甘草一钱　牛膝一钱半　丹参二钱

【用法】

水二盅,煎七分。食远温服。如火盛躁烦者,入真龟胶二三钱化服。如气虚者,间用人参一二钱。如心虚不眠多汗者,加枣仁、当归各一二钱。如汗多烦躁者,加五味子十粒,或加山药、山茱萸。如见微火者,加女贞子一二钱。如虚火上浮,或吐血、或衄血不止者,加泽泻一二钱,茜根二钱,或加川续断一二钱以涩之亦妙。

【功效】

滋补肾阴,壮水制火。

【主治】

凡肾水真阴虚损,而脉证多阳,虚火发热,及阴虚动血等证,或疟疾伤寒屡散之后,取汗既多,脉虚气弱,而烦渴不止,潮热不退者,此以汗多伤阴,水亏而然也,皆宜用此加减主之。

【方解】

张景岳云:"此治水亏火胜之剂,故曰一阴。"方中生地黄、熟地黄同用,大补肾阴真水；麦冬甘寒，以助二地养阴清热之力；芍药养血敛阴；丹参清热凉血；牛膝滋补肝肾，引药下行；甘草和中，调和诸药。诸药合用，"壮水之主，以制阳光"。

【名医心得】

著名老中医周光英先生在临床中常用此方治疗阴虚火旺的一系列证候，且善用反佐之法，加入川椒、细辛等辛热阳药，以阳求阴，屡获良效。王华明，周荣根. 老中医周光英运用一阴煎的经验［J］. 上海中医药杂志，1983（8）：7-8.

全国老中医药专家学术经验继承工作指导老师任达然教授认为，一阴煎可滋养肝肾之阴，主治阴虚火旺引起的疾患，在临床中治疗中风后遗症、巅顶头痛等症，收效颇捷。张恩树. 任达然运用 阴煎的经验［J］. 辽宁中医杂志，1993（6）：7-8.

【验案精选】

案1：尿路感染（周光英医案）

钱某，女，56岁。1982年2月15日初诊。1周来小便频数、短涩，刺痛，伴有腰痛、耳鸣、头眩目花等症。尿常规检查：尿蛋白（++），白细胞（+++），红细胞（++）。前医曾投清热泻火、利水通淋之八正散治疗1周，症无改善，反见口干欲饮，食欲下降，舌苔薄，质红，脉弦。证属肾阴虚亏，湿热下注。治拟滋养肾阴，清下焦湿热。处方：生、熟地黄各9g，白芍9g，麦冬9g，丹参9g，牛膝9g，炙甘草3g，川椒9g，鸭跖草15g。3剂后小便频数、短涩、刺痛消失，口干好转，耳鸣、腰痛亦除，食欲增进。复查尿常规：尿蛋白、红细胞、白细胞均已转阴性。为巩固疗效，再嘱续服原方2周。其后随访未发。

原按 淋证投八正散本无异议，但因患者阴虚体质，若利之太过，则阴虚火旺，故口干加剧，胃阴受伤，症无改善。周老运用一阴煎适大补其已亏之阴，以治其本；加鸭跖草清热利湿，以治其标。又加川椒辛热阳药，看似抱薪救火，实为反佐之法，以阳求阴。张景岳所言："善补阳者必于阴中求阳，则阳得阴助而生化无穷；善补阴者必于阳中求阴，则阴得阳升而泉源不竭。"周老于临床善用反佐之法，屡获良效。王华明，周荣根. 老中医周光英运用一阴煎的经验［J］. 上海中医药杂志，1983（8）：7-8.

案2：前列腺炎（周光英医案）

刘某，男，58岁。1980年10月8日初诊。2年前小便频数，淋漓不畅，经某医院泌尿科检查前列腺肥大。前列腺液化验：浅黄脓样，有黏丝，卵磷脂小体减少，上皮细胞较多，红细胞7～8个/HP，白细胞8～12个/HP。西医诊断为"前列腺炎"。经各种抗生素治疗，症无改善。近两月来小便常有带血的精液溢出，腰酸肢软。患者素有胃脘痛与高血压病史，现血压180/100mmHg。口干，自觉身热，舌苔薄，舌质红，脉弦。中医辨证属肾阴亏虚，湿热下注。治拟滋阴补肾，利水渗湿。处方：生地黄9g，熟地黄9g，白芍9g，麦冬9g，炙甘草3g，牛膝9g，丹参9g，桂枝9g，茯苓 g，生姜9g，大枣5枚。治疗两周后夜尿明显减少，由原每晚4～5次减少至每晚1次。又续服上方45剂后尿中血精基本消失，腰酸亦好转。患者1年来常用本方调理，最近外院泌尿科复查，除前列腺略有肿大外，余无特殊异常，血压稳定。

原按　本案肾阴亏损，虚火扰动阴血，以致精液带血。又因肾阴亏虚，湿浊瘀阻，下焦不通，以致小便频数，淋漓不畅。周老运用一阴煎中生地黄、熟地黄、麦冬、白芍滋养已亏之阴血，清泻下焦之虚火。方中加茯苓、生姜、大枣、桂枝通阳利湿。叶天士言："败精宿于精关，宿腐因溺强出，新者又瘀在里。经年累月，精与血并皆枯槁，势必竭绝成劳不治。"故周老用丹参、牛膝清除败精，祛瘀生新，又配杜仲补肾强腰。诸法同施，补中有攻，血精逐渐得止。王华明，周荣根. 老中医周光英运用一阴煎的经验［J］. 上海中医药杂志，1983（8）：7-8.

案3：慢性咽喉炎（周光英医案）

顾某，男，28岁。1981年2月21日初诊。自觉咽喉有异物感1年余，且咽痛，咽干不适。外院五官科检查：咽部充血，咽后壁可见淋巴滤泡增生。诊断为"慢性咽喉炎"。曾先后用过庆大霉素、链霉素、四环素等抗生素无效。大便干燥，舌苔薄，舌质红，口干。中医辨证属阴虚喉痹，方拟养阴利咽。处方：生地黄9g，熟地黄9g，白芍9g，麦冬12g，炙甘草6g，牛膝9g，丹参9g，细辛3g，川椒3g。7剂后，咽痛、咽痒、咽部异物感消失。但仍有咽干口渴、大便干燥等症。故守方两月余，以巩固疗效。半年后随访，患者咽痒、咽痛均未复发，大便通畅。

原按　本案为阴虚喉痹，一般认为阴虚火旺证，应忌用细辛、川椒等辛辣之品。然周老治疗此类喉痹，每用之。实践表明咽干、咽痛不仅未加重，反见减轻。

这是因为本案阴虚火旺已用一阴煎降之，加细辛、川椒是为本方引经"反佐"之药，川椒辛温而散，据药理研究，对多种细菌有抑制作用。更重要的是细辛能直达肺肾两经。《本草正义》说："细辛，芳香最烈，故善开结气，宣泄郁滞，能上达巅顶，通利耳目，旁达百骸，无微不至。"此外，《名医别录》与《本草纲目》均有细辛能治疗"喉痹"的记载。因此，细辛、川椒用于咽痛、咽干，并非绝对禁忌，关键在于配伍得当。王华明，周荣根.老中医周光英运用一阴煎的经验［J］.上海中医药杂志，1983（8）：7-8.

案4：阳痿遗精（周光英医案）

高某，男，47岁。1981年5月16日初诊。阳痿遗精两月余，每周遗精2～3次不定，节制房事亦不见效。自觉口干，脚软，腰酸，精神疲倦，纳谷不振，夜寐梦扰，常于梦中遗泄，为此，郁郁不乐。脉小弦，舌苔薄白，质红。证属肝肾不足，治拟滋阴壮水。予一阴煎加味。处方：生地黄9g，熟地黄9g，麦冬9g，炙甘草3g，丹参9g，牛膝9g，炮附子9g，7剂后，口干消失，精神转佳，遗精减少，症情日见改善，再守原方60余剂，阳痿、遗精悉除，尚留腰酸、乏力，续予调补之剂善后。3个月后随访，诸症皆安。

原按 本案遗精以梦泄为主，临床表现有口干津少、腰酸、神倦等症。此为肾阴虚亏而相火妄动，干扰精室，精关不固所致。然因遗精频作，病久不愈，以致阴伤及阳，出现阳痿。从整体观之，本案阴虚火旺为主要方面，而肾阳受损为次要方面。周老投一阴煎以滋阴壮水；加炮附子一味，佐补肾阳。治疗后症情日见好转。此时，周老认为方已中病，无须加减，一方到底，故连投60余剂，阳痿遗精皆安。体现了周老审证求因、"治病求本"的诊疗特点。王华明，周荣根.老中医周光英运用一阴煎的经验［J］.上海中医药杂志，1983（8）：7-8.

案5：阴唇内壁囊肿（周光英医案）

沈某，女，40岁，1981年10月24日初诊。患者自我发现阴唇有一肿物，经某医院妇科检查诊断为"阴唇内壁囊肿"，如黄豆大小，不痛不痒，伴有白带增多，局部有不舒感，且觉头痛，恶心，纳谷不香，夜寐不安，舌苔薄，舌质红，脉弦。证属阴不胜阳，治拟育阴潜阳，予一阴煎加味。生地黄9g，熟地黄9g，白芍9g，麦冬9g，炙甘草3g，丹参9g，牛膝9g，麻黄3g。水煎服，每日1剂，7剂服后，头痛、恶心消失，纳谷增进，夜寐转安，白带减少。再继服14剂，自觉阴部不舒感消失。后再经某医院妇科检查，发现阴部囊肿已消失，病告痊愈。

3 个月后随访患者，本病愈而未发。

原按 周老认为，本病案为阳气内伐阴分，以致阴亏阳盛，热结下焦。《内经》云"热胜则肿"，而一阴煎其性甘寒，以育阴潜阳，使肾阴不足得以改善，故诸症日见好转，本方合麻黄以辛甘化阳，俾本病热退肿消，以收全功。王华明.周光英老中医运用一阴煎治疗阴唇内壁囊肿［J］.中成药研究，1982（9）：49.

案 6：中风后遗症（任达然医案）

顾某，男，53 岁。1991 年 9 月 7 日入院。因半身不灵活，口角流涎，说话不清入院，经CT检查，诊为右侧内囊腔隙性脑梗死。经中西药物治疗，症情减轻，但留有半身不遂、语言欠朗等后遗症。刻诊：左半身偏瘫，语言謇涩，头晕，面部时有发火，舌红苔薄黄，脉细弦。证属肝肾阴虚，虚阳上扰，络道失利。拟以滋养肝肾，佐以活血通络。取一阴煎加减：干地黄、白芍、麦冬、丹参、怀牛膝、玉竹、钩藤、天麻、石菖蒲、远志、豨莶草各 10g，甘草 5g。3 剂。

二诊：头晕好转，余症同前，仍宗前方增损。上方去钩藤，加木瓜络、路路通各 10g。5 剂。

三诊：左侧肢体较灵活，语言謇涩减轻，继予滋养肝肾，佐以活血通络。处方：干地黄、杭白芍、麦冬、怀牛膝、丹参、木瓜、豨莶草、路路通、当归、天仙藤各 10g，甘草 5g。任师以上方为基础，稍事出入给患者治疗 1 个月，病情大有好转，左侧肢体活动如常，语言清晰，好转出院。现能步行上班，正常工作。

原按 中风后遗症，世人常用补阳还五汤治疗。殊不知，对于肝肾阴虚者则非所宜。据临床实践分析，中风后遗症属肝肾不足者屡见不鲜。本例患者，究其本源，真水亏耗，水不涵木，络道失和，故用一阴煎。方中干地黄、白芍、麦冬、牛膝滋养肝肾之阴；半身不遂，任师喜用丹参、木瓜络、豨莶草、路路通等品活血通络。良由标本兼治，水能养木，络道通利，故收效显然。张恩树.任达然运用一阴煎的经验［J］.辽宁中医杂志，1993（6）：7-8.

案 7：巅顶头痛（任达然医案）

赵某，男，38 岁。1991 年 5 月 18 日初诊。因剧烈头痛，伴有呕吐住某医院治疗。入院后，诊为"蛛网膜下隙出血"。经用甘露醇以及止血、止痛药后，呕吐虽止，但头痛仍作。刻诊：头痛以巅顶为主，痛苦面容，易于作躁，苔薄黄而干，脉弦细。任师细思此症，证属阴虚火旺，肝阳上亢，拟以育阴潜阳。任师认为：对于斯症切不可用苦寒清凉之品。诚如《静香楼医案》云："欲阳之降，必滋其阴，徒事清凉无益也。"予一阴煎化裁：干地黄、杭白芍、麦冬各 10g，怀牛膝、杭菊瓣、石斛、白蒺藜、泽泻各 10g，石决明（先煎）15g，甘草 5g。3 剂。

二诊：患者颠顶头痛减轻，效不更方，再服 3 剂。

三诊：迭进育阴潜阳之剂，患者颠顶头痛每日偶尔发作，痛势明显减轻。唯夜寐欠熟，此时少为变通可也。原方去泽泻，加茯苓、茯神各 10g，夜交藤 15g，5 剂。药后患者颠顶头痛未萌，夜能安寐，后痊愈出院。

原按　《素问·五脏生成篇》谓："头痛巅疾，下虚上实，过在足少阴、巨阳，甚则入肾。"在治则方面，张景岳明确指出："阴虚头痛……治宜壮水为主，当用滋阴八味煎、加减一阴煎。"任师对于本例患者，选用填下清上、滋肾平肝之剂一阴煎化裁。俾肾水充足，肝体得柔，厥阳不致独亢，从而使颠顶头痛蠲除。张恩树.任达然运用一阴煎的经验［J］. 辽宁中医杂志，1993（6）：7-8.

案 8：眩晕（任达然医案）

王某，女，50 岁。1990 年 10 月 29 日初诊。1 年来，眩晕常发，测血压 135/90mmHg，口服盐酸地芬尼多片，只能取暂时之效。近来，劳累过度，旧疾又作。刻诊：头晕眼花，视物旋转，耳鸣作响，面部发火，腰膝酸软，苔薄微黄，脉细弦。证属肝肾阴虚，虚阳上扰。拟以滋水涵木为先，仿一阴煎加减：生熟地、杭白芍、麦冬、怀牛膝、天麻、钩藤、杭菊各 10g，生甘草 5g。3 剂。药后眩晕减轻，唯腰膝时有酸软，不耐劳累，上方加女贞子、墨旱莲各 10g。5 剂药后，眩晕等症则瘳。随访 1 年余，眩晕未发。

原按　眩晕一证，有虚有实。本例患者，年逾"七七"之年，眩晕常发，腰膝酸软，据证而论，为先天肝肾不足使然。景岳云"无虚不作眩"，即此意也。为此，任师用生熟地、白芍、麦冬、怀牛膝滋养肝肾之阴；佐以天麻、钩藤、杭菊平肝潜阳；甘草调和诸药。复诊时，加女贞子、墨旱莲助生熟地、白芍滋养肝肾之力，俾真阴得养，水能涵木，虚阳平靖，则眩晕自除。张恩树.任达然运用一阴煎的经验［J］. 辽宁中医杂志，1993（6）：7-8.

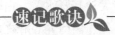
速记歌诀

一阴两地芍丹参，牛膝甘草麦冬增。

水亏火盛第一剂，专治阴亏虚火盛。

益经汤 42

【来源】

益经汤，源于清·傅山《傅青主女科·女科上卷》。

【组成】

熟地黄（九蒸）一两　白术（土炒）一两　山药（炒）五钱　当归（酒洗）五钱
白芍（酒洗）三钱　生枣仁（捣碎）三钱　牡丹皮二钱　沙参三钱　柴胡一钱　杜仲（炒
黑）一钱　人参二钱

【用法】

水煎。连服八剂而经通矣，服三十剂而经不再闭，兼可受孕。

【功效】

补肾健脾，疏肝解郁。

【主治】

治年未老经水断者。

【方解】

傅青主原书载益经汤主治"年未老经水断"，属"心肝脾之气郁"且"肾气
本虚"。本方中用熟地黄一两，配伍沙参、杜仲"大补其肾水"。白术、山药、
人参益气健脾，培土以助生化旺血之源。当归、枣仁、白芍养心肝之血，"大补
其心肝脾之气"。柴胡疏肝理脾，牡丹皮清血分虚热，祛瘀调经，"散心肝脾之
郁"。此方实乃心肝脾肾四经同治药也。妙在补以通之，散以开之，则精溢而经
水自通矣。

【名医心得】

全国老中医药专家学术经验继承工作指导老师李军教授认为，益经汤即是在补肾的基础上补心、肝、脾之气，散心、肝、脾之郁，补以通之，散以开之，则精溢而经水自通。李军教授常以益经汤加减治疗月经后期、月经过少。李军教授认为，月经后期、月经过少与天癸密切相关，其与肾气的强弱、冲任的盛衰、气血的盈亏、脏腑的虚实以及六淫七情等因素互为因果。临床使用益经汤时，可根据患者病情随症加减，如加骨碎补、盐补骨脂补肾阳，加牛膝补肝肾、引血下行，加丹参补血活血，加佛手理气等。李军. 调治天癸验案2则 [J]. 四川中医，2016，34（1）：109-111.

浙江省名中医丁彩飞教授临证常用益经汤治疗多囊卵巢综合征。丁彩飞教授认为多囊卵巢综合征病位在肾，常累及心、肝、脾，益经汤虽为《傅青主女科》中"年未老经水断"主方，然原文"肾水之化，实有关于心肝脾"颇有深意，与肾虚型多囊卵巢综合征病机有相符之处，方中熟地黄、山药、杜仲补肾之水；当归、白芍、白术寓四物之意，补益脾土；柴胡助木之条达，牡丹皮清心火，生枣仁养心安神，沙参养阴清肺，益胃生津。全方五行共治，以补通之，以散开之，加减使用，可治疗多囊卵巢综合征。万凌屹，黄佳梅，杨欣，等. 基于五行学说应用《傅青主女科》益经汤治疗多囊卵巢综合征初探 [J]. 中华中医药杂志，2020，35（6）：2914-2916.

杭州市名中医赵宏利教授常以益经汤治疗不孕症。赵宏利教授认为益经汤方中熟地黄能大补肾水，北沙参益肺而取其金水相生，功亦在益肾，杜仲、怀牛膝、川续断是补肝肾、强筋骨之常用药；炒白术、山药、党参、砂仁、生姜、大枣入脾胃经，健脾益气开胃，助后天脾胃运化，使气血生化有源；当归、白芍相须为用养肝血柔肝性，丹皮、柴胡凉血疏肝；酸枣仁甘平，归心肝经，故能养肝血、宁心安神。诸药合用，可治疗禀赋不足，先后天皆弱的不孕症患者。王琳，王涵芝，赵宏利. "三法三方"治疗不孕症验案举隅 [J]. 中国乡村医药，2023，30（2）：24-25.

时燕萍教授常以益经汤为基础加减治疗卵巢功能减退性月经过少。时燕萍教授认为本方用熟地黄为君，补肾滋阴、养血益精。柴胡、白芍、杜仲、北沙参为臣，疏肝柔肝、补益肾精。柴胡疏肝解郁、调畅情志，白芍疏肝理气、柔肝养血敛阴，白芍配伍柴胡，一敛一疏，柔肝疏肝、调畅气血以调经；杜仲平补肝肾，北沙参滋补肾阴；佐以党参、白术、山药健脾益气，使气血生化有源，滋养先天肾精，补后天以养先天；当归、牡丹皮补血活血、祛瘀通经。诸药相伍，共奏补肾益精、疏肝解郁之效，补以通之、散以开之，心肝脾之郁解，则三经之气入于肾中，肾水充沛则经量正常。叶圆圆，时燕萍．时燕萍教授治疗卵巢功能减退性月经过少的经验［J］．浙江中医药大学学报，2019，43（1）：64–67．

【验案精选】

案1：月经后期伴经量过少（李军医案）

王某，23岁。2014年5月5日初诊。主诉：月经后期伴经量过少5年。患者于5年前无明显诱因出现月经后错，一般为40～50天月经来潮1次，每次行经3天，量少，经色暗红，夹血块，腰酸，烦躁易怒，手足心出汗，大便溏，小便调。脉沉细，舌淡红苔薄白。患者面部痤疮。末次月经4月28日。曾查B超：子宫前位大小4.0cm×3.5cm×3.0cm，内膜0.4cm，居中，双卵巢多囊样改变。查女性激素六项示：雌二醇（E_2）55.0pg/ml，卵泡刺激素（FSH）4.46mIU/ml，黄体生成素（LH）10.38mIU/ml，孕酮（P）0.3ng/ml，催乳素（PRL）30.16ng/ml，睾酮（T）0.27ng/ml。患者禀赋不足，肾气不足，肾精亏虚；情志不遂，肝气郁滞。此为肾虚肝郁所致。现正值月经后期，血海空虚，属于在肾气作用下逐渐蓄积精血之期，法当滋肾养血疏肝解郁调经为主。方用益经汤加减治疗。处方：熟地黄20g，炒白术10g，山药15g，当归10g，白芍15g，柴胡6g，盐杜仲15g，炒酸枣仁20g，牡丹皮6g，北沙参10g，白花蛇舌草30g，骨碎补10g，盐补骨脂10g，升麻6g，牛膝10g，丹参15g，佛手10g，甘草6g。

2014年5月19日二诊：现正值经间期，重阴转阳之时，治疗宜阴中求阳，加温肾暖宫之品。方用：熟地黄20g，炒白术10g，山药15g，当归10g，盐杜仲10g，牡丹皮6g，北沙参10g，淫羊藿10g，骨碎补10g，盐补骨脂10g，升麻6g，牛膝10g，丹参10g，佛手6g，甘草3g，醋龟甲10g（先煎），巴戟天10g，郁金10g。

2014年5月28日三诊：5月27日月经来潮，经量增多，血色转红，6天净，无痛经及其他不适。纳可，二便调。舌淡红苔薄白，脉沉细。经后血海空虚，继宗原法滋肾益阴养血。方用：熟地黄20g，炒白术10g，山药15g，当归10g，盐杜仲10g，牡丹皮6g，北沙参10g，淫羊藿10g，骨碎补10g，盐补骨脂10g，升麻6g，牛膝10g，丹参10g，佛手6g，甘草3g，醋龟甲10g（先煎），郁金10g，酒黄精10g，制何首乌10g。

2014年6月7日四诊：服药平和，基础体温测试呈双向。为巩固疗效继续治疗2个月经周期，月经周期、经量正常。

原按 本案月经后期、月经过少。其属禀赋不足肾虚肝郁。《傅青主女科》谓"经本于肾""经水出诸肾"。《沈氏女科辑要笺正》说："癸水为肾脏真阴。"天癸是"肾主生殖"的精微物质和功能的统一体，具有促进生殖器官的发育成熟和维持人体生殖功能的生理作用。肾中精气充盛，不断产生天癸，在天癸的促发下任脉通达，冲脉广聚脏腑之血而盛，冲任两脉相滋，血海满盈，月经来潮。天癸致病，并非孤立，而常与肾气的强弱、冲任的盛衰、气血的盈亏、脏腑的虚实以及六淫七情等因素互为因果。故在治疗天癸为病时，常结合脏腑辨证予以施治。傅青主认为："肾水之生，原不由于心肝脾，而肾水之化，实有关于心肝脾……倘心肝脾有一经之郁，则其气不能入于肾中，肾之气即郁而不宣矣。况心肝脾俱郁，即肾气真足而无亏，尚有茹而难吐之势。矧肾气本虚，又何能盈满而化经水外泄耶。"其治疗应散心肝脾之郁，大补肾水。本案方用《傅青主女科》的益经汤加减。益经汤即是在补肾的基础上补心、肝、脾之气，散心、肝、脾之郁，补以通之，散以开之，则精溢而经水自通。在治疗时根据月经期间阴阳消长变化加减用药调理周期和经量。初诊时患者处于经后期，此时血海空虚，治疗当偏重于滋肾益阴养血，益经汤原方散心肝脾之郁，大补肾水，也具备滋阴养血之功效。因阴阳互根互用加用骨碎补、盐补骨脂补肾阳；牛膝补肝肾且能引血下行；丹参补血活血；佛手理气；甘草补脾益气，调和诸药。二诊属于经间期，应以促排卵为主，加用泽兰、赤芍一类活血化瘀之品。三诊为月经前温补肾阳，阴中求阳，加用淫羊藿、巴戟天等补肾阳的药物。患者月经按期来潮，经量增多，且行经天数增多。效不更法。月经周期及经量均正常，且基础体温监测呈双相，获效。李军. 调治天癸验案 2 则 [J]. 四川中医，2016，34（1）：109–111.

案 2：多囊卵巢综合征（丁彩飞医案）

患者，女，杭州人，31 岁，2017 年 11 月 25 日初诊。主诉：月经稀发 3 年余。周期 40 天至 3 月余，常需服用人工周期药物或炔雌醇环丙孕酮片来潮，经期 5 ~ 7 天，经量偏少，色暗红，少血块，乳房胀痛明显，经前尤甚。刻诊：面色萎黄，纳可，体胖，腰酸乏力，情绪低落，焦虑，夜间难以入睡，便溏。舌红苔薄黄，脉弦滑略数。多次外院查 LH 偏高 10.56mIU/ml，服用性激素药物后可至正常，但停药后反复；B 超检查显示子宫内膜 0.8cm，双卵巢均见 > 12 个 1cm 内小卵泡。西医诊断：多囊卵巢综合征。中医诊断：月经后期；辨证为肾虚肝郁夹湿型。治则补肾疏肝，活血化痰，宁心安神，药用益经汤加减。处方：熟地黄 15g，白术 12g，山药 12g，当归 10g，白芍 12g，太子参 15g，酸枣仁 10g，牡丹皮 12g，柴胡 10g，杜仲 12g，沙参 10g，夜交藤 15g，远志 10g，茯苓 12g，丹参 10g，甘草 6g。7 剂，每日 1 剂，水煎饭后温服。

2017 年 12 月 3 日二诊：患者睡眠腰酸较前好转，大便成形，舌红苔黄，脉弦滑。去夜交藤、远志，加淫羊藿 12g、合欢皮 10g，再服 14 剂，煎服法同前。

2017 年 12 月 18 日三诊：腰酸明显缓解，夜间梦较前减少，舌淡红苔黄，脉细滑。复查 B 超提示内膜 1.0cm，加川牛膝 15g、川芎 10g 引血下行，7 剂，煎服法同前。7 天后月经来潮，经量较前增多，无腹痛，睡眠可，色红，无血块。后以益经汤为基本方随症加减，月经周期时间缩短，经量增多，LH7.45mIU/ml，FSH6.79mIU/ml，LH/FSH 比值恢复正常，加之生活作息调整，体质量控制可，可不服用性激素药物。

原按 本案月经过少、月经后期，属禀赋不足，肾虚肝郁夹湿。经水有赖肾水的布施与运化，若肾水不足，则经水无法充盈胞宫，至期不潮。若肾中天癸未充，则月水不能适时而至。而肾水不足并非单独为病，常与七情、六淫、饮食劳作等因素互为因果，累及他脏。本案方选益经汤加减，其组方特点在于以补虚为本，散心、肝、脾之郁，而使真足无亏之肾气化经水外泄。治疗时，根据患者五行生克乘侮关系转变及阴阳消长，加减用药以调节月经周期和经量。初诊时患者经水逾期未至，此时肾水不足扰动心神，心火偏亢，治疗偏重滋肾养心安神，原方兼顾心肝之郁，具备清心安神之功，因明显夜间难寐加用夜交藤、远志；二诊属经间期，加用补肾阳之淫羊藿，促进阴阳交感转化；三诊属经前期，血海充盈，宜疏导，稍佐川牛膝、川芎等活血化瘀之品。患者月经来潮，经量增多，周期缩短，效不更方，服至月经周期渐规律，停用激素。万凌屹，黄佳梅，杨欣，等.基于五行学说应用《傅青主女科》益经汤治疗多囊卵巢综合征初探[J].中华中医药杂志，2020，35（6）：2914–2916.

案 3：不孕症（赵宏利医案）

陈某，女，28 岁，2020 年 6 月 24 日初诊。主诉：未避孕 1 年余未孕。丘疹性荨麻疹专科治疗中。6 月 11 日查抗米勒管激素 0.08ng/ml。生育史 0-0-0-0。近 1 年月经稀发，每两三月一行，西医予人工周期治疗，月经量中等，有痛经，经期面部易生小痤疮，经前乳房胀痛 1 周。末次月经 5 月 25 日，5 日净。刻诊：畏寒，晨起口干欲饮水，口气不馨，近 3 个月偶有左侧小腹隐痛，腿酸，久立腰背酸，大便偏烂。舌脉：舌边红，苔白润略腻，脉缓滑略弦。体重 43kg，身高 160cm，体重指数（BMI）16.8kg/m²。西医诊断：原发性不孕症；中医诊断：不孕症。辨证：脾肾两虚，心肝血亏证。治宜：健脾益肾，养心调肝，方用"益经汤"化裁。组方：熟地黄、炒白术各30g，温山药、当归各15g，炒白芍、酸枣仁各10g，丹皮6g，北柴胡3g，党参20g，盐杜仲、北沙参、川续断、怀牛膝各10g，砂仁3g，生姜6g，大枣25g。共14剂。

2020年7月8日二诊：患者月经6月26日来潮，近两日两侧少腹时隐痛，咽干。余诸症、舌脉同前。前方增北沙参至15g，加石斛12g，再进14剂。

2020年7月22日三诊：患者腹痛未发作，服前方后身体觉暖，荨麻疹好转，加荆芥3g。共14剂。患者后续予益经汤加减治疗近1年，7月14日测人绒毛膜促性腺激素（HCG）790IU/L，成功受孕。

原按 患者卵巢功能低下，赵师认为此多属肾虚之证，肾主骨生髓，肾精亏损则症见腿酸、腰背酸，经水乃天一之水，出自肾中，肾水不足则月经稀发；患者体型瘦弱，是脾虚失于运化，不能长养四肢肌肉所致，脾虚失于运化水谷，故大便烂，升清降浊失司，清气不能上承于口故口干欲饮，浊气不能下降故口气不馨，苔白润腻亦是脾虚之象；患者后天生化乏源，五脏失养，又久不孕育，心中闷闷，肝气不畅，是心肝血虚而郁结在里，"诸痛痒疮，皆属于心"，少阴有亏，故瘾疹时作，肝气郁结，出现痛经、经前乳胀、左少腹隐痛。"益经汤"出自《傅青主女科·年未老经水断》。方中重用熟地黄大补肾水，北沙参益肺而取其金水相生，功亦在益肾，杜仲、怀牛膝、川续断是补肝肾、强筋骨之常用药；炒白术、山药、党参、砂仁、生姜、大枣入脾胃经，健脾益气开胃，助后天脾胃运化，使气血生化有源；当归、白芍相须为用养肝血柔肝性，丹皮、柴胡凉血疏肝；酸枣仁甘平，归心肝经，功能养肝血、宁心安神。本案患者属禀赋不足，先后天皆弱，故较难受孕，前后调治约1年余才得孕。王琳，王涵芝，赵宏利. "三法三方"治疗不孕症验案举隅［J］. 中国乡村医药，2023，30（2）：24-25.

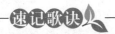

速记歌诀

> 益经熟地沙人参，归芍白术丹枣仁。
>
> 柴胡山药与杜仲，同治心肝与脾肾。

增损双解散 43

【来源】

增损双解散，源于清·杨栗山《伤寒温疫条辨·卷四》。杨栗山在刘河间双解散基础上加减数味而成，用治温病，较原方尤觉大验。

【组成】

白僵蚕（酒炒）三钱　全蝉蜕十二枚　广姜黄七分　防风一钱　薄荷叶一钱　荆芥穗一钱　当归一钱　白芍一钱　黄连一钱　连翘（去心）一钱　栀子一钱　黄芩二钱　桔梗二钱　石膏六钱　滑石三钱　甘草一钱　大黄（酒浸）二钱　芒硝二钱

【用法】

水煎去渣，冲芒硝，入蜜三匙，黄酒半酒杯，和匀冷服。

【功效】

解散阳郁，清泄阴浊。

【主治】

温病主方。温毒流注，无所不至。上干则头痛目眩耳聋，下流则腰痛足肿，注于皮肤则斑疹疮疡，壅于肠胃则毒利脓血，伤于阳明则腮脸肿痛，结于太阴则腹满呕吐，结于少阴则喉痹咽痛，结于厥阴则舌卷囊缩。此方解散阴阳内外之毒，无所不至矣。

【方解】

本方所治乃阴阳内外毒邪壅郁之温毒流注之病。白僵蚕、蝉蜕两药体轻性浮，纯走气分，善解阳分之郁结。姜黄、大黄两药味苦性沉，能入血分，善走阴分而清热泄浊。四药相合，即为经典名方"升降散"。然本方所治之温毒乃温病之重证，其热毒壅郁非寻常温病可比，故又益以薄荷、连翘、防风、荆芥穗、桔梗五味药以疏风宣郁、开达热结，增以黄连、黄芩、栀子、石膏、芒硝、滑石六味药以清热解毒、泻下排浊。温热炽盛，往往容易伤阴耗血，当归、白芍能滋血护营，故增入二药以防温毒内陷营血。最后，以甘草清热补益，调和诸药。诸药合用，共奏解散阳郁、清泄阴浊之功。

【名医心得】

国医大师李士懋教授认为温病的治疗大法为"透、清、滋"，而本方的治法即为清泄热毒、畅达气机，故使用本方治疗温病时往往用量颇轻，大部分药物仅用 3～5g。李士懋教授以此方治疗麻疹等温病，往往 1 剂即效。岳冬辉. 温病理法析要［M］. 北京：中国医药科技出版社，2021：241.

国家级名老中医洪郁文教授习惯灵活加减运用本方，每在原方基础上减去当归、白芍、黄连、芒硝等性降之品，同时根据病情增入柴胡、青蒿、白薇、生地黄、地骨皮等透达之药，使之更适于治疗温病。洪郁文. 运用增损双解散加减治疗高热举隅［J］. 辽宁中医杂志，1985（2）：27-28.

汤志仁主任认为本方一可以升阳中之清阳，二可以降阴中之浊阴，三可清解湿热之毒，从而人体气机升降有常，内外通和，杂气之流毒顿消。基于此认识，汤主任擅长运用本方解散阴阳内外之毒，治疗生殖器疱疹等疾病。汤志仁，周文卫. 增损双解散加减治疗生殖器疱疹［J］. 江苏中医药，2003（7）：41.

刘玉英主任认为增损双解散有"上行头面，下达足膝，外通五窍，内通脏腑、经络，驱除邪气"之功，信为表里双解之代表方剂。据多年临证经验，刘主任认为增损双解散的主症为壮热，微恶风寒，口微渴，面红目赤，腰脊四肢酸楚，尿赤，舌红苔薄，脉浮数有力。刘玉英，王檀，刘素娴. 单纯型流行性感冒的中医证治［J］. 长春中医学院学报，1994（1）：12-13.

何庆勇教授通过"读经典、做临床"体会到：只要临床表现为"恶风寒，口鼻气热，面红，便干或便秘"之外感风寒、郁热内蕴证，用增损双解散加减治疗，多取效甚速。何教授使用本方治疗外感病时，特别是外感急症或病在卫分者，一般采用"少量频服"法，即每日至少服用 3 次，这样的效果往往比每日服用 2 次疗效好。何庆勇. 古方治疗外感病三则［J］. 中国中医药信息杂志，2013，20（4）：84.

【验案精选】

案 1：麻疹肺炎（李士懋医案）

司马某，女，1.3 岁。1964 年 4 月 7 日初诊。发热已 6 日，颈项及耳后疹密而紫暗，身躯疹稀少。咳喘气粗，烦热渴饮，下痢赤白，日十余行。脉数大，舌红，苔黄腻。此热毒夹滞壅结于内，疹出不透。急当清泄热毒，畅达气机，佐以消导。予增损双解散加减。僵蚕 7g，蝉蜕 3g，姜黄 4g，酒大黄 3g，桔梗 4g，防风 3g，薄荷 3g，黄芩 4.5g，黄连 4.5g，栀子 4g，石膏 8g（先煎），芦根 6g，紫草 10g，槟榔 4.5g。1 剂疹即出透，喘、痢、热皆减。

原按 李氏本案以双解散内清外透法治麻疹肺炎之候。《医宗金鉴》云："疹宜发表透为先，最忌寒凉毒内含。"麻疹贵在出齐，疹色红活，使郁伏于内之疹毒尽达于表而解。若过用寒凉，必冰伏气机，表气郁遏，疹不能达。即或疹乍出，过寒亦使疹没，疹毒转而内攻，喘闷痉厥，变证丛生。然热毒盛者，又当断然清透，不可因循踟躇。此例于甫露即暗紫，热毒内盛明矣。郁热上攻于肺而作喘，夹滞下迫大肠而为痢。热毒壅遏，气机不畅，疹不能透发。予双解散，内清外透，使热分消，加紫草活血散瘀。毒热得透，疹即出齐，喘利顿减。岳冬辉. 温病理法析要［M］. 北京：中国医药科技出版社，2021：241.

案 2：高热（洪郁文医案）

刘某，女，50 岁。1980 年 3 月 14 日诊。患者初病恶寒发热，1 周后伴有咳嗽，经治疗后，咳嗽恶寒已愈，唯发热不除已两月余，午后高热，日暮之后，烦热尤甚。曾经某医院诊为支气管炎而用过多种抗生素，皆未获效。继用中药以发表宣肺等法，屡经得汗，但发热不减，乃来门诊治疗。症见：患者面色潮红，形体瘦弱、头晕、胸烦热，口渴欲冷饮，轻咳，痰略黄，厌食油腻，大便燥，尿黄，舌红苔黄，少津，脉弦细数。证属风热束表，发汗太过，以致正虚邪恋，急宜肃清余邪兼以养阴。予增损双解散加减：蝉蜕 15g，僵蚕 15g，姜黄 10g，连翘 15g，栀子 10g，大黄 10g，桔梗 10g，薄荷 8g，甘草 10g，生地黄 15g，地骨皮 15g，蜂蜜 15g（冲服）。服 6 剂后，发热减轻，胃纳已佳，大便正常，原方略为加减，服 12 剂后，热退净而愈。

原按 本例适值初春，阳气始开，厥阴行令，感受风热之邪，本应投以辛凉解表，而竟施以辛温发汗，故表虽解，而余热未清。且误汗伤阴，因而有口渴欲冷饮、便燥、溲黄等症。本方中于原方（增损双解散）减荆、防，意在不用汗解，

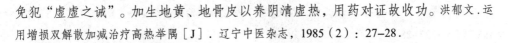

免犯"虚虚之诚"。加生地黄、地骨皮以养阴清虚热，用药对证故收功。洪郁文.运用增损双解散加减治疗高热举隅［J］.辽宁中医杂志，1985（2）：27–28.

案3：高热（洪郁文医案）

李某，男，28岁。1980年10月28日诊。1个月前恶寒发热，头痛，头晕，曾经多方治疗，但发热仍不能控制而来就诊。现症：体温39.5℃，发热时先恶寒，项背几几，微咳，口干饮水不多，咽部轻痛，食减，便秘，溲黄，舌质红，苔黄少津，脉沉略数。证属风寒袭表，肺卫不和，失于宣疏表散，以致寒邪郁闭，蕴久化热。治宜宣疏表卫，清肺泄热。以增损双解散加减：僵蚕15g，蝉蜕15g，荆芥15g，防风12g，柴胡15g，姜黄10g，大黄7g，薄荷10g，桔梗15g，连翘15g，滑石15g，甘草10g，蜂蜜（药汁冲服）15g。6剂药后体温降至37.5℃，诸症悉减，饮食渐增，继以上方为主，并以芦根、知母、石膏、栀子等出入为方，共服12剂而愈。

原按 本例因风寒之邪外束肌表。时值深秋大凉，初冬微寒。医者见热投凉，以致风寒之邪不得宣发，营卫失调，正邪相争，故恶寒发热。表邪不解，化热灼肺，故咳而痰黄。口干食减、便秘、溲黄等，亦为郁热之征。以增损双解散加减，辛凉宣透，使表里上下调达故愈。洪郁文.运用增损双解散加减治疗高热举隅［J］.辽宁中医杂志，1985（2）：27–28.

案4：高热（洪郁文医案）

高某，女，22岁。1981年11月20日诊。1个月前发热恶寒，头晕略痛，咽痛，经某医院以化脓性扁桃体炎收入院，用多种抗生素治疗，咽痛已愈，但体温仍在38.7～39.5℃之间而来诊。现症：面色萎黄，周身酸楚，每于午后发热较重，始觉形寒，继即发热，心悸，气短，食少，口干欲饮，便燥，尿黄，本次月经先期而量多，舌红，苔黄少津，脉沉略数。证属感冒之后，失于解表，以致邪恋正虚。治宜解表清里，以增损双解散加减：荆芥15g，防风10g，薄荷10g，蝉蜕15g，僵蚕15g，连翘15g，黄芩10g，大黄10g，石膏20g，栀子15g，白薇15g，蜂蜜（药汁冲服）10g。6剂后体温降至37.5℃，守原方减大黄继服9剂后，体温恢复正常，诸症悉除而愈。

原按 本例首先未解表清里，故患者咽痛虽愈，而表邪未解，蕴久化热，邪恋正虚，故面色萎黄，心悸气短；热扰胞宫，则月经先期而量多；"血静则归经，热则妄行"。故首方以解表清热，虽不治血而血得治。加白薇以养阴清虚热，使表邪解，实热退，虚热清，是以发热得瘥。洪郁文. 运用增损双解散加减治疗高热举隅［J］. 辽宁中医杂志，1985（2）：27-28.

案5：生殖器疱疹（汤志仁医案）

王某，男，39岁，浙江人。1999年4月3日就诊。患生殖器疱疹3年，反复发作，曾在当地医院用阿昔洛韦、胸腺肽、干扰素等治疗，迁延不愈，平均2个月发作1次，十分痛苦。刻下症：自觉左侧臀部不适，阴囊潮湿且在左侧有一簇红色小水疱，伴疼痛，舌红，苔薄黄腻，脉细弦。予增损双解散加减。处方：白僵蚕10g，蝉蜕6g，片姜黄6g，生大黄3g，防风3g，薄荷3g，荆芥3g，白芍3g，黄连3g，连翘10g，黄芩10g，栀子10g，黄柏10g，滑石15g（包煎），苍术10g，牛膝10g，穿山甲15g，徐长卿15g。10剂。服药2剂疼痛止，渗液减半。服10剂后症状消失。上方去滑石，加生薏苡仁50g，配3剂打粉装胶囊服用，每日3次，每次3g，半年后随访未发。汤志仁，周文卫. 增损双解散加减治疗生殖器疱疹［J］. 江苏中医药，2003（7）：41.

案6：流行性感冒（刘玉英医案）

李某，女，39岁，于1993年1月3日就诊。该患发热、恶风寒、肢节疼痛已1周。经发汗等治疗各症可减，稍后复如病初。逐渐出现壮热不退，微恶风寒，头痛，目眩，咽喉疼痛，口渴，四肢腰脊疼痛，尿黄赤，便干，遂来就治。查面红目赤，舌红，苔薄黄，脉浮数有力。诊为本病。治以解表清里，方用增损双解散：白僵蚕（酒炒）10g，蝉蜕10g，姜黄5g，防风15g，薄荷5g，荆芥穗5g，当归5g，白芍10g，黄连5g，黄芩10g，连翘10g，栀子5g，桔梗7.5g，生石膏30g，滑石15g，甘草5g，大黄（酒炒）5g，芒硝5g（冲）。水煎去渣冲入芒硝，兑入蜜3汤匙、黄酒半小杯，和匀冷服。日2剂，分4次服。4剂尽后而愈。本例表阳被郁，邪热内炽，经气已虚，故汗出不解，取表里双解法。本方药力上行头面，下达足膝，外通五窍，内通脏腑、经络，驱除邪气而奏效。刘玉英，王檀，刘素娴. 单纯型流行性感冒的中医证治［J］. 长春中医学院学报，1994（1）：12-13.

案7：咳嗽（何庆勇医案）

患者，女，28岁，2012年6月25日初诊。主诉：咳嗽频作2天。既往史：患者2天前（端午节）因去外地游玩受凉加之熬夜，出现咳嗽频作。刻下：咳嗽频作，夜间尤甚，不能入睡，无痰，恶风寒，自觉鼻子有"喷火"感觉；无发热，口干，咽痛；患者平素便秘、二三日一行、质干，小便黄赤；舌红，苔黄腻，脉浮数。中医诊断：外感风寒，郁热内蕴。治则：疏解表寒，清热通腑，表里双清。以增损双解散加减：连翘 6g，蝉蜕 3g，僵蚕 5g，姜黄 5g，荆芥穗 5g，桔梗 8g，石膏 10g，胆南星 8g，板蓝根 6g，麻黄 4g，苦杏仁 6g，甘草 5g，金银花 8g。水煎服，每日 1 剂，分 3 次服用。3 剂后，患者病愈。

原按 增损双解散出自杨栗山《伤寒温疫条辨》。杨氏曰："余治温病，双解、凉膈愈者，不计其数……数年以来，以二方救活者，屈指以算，百十余人。"可见增损双解散的疗效甚佳。本案患者为外感寒邪，寒邪郁肺，不得宣散，肺窍不利，故咳嗽频作；患者鼻子有"喷火"感觉，咽痛，平素便秘，小便黄赤，舌红，苔黄腻，乃有郁热内蕴之象。故以增损双解散为主，配合麻杏石甘汤，疏解表寒、宣肺降逆、清热通腑，使表里上下条达，故病愈。何庆勇. 古方治疗外感病三则［J］. 中国中医药信息杂志，2013，20（4）：84.

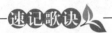

增损双解僵蝉蜕，姜黄防薄荆芥穗。

翘连归芍栀芩桔，大黄膏滑硝草随。

镇阴煎 44

【来源】

镇阴煎，源于明·张介宾《景岳全书·卷五十一》。

【组成】

熟地黄一二两　牛膝二钱　炙甘草一钱　泽泻一钱半　肉桂一二钱　制附子五七分，或一二三钱

【用法】

水二盅，速煎服。如治格阳喉痹上热者，当以此汤冷服。如兼呕恶者，加干姜炒黄一二钱；如气脱倦言而脉弱极者，宜速速多加人参，随宜用之。

【功效】

滋补肾阴，引火归元。

【主治】

治阴虚于下，格阳于上，则真阳失守，血随而溢，以致大吐大衄，六脉细脱，手足厥冷，危在顷刻而血不能止者。

【方解】

镇阴煎所治乃"阴虚于下，格阳于上"之证。阴虚为本，格阳为标，故镇阴煎首用二两熟地黄为君药，以大补其阴，壮水之主；复用肉桂、附子二药温补肾阳，引火归元，使浮越之阳还归其位。牛膝则兼具两功，一者补肾填精而能滋阴，一者引火下行而能归阳，故与本证之病机完全契合。上药皆补，易生郁滞，故加泽泻以去肾浊而疏水道，如此则阴液亦补而阳气易回，且无郁滞之弊。炙甘草则调和阴阳，使阴阳复归平秘。诸药合用，共奏滋补肾阴、引火归元之功。

【名医心得】

著名中医学家朱卓夫善用镇阴煎治疗白喉虚寒证。朱先生强调，若逢阴虚于下、虚阳上浮者，附子用量一定要轻微。张存悌.中医火神派医案全解［M］.北京：人民军医出版社，2007：185.

四川省名中医李荣光认为火不归根常有两种病理机制：一是阴液亏损，不能制阳，形成阴亏于下阳旺于上的阴虚火旺（阳亢）证；一是命门火衰下焦阴寒过甚，以致亢阳浮越不藏。

镇阴煎为治疗元气不归根、命火浮越的代表方，本方补中有泻，阴阳平调，实为引火归元的代表方。李荣光，邱少华."引火归元法"之临床运用［J］.成都中医学院学报，1983（2）：50–52.

高晖主任认为，镇阴煎旨在滋补肾阴、引火归元，现代临床多用于治疗虚阳浮越之喉痹、衄血等病证，而镇阴煎证的病机关键为阴虚于下，格阳于上，以此病机为基础所导致的皮肤病，皆可用镇阴煎治之，且疗效显著。高晖，李岩，姜婧，等.镇阴煎治疗皮肤病临床验案举隅［J］.上海中医药杂志，2013，47（3）：64–65.

【验案精选】

案 1：白喉（朱卓夫医案）

朱妇，突患白喉，见关内白块两条色似膏，不红不肿，亦不甚痛。二便正常，舌苔滑白，嘴唇燥裂，下午两颧呈红。前服养阴清肺之剂，数日罔效。朱氏曰，此上假热、下真寒证也。治宜镇阴煎：熟地黄 18g，泽泻 6g，怀牛膝（盐水炒）9g，炙附子 9g，肉桂（去粗皮，研细泡兑）1.2g，炙甘草 3g，僵蚕 6g，金银花 5g，煨姜 3 片。药宜浓煎冷服，数剂而愈。配合外吹坎宫回生丹。

原按 古方镇阴煎有二：一出《景岳全书》，一出《白喉全生集》。前者由熟地黄、牛膝、炙甘草、泽泻、肉桂、附子组成，主治阴虚于下，格阳于上，真阳失守，则血随而溢，以致大吐大衄，六脉细脱，手足厥冷，危在顷刻，血不能止者，亦治格阳喉痹；后者由熟地黄、泽泻、牛膝、附子、僵蚕、金银花、肉桂、炙甘草、煨姜组成，主治白喉虚寒证，症见白块现于关内，色明润成块，甚或凹下，不红不肿，不甚疼痛，饮食稍碍，舌苔白滑，二便如常，或自溏泄，间或寒热往来，两颧作红，嘴唇燥裂。《白喉全生集》为李纪方撰，李氏乃清末湖南衡山人。此书所录之镇阴煎可能渊出于张景岳之镇阴煎。张存悌，卓同年，张泽梁.火神派示范案例点评［M］.北京：中国中医药出版社，2014：425.

案2：气喘眩晕（李荣光医案）

曾某某，男，时年六十五。辛酉季秋下旬某日患病，其子代诉：先父嗜酒，痔疾十余年间有出血及脱肛症状。1977年患感冒，恶寒身痛，咳嗽气紧，继则神昏谵语，经确诊为高血压性心脏病、哮喘性支气管炎、痔疮出血，住院半月出院调治。1周前患感冒，病情日重。视患者端坐病榻，喘息抬肩，神疲乏力，喉中痰鸣，语声断续不清，舌体胖大，色淡无华，边缘有齿痕，苔白厚腻，扪之唇、鼻、舌体皆冷，六脉微弱模糊。自觉稍动则感天旋地转，腰以下怕冷而胸部热。两日未进食。听其心音弱，双肺满布干湿哮鸣音，血压220/120mmHg，展示前方有定喘汤、麻杏石甘汤等。综观证情乃元气虚衰，四脏受困，如施治不力，将有中风阳脱之虞，与景岳镇阴煎加减。拟方：熟地黄20g，进口肉桂10g（细末3次冲服），附子10g（捣），川牛膝10g，干姜10g，沉香10g（细末冲服），砂仁10g，党参50g，苏子10g（冲），细辛6g，水800ml，煨300ml，连煨2次，得药汁600ml，平分6次服，6小时一次。

1剂后诸症减半，脉细而清晰，左关脉浮大而虚，苔已化薄。原方加牡蛎、龟甲育阴潜阳，兼化顽痰。药后即能步行，后与金匮肾气丸调理一月则体健如初。

原按 该患者平素嗜酒，长期痔疮出血、脱肛，阴损及阳，卫外不固，感风寒本当助阳解表，而误用苦寒之剂，伤其脾肾之阳，致元气不归根，命火浮越，喘息、眩晕。瞬将中风阳脱，急与温肾引火而获效。李荣光，邱少华."引火归元法"之临床运用［J］.成都中医学院学报，1983（2）：50-52.

案3：银屑病（高晖医案）

孙某，男，36岁。

初诊（2011-11-24）：患者于2周前发现自身躯干出现多个红色丘疹，表面有细薄鳞屑，伴瘙痒，西医诊断为点滴状银屑病，予头孢替安静脉滴注、雷公藤多苷片口服治疗，未见明显好转，且渐累及四肢、头皮及面部，遂于我科诊治。刻诊：头皮、躯干、四肢皮肤多发密集型红色丘疹，表面白色鳞屑，伴瘙痒；舌红、少苔，脉沉细。患者平素有慢性咽炎、扁桃腺炎病史，发病前再次发作，至今仍未缓解。查体：皮损处薄膜现象（＋），点状出血现象（＋）；咽部充血，扁桃体Ⅱ度肿大，表面有脓疱，咽后壁2处溃疡约1cm×1cm，有脓性分泌物。西医诊断：点滴状银屑病；中医诊断：白疕，喉痹；辨证：阴虚格阳，复感外邪，化火生热，怫郁肌肤；治法：大补肾阴，引火归元；方以镇阴煎加味。处方：熟地黄 60g，怀牛膝 5g，炙甘草 5g，泽泻 6g，肉桂 3g，制附子 5g，薄荷 10g，炒牛蒡子 10g，金银花 15g，防风 10g。每日 1 剂，水煎，早晚分服。

二诊（2011-11-27）：周身皮疹转为暗红色，鳞屑减少，瘙痒减轻，无新皮疹出现；咽痛消失，扁桃体 I 度肿大，咽后壁溃疡愈合。效不更方，原方熟地黄减为 30g。患者服药 14 剂后，全身皮疹完全消退，其余症状消失，无新皮疹出现；随访半年，病情无复发。

原按 点滴状银屑病与上呼吸道感染溶血性链球菌等细菌密切相关。细菌作为"超抗原"刺激机体引发超敏反应，从而致病。本病发病前常有上呼吸道感染（扁桃腺炎、咽炎）病史，因此及时消除感染灶对银屑病的好转至关重要。

本例患者有慢性咽炎病史，生活无规律，结合舌脉，符合阴虚格阳、浮阳上越的病机，治疗应避免大量苦寒之品，针对病因补足肾阴，使阳气有所依托，引火归元。方中重用甘温滋肾之熟地黄以填真阴，正如《本草正》所言："阴虚而火升者，非熟地之重不足以降之。"牛膝功善苦泄下降，引血下行，以降上炎之火；泽泻与熟地黄配伍，使补肾而不增水湿；肉桂与制附子引火归元；酌加少量薄荷、牛蒡子等散风热、利咽喉。高晖，李岩，姜婧，等.镇阴煎治疗皮肤病临床验案举隅［J］.上海中医药杂志，2013，47（3）：64-65.

案4：单纯疱疹（高晖医案）

张某，女，25岁。

初诊（2011-02-11）：患者 3 年前劳累后左口角出现红斑，簇集水疱，微痒，服用牛黄解毒片治疗后，症状有所缓解，但病情反复，平均每年发作 2～3 次，冬末春初最为频繁，西医诊断为单纯疱疹，予泛昔洛韦、干扰素、胸腺肽等药物治疗，均可缓解症状，但无法避免复发，故至我院诊治。刻诊：左口角红斑，多发针头大小簇集分布的水疱，水疱间无融合，疱壁紧张，疱液混浊，少量破溃，有渗液；口干，乏力；舌淡红、少苔、有齿痕，脉弦细。西医诊断：复发性单纯疱疹；中医诊断：热疮；辨证：气阴两虚，虚热内扰；治法：补肾益气，滋阴降火；方以镇阴煎合生脉饮加味。处方：熟地黄40g，牛膝5g，炙甘草5g，泽泻6g，肉桂3g，制附子5g，党参10g，麦冬15g，五味子10g，蒲公英10g，连翘10g，知母10g，石斛10g。每日 1 剂，水煎，早晚分服。

二诊（2011-02-18）：左口角水疱干燥结痂，基底红斑消退，遗留色素干减精神、体力均有好转。守方继服 1 个月后，皮疹完全消退。嘱患者每逢冬春交季时，服用《景岳全书》五福饮（党参10g，熟地黄30g，当归6g，白术

10g，甘草 5g）15 剂以调补气血；随访 1 年余，疾病未见复发。

原按 单纯疱疹中医称为"热疮"，为单纯疱疹病毒所引起的皮肤病，多发于面部皮肤、黏膜交界处，以局限性簇集小水疱为常见症状。本病大多与热邪有关。宋代《圣济总录》认为："热疮本于热盛，风气因而乘之，故谓之热疮。"但复发性单纯疱疹的病机则不单为热盛，常因耗气伤阴，致气阴不足、虚热内扰。

本例患者病程 3 年，反复发作，长期睡眠不足，耗伤阴液，结合舌脉，符合阴虚阳浮、气阴两虚的病机，故予镇阴煎滋阴降火，生脉饮益气养阴，并酌加清热养阴之药，以奏全功。患者冬末春初发作频繁，笔者认为该时节阳气始生，更助上浮之虚火，故在交季前服用五福饮调补气血，以预防该病发生，充分体现了中医学"不治已病治未病"的思路。高晖，李岩，姜婧，等.镇阴煎治疗皮肤病临床验案举隅［J］.上海中医药杂志，2013，47（3）：64–65.

案 5：痤疮（高晖医案）

王某，男，19 岁。

初诊（2012–01–06）：患者 2 个月前口周及下颌反复出现红色丘疹，每因紧张、熬夜病情加重。曾于外院诊治，西医诊断为痤疮，口服克拉霉素及外用甲硝唑软膏治疗 1 个月余，未见好转。刻诊：口周及下颌多发红色丘疹，上有脓疱，部分形成结节及囊肿，呈暗红色，皮损处压痛明显；烦热多汗，饮不解渴；舌红、少苔，脉细数。西医诊断：痤疮；中医诊断：粉刺；辨证：肾阴不足，相火过旺；方用镇阴煎加减。处方：熟地黄 40g，牛膝 5g，肉桂 3g，蒲公英 15g，莪术 10g，浙贝母 10g，天花粉 10g，知母 10g，金银花 15g，炙甘草 5g。每日 1 剂，水煎，早晚分服。

二诊（2012–01–14）：红色丘疹减少，结节变软，囊肿消退，无新皮疹出现；多汗，饮不解渴。患者拒服中药汤剂，守法予中成药知柏地黄丸继续治疗；服药 1 个月后，其丘疹、脓疱及囊肿均消失。

原按 中医学认为，本病多因过食肥甘，致肺胃蕴湿生热，复感毒邪而诱发。本例患者有烦热多汗、口渴、饮不解渴等症状，结合舌脉，考虑其为素体肾阴不足，肾之阴阳失衡，导致相火亢盛，天癸过旺，龙雷之火浮越而生粉刺。此类患者多为阴虚体质，又因七情内伤或劳累过度，重伤阴精而发病。皮疹多发生于口周及下颌部位，症状较为严重者多表现为囊肿性痤疮。治疗若单纯清热解毒，效果甚微，宜用镇阴煎大补肾阴，使浮越之火归于肾，酌加清热散结之品，则可获桴鼓之效。高晖，李岩，姜婧，等.镇阴煎治疗皮肤病临床验案举隅［J］.上海中医药杂志，2013，47（3）：64–65.

案6：复发性阿弗他口腔炎（高晖医案）

陈某，女，39岁。

初诊（2012-02-18）：患者于半年前无明显诱因出现口腔颊黏膜多个红色水疱，伴疼痛，其后水疱破裂形成溃疡，自行外用药物治疗（具体不详）后好转，但此后反复发作，并逐渐加重，每次月经前1周发作。西医诊断为复发性阿弗他口腔炎，给予口服沙利度胺及注射免疫核糖核酸治疗，疗效欠佳。刻诊：口腔黏膜溃疡处疼痛；烦躁怕热，气短乏力，不寐；经期腰酸腹痛，月经量少；舌淡红、苔薄白，舌根剥苔，脉弦细。查体：口腔黏膜多发浅溃疡，周边红晕明显，边缘整齐，基底触之柔软，表面清洁。西医诊断：复发性阿弗他口腔炎；中医诊断：口疮；辨证：阴虚血瘀，冲任不调；方用镇阴煎合少腹逐瘀汤加减。处方：熟地黄30g，牛膝5g，肉桂3g，麦冬15g，赤芍6g，当归10g，延胡索10g，川芎6g，女贞子15g，山药15g，芡实10g，炙甘草5g。每日1剂，水煎，早晚分服。

二诊（2012-03-26）：口腔疼痛消失，溃疡基本愈合，无新溃疡出现。守方再服2个月，患者口腔溃疡未再出现，月经量恢复正常，经期腰酸腹痛症状消失；随访半年，无复发。

原按 中医学认为口疮多由肾阴不足、心火上炎所致，临床常以养阴清火为治。本例患者病程较长，伴烦躁怕热、气短乏力、经期腰酸腹痛、月经量少等症状，且发病与月经周期相关，故考虑其病机为阴虚血瘀、冲任不调。久瘀必虚，血虚则不养肤；阴虚则虚火炎上，故口腔黏膜受累发病。方予镇阴煎滋阴补肾，并合少腹逐瘀汤以活血祛瘀、温经止痛。另加麦冬，意在补其母，并入山药、芡实补任脉之虚。高晖，李岩，姜婧，等.镇阴煎治疗皮肤病临床验案举隅[J].上海中医药杂志，2013，47（3）：64-65.

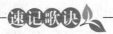

镇阴煎出景岳书，地膝泽泻甘桂附。

引火归元滋肾阴，格阳喉痹需冷服。

资生汤 45

【来源】

资生汤，源于清·张锡纯《医学衷中参西录·治阴虚劳热方》。

【组成】

生山药一两　玄参五钱　於术三钱　鸡内金（捣碎）二钱　牛蒡子（炒捣）三钱

【用法】

水煎服。热甚者，加生地黄五六钱。

【功效】

滋阴清热，补脾益胃。

【主治】

劳瘵羸弱已甚，饮食减少，喘促咳嗽，身热脉虚数者。亦治女子血枯不月。

【方解】

於术以健脾之阳，脾土健壮，自能助胃。山药以滋胃之阴，胃汁充足，自能纳食（胃化食赖有酸汁）。鸡内金为鸡之脾胃，中有瓷、石、铜、铁，皆能消化，其善化有形淤积可知。且其性甚和平，兼有以脾胃补脾胃之妙。其健补脾胃之奇功，迥非他药所能及也。方中以此三味为不可挪移之品。玄参《本经》谓其微寒，善治女子产乳余疾，且其味甘胜于苦，不至寒凉伤脾胃，故用之以去上焦之浮热，即以退周身之烧热；且其色黑多液，《本经》又谓能补肾气，故以治劳瘵之阴虚者尤宜也。牛蒡子体滑气香，能润肺又能利肺，与山药、玄参并用，大能止嗽定喘，以成安肺之功，故加之以为佐使也。地黄生用，其凉血退热之功，诚优于玄参。张锡纯．中医临床必读丛书合订本：重订医学衷中参西录［M］．北京：人民卫生出版社，2011：164–165.

【名医心得】

吉林省名中医张殿龙主任常用资生汤治疗各类常见虚弱性疾患。张殿龙认为资生汤宗旨在于健脾益胃。方中山药为平补脾胃之品，脾阳虚、胃阴虚均可以应用；白术为甘温之品，能健脾益气；牛蒡子体滑气香，润肺利气；玄参可以养胃生津，益精明目；鸡内金不但能消脾胃之积，也能消脏腑各处之积。资生汤方中，有健脾益气之品与滋养胃阴之品并用之神工鬼斧，也有补益药与消导药同伍之精琢妙用，诸药合则脾气旺、胃津充、出入畅、升降调、气血盛、精髓足。本方盛而不壅，补而不滞，凡心、脾、肺、肾、胃之虚损疾患，皆可辨证应用。张殿龙．资生汤的运用体会［J］．吉林中医药，1981（3）：30–31.

山东省名中医张法荣教授擅长以资生汤治疗荨麻疹。张法荣教授认为，资生汤功擅健脾益胃、养阴清热，原方主治饮食减少、喘促咳嗽、身热、脉虚数者，亦治女子血枯经闭，其对应病证虽与慢性荨麻疹无表面联系，但二者病机均为阴虚内热。张锡纯认为，脾胃即为一身之坤，脾胃健壮，则能消化饮食、汲取营养，全身自然健壮。资生汤乃滋阴清热之经典方，但凡脾胃虚弱、阴血亏虚、兼有内热者均可加减使用。临证运用资生汤治疗慢性荨麻疹时，可配伍防风驱邪、生地凉血，每能取得良好效果。若患者伴有大便干燥，可用生白术代替炒白术。魏月，张法荣．资生汤治疗慢性荨麻疹医案一则［J］．亚太传统医药，2017，13（16）：90–91.

【验案精选】

案1：眩晕（张殿龙医案）

刘某，女，32岁。1978年8月2日就诊。近半年来，头晕目眩，心悸气短，口干发热，四肢乏力，懒于活动。诊见：面色白无华，舌淡，脉细数。脾虚不运，清阳不升，故头晕目眩；脾胃虚弱，不能运化水谷精微，气血亏乏，故心悸气短，四肢乏力。中气不足，阳气内郁而化热，故发热口干。治宜培补脾胃，养心安神。处方资生汤加珍珠母、荆芥穗、龙骨、黄芪、人参、甘草。水煎服。连服9剂，诸症悉除。近2年来一直很好，并能参加体力劳动。张殿龙．资生汤的运用体会［J］．吉林中医药，1981（3）：30–31.

案2：闭经（张殿龙医案）

于某，女，19 岁，学生，1978 年 9 月 18 日就诊。闭经 5 个月，腰腹疼痛，食少纳呆，面色萎黄，消瘦，舌红，脉细数。脾肾两虚，气血精微化源不足，治宜健脾益肾。处方资生汤原方，水煎服。服 4 剂后，症状好转，但仍腰痛。资生汤加当归、白芍、女贞子、菟丝子。又服 4 剂症状明显好转，但时有发热。资生汤加当归、太子参、地骨皮、银柴胡。连服 14 剂，月经来潮，但量少淋漓不断，又投予人参归脾丸 20 丸，月经恢复正常。张殿龙. 资生汤的运用体会 [J]. 吉林中医药，1981（3）：30-31.

案3：荨麻疹（张法荣医案）

患者，女，25 岁，自述 2 个月前无明显诱因面部逐渐发红，两天时间形成面部片状红色团状斑块，并伴有瘙痒。自服扑尔敏 3 次后红斑消退。后聚餐饮酒后复发，面部片状红色团状斑块较之前更甚，遂于医院就诊，经皮肤科确诊为慢性荨麻疹。嘱其服氯雷他定抗过敏，服药 2 天效不佳，后自服中药 3 剂也未见明显效果，为求进一步治疗前来我院就诊。现症见：面部片状红色团状斑块，伴有瘙痒、脱屑，夜间痒甚，局部烘热感明显，口干，无口苦，偶有心烦，唇部有热毒水疱，无发热，无头痛，晨起咳痰，色白，量可。今为经期第 3 天，月经量可，色红，有较多血块，经期第 1 天痛经。经期 5 天。平素入睡后易流口水，余未述其他明显不适。舌稍红苔薄伴有裂纹，脉细数。纳少眠可，大便先干后稀，小便调。予以资生汤加减 3 剂，方药如下：生山药 30g，炒白术 12g，玄参 18g，鸡内金 12g，炒牛蒡子 12g，三棱 6g，半枝莲 18g，生地黄 12g，防风 6g，苦参 12g，淡竹叶 10g，当归 12g，生白芍 18g，赤芍 12g，甘草 6g，3 剂，水煎服，每日 1 剂，早晚温服。

二诊：面部烘热感明显好转，只留有两个约 1cm×1cm 大小的红斑，尚有片状皮屑，痒感明显减轻，纳眠可，二便调，舌淡苔白，脉细数。嘱其继用此方 3 剂。

三诊：疹去体安，未见其他明显不适，随访 1 年未复发。

原按 患者荨麻疹起于面部，且烘热感明显，夜间痒甚，有血虚风燥之意，嘴唇水疱则进一步说明内热较盛。入睡流口水、纳少、大便先干后稀均提示脾虚湿盛。故其主要病机为阴亏血热，脾虚湿盛，遂予以资生汤加减。方中山药给予最大量以固本，且张锡纯认为"牛蒡子与山药并用，最善止嗽"。鸡内金、白术健运脾胃，半枝莲清热解毒，治疗实热引起的口唇水疱，佐以牛蒡子、玄参清虚热而止咳嗽。痒自风来，牛蒡子、防风有辛散透达、疏风散邪之功，苦参清热利湿止痒，生地黄、白芍凉血退热,血行风自灭。三棱活血化瘀,甘草止咳化痰,调和诸药。魏月,张法荣. 资生汤治疗慢性荨麻疹医案一则 [J]. 亚太传统医药,2017,13(16):90-91.

案 4:慢性支气管炎、肺气肿(周亚平医案)

吴某,男,72 岁,干部。1994 年 11 月 12 日初诊。

患者有慢性支气管炎、肺气肿病史 10 余年,1 个月前因上呼吸道感染发热,咳嗽气喘加剧,以慢性支气管炎感染、肺气肿收入院。经西医抗菌消炎、止咳平喘治疗后,发热退,咳嗽、气喘反复不愈。刻诊:患者面色欠华,消瘦乏力,脘腹胀闷,不思纳谷,咳喘夜间为甚,晨起咯吐泡沫样痰,动则气短,尿频,大便少。脉细数无力,苔白腻质红有紫气。病延日久,素用止咳平喘之药,见效甚微,且食欲极差,稍进饮食则脘腹胀闷不适。此子病及母,脾运不健,气血无以化生,体弱不能抗邪。治拟健脾扶正,化痰止咳,方用资生汤加味。处方:白术 15g,怀山药 15g,鸡内金 10g,玄参 10g,炒牛蒡子 10g,炙苏子 10g,陈皮 10g,茯苓 10g,法半夏 6g,甘草 5g。服 3 剂,食后脘腹胀闷减轻,夜间咳喘亦减,守原方服半月,食欲明显好转,食后胀闷已除,咳喘好转,晨起咯痰减少。继用原方加减调治两月余,纳谷正常,体重增加,唯激动则气短。改服金匮肾气丸、金水宝调治。

原按 慢性支气管炎、肺气肿多见于老年人,病程缠绵,病情迁延。本案急性发作期以抗感染为主,缓则标本同治,辨证虽然肺、脾、肾三脏皆虚,但肺之宿痰,由脾胃所生,而且脾胃乃后天之本,脾虚不仅生痰,更不能化生气血,以致机体日衰,抗病能力下降,故投资生汤健脾为主、辅以化痰,收效良好。周亚平. 资生汤在老年病中的应用 [J]. 江苏中医,1995(6):37.

案 5:冠心病、脑动脉硬化(周亚平医案)

谭某,男,76 岁,干部。1994 年 8 月 9 日初诊。

患者有冠心病、脑动脉硬化病史,曾多次住院诊治。刻诊:胸闷气短、心前区不适加重 2 周入院,伴头晕目眩,神疲乏力,中脘痞闷,不思纳谷,大便解之不畅。脉细,苔白微腻。证属心脾两虚,胸阳不振,痰湿中阻,气机不畅。试投资生汤加味。处方:怀山药 20g,玄参 10g,白术 15g,生鸡内金 10g,牛蒡子 10g,瓜蒌 10g,薤白 6g,枳壳 10g,川芎 10g,广木香 10g,甘草 5g。

服 3 剂胸脘痞闷减轻,食欲增加,大便通畅。继服 2 周,诸症好转,食欲恢复正常。

原按 冠心病、脑动脉硬化常由年老气弱,鼓动无力,血流缓慢,气滞血瘀所致。本案患者年老气虚，脾胃功能衰退，痰湿内停，气机不畅。故以资生汤健脾扶正，瓜蒌、薤白化痰理气通阳，脾土得健则气血生化有源，痰湿自除。周亚平.资生汤在老年病中的应用［J］.江苏中医，1995（6）：37.

案6：肺痨（杨俊龙医案）

张某，男，52岁，工人。低热、咳嗽、咳血、胸痛，消瘦1年余。1986年10月30日入院。血常规：血红蛋白85g/L，红细胞3.8×10^{12}/L，白细胞6×10^9/L，中性粒细胞0.68，淋巴细胞0.40，血沉30mm/h。痰培养：抗酸染色阳性，X线见右上肺呈斑片状阴影。症见：咳嗽无力，气短声低，午后低热，面色萎黄，不思饮食，神疲肢倦，舌质嫩红边有齿痕，苔薄白，脉细弱。诊为肺痨，辨证为脾肺气阴两虚。治拟培土生金，益气养阴。方选资生汤加味：生山药50g，生白术、生鸡内金、玄参、牛蒡子各10g，炙百部、葎草各12g，生地黄15g。上方服6个月，自觉症状消失。血沉10mm/h。痰结核菌培养抗酸染色：阴性。X线检查病灶吸收、钙化。随访1年未复发。

原按 本例病位在肺，脾为肺之母，肺虚耗夺脾气以自养，则脾亦虚；脾虚不能化水谷精微上输以养肺，则肺亦虚。方中山药、白术补脾益气，生地黄、玄参、葎草、百部清肺养阴，此乃培土生金、脾肺两治也。杨俊龙.资生汤临床运用举隅［J］.安徽中医学院学报，1992（2）：20-21.

案7：尿浊（杨俊龙医案）

赵某，女，35岁，工人。1986年3月6日诊。患者小便混浊如膏脂1年余。症见小便混浊色白夹凝块，溲时不畅，但无尿急尿频尿痛，伴腰膝酸软，头晕乏力，纳谷不香，舌淡嫩苔薄白，脉细弱。尿检查：蛋白（+），红细胞（+），白细胞（少许），乳糜定性（++++）。此乃尿浊。证系气虚下陷，清阳不升，浊阴下泄。治以益气升清，兼顾下元。方用资生汤加味：生山药50g，生白术、鸡内金各12g，玄参9g，山茱萸15g，石莲子60g，葵花杆心35cm。嘱休息、低脂饮食。治疗1个月症状消失，尿乳糜定性转阴。追访1年未复发。

原按 《景岳全书·淋浊》说："膏液不已，淋如白浊者，此唯中气下陷及命门不固之证也。"此例用资生汤益气升清，佐以山茱萸、石莲子固涩下元而收效。杨俊龙.资生汤临床运用举隅［J］.安徽中医学院学报，1992（2）：20-21.

案8：痿证（杨俊龙医案）

王某，男，25岁，干部。1988年10月6日诊。四肢肌肉萎缩，无力3年。

检查：颅神经正常，四肢肌力IV级，两大腿肌肉萎缩，膝腱反射减弱，肌电图检查正常。症见：神疲乏力，纳谷不香，夜寐欠安，舌质红苔薄黄，脉细弱。此系痿证，证为气血两虚、肌肤失养。治以健脾益气养血。方用资生汤加减：生山药50g，鸡内金12g，生白术、怀牛膝、当归各10g。服药3个月。同时配合针灸，取三阴交、阳陵泉、血海、委中、足三里等穴，行补法，留针20分钟，每日1次，共3个月。经治疗后，饮食倍增，步履平稳，肌力增强，四肢肌肉逐渐丰满，后用六君子丸、虎潜丸调治而愈。

原按　《素问·痿论篇》云："阳明者，五脏六腑之海，主润宗筋，宗筋主束骨而利机关也。"肺之津液来源于脾胃，肝肾的精血有赖于脾胃的生化。若脾胃虚弱，受纳运化功能失常，津液精血生化不足，则肌肉筋脉失养。资生汤益气健脾，使气血生化有源，肌肤得养，故痿证得愈。杨俊龙.资生汤临床运用举隅[J].安徽中医学院学报，1992（2）：20-21.

案9：闭经（杨俊龙医案）

陈某，女，38岁，农民。1988年10月6日诊。月事2年未潮。症见头晕眼花，心悸气短，神疲肢倦，食欲不振，形体瘦弱，面色少华，舌淡苔少。此系"血枯"，证为气血亏虚、冲任失养。治以补气养血调经。方用资生汤加减：生山药50g，生白术、生鸡内金、当归各12g，党参15g，炙甘草6g。上方服8剂，饮食增加，头晕乏力减轻，唯月事未潮。上方加月季花、茺蔚子、丹参，再服半月，月事通，诸症减，后作丸服以善其后，又经半年余，始完全恢复健康。

原按　《景岳全书·妇人规》云："凡妇女病损至旬月半载之后，则未有不闭经者。正因阴竭，所以血枯。"在治疗方面又指出："但使雪消而春水自来，血盈则经脉自至。"方中生山药益气养阴，补脾肺肾；生白术补气健脾生血；当归、丹参养血活血；鸡内金消积化瘀；月季花、茺蔚子活血调经，使气血调而经隧通。杨俊龙.资生汤临床运用举隅[J].安徽中医学院学报，1992（2）：20-21.

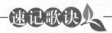

速记歌诀

资生劳瘵羸弱伤，纳少喘咳闭经详。

术药内金玄参芍，热甚加入生地黄。